2024年
国家医疗服务与质量安全报告

护理专业分册

国家护理管理专业医疗质量控制中心　编

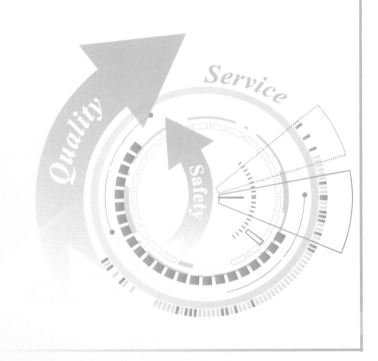

科学技术文献出版社
SCIENTIFIC AND TECHNICAL DOCUMENTATION PRESS

·北京·

图书在版编目（CIP）数据

2024年国家医疗服务与质量安全报告. 护理专业分册 / 国家护理管理专业医疗质量控制中心编. -- 北京：科学技术文献出版社，2024. 12（2025. 6重印）.-- ISBN 978-7 -5235-2130-4

Ⅰ. R197.1；R47

中国国家版本馆 CIP 数据核字第 2024TM5943 号

2024年国家医疗服务与质量安全报告——护理专业分册

策划编辑：胡 丹　责任编辑：胡 丹　责任校对：张永霞　责任出版：张志平

出 版 者	科学技术文献出版社
地 址	北京市复兴路15号　邮编 100038
编 务 部	（010）58882938，58882087（传真）
发 行 部	（010）58882868，58882870（传真）
邮 购 部	（010）58882873
官 方 网 址	www.stdp.com.cn
发 行 者	科学技术文献出版社发行　全国各地新华书店经销
印 刷 者	北京虎彩文化传播有限公司
版 次	2024 年 12 月第 1 版　2025 年 6 月第 2 次印刷
开 本	889×1194　1/16
字 数	405千
印 张	15.75
书 号	ISBN 978-7-5235-2130-4
审 图 号	GS京（2024）2559号
定 价	118.00元

编写工作组

主　审　王　凯

主　编　么　莉　马旭东

副主编　吴欣娟　高嗣法

编　委　（按姓氏笔画排序）

姓名	单位	姓名	单位
王　妍	石河子大学医学院第一附属医院	杨丽娟	山东省立医院
王华芬	浙江大学医学院附属第一医院	应燕萍	广西医科大学第一附属医院
王彩云	首都医科大学附属北京天坛医院	辛　霞	西安交通大学第一附属医院
毛美琪	江西省肿瘤医院	宋彩萍	陆军军医大学第二附属医院
方　茜	贵州省人民医院	宋瑰琦	中国科学技术大学附属第一医院
田　丽	天津市第三中心医院	张红梅	河南省人民医院
冯晶晶	国家卫生健康委医院管理研究所	张琳琪	首都医科大学附属北京儿童医院
成守珍	中山大学附属第一医院	尚文涵	国家卫生健康委医院管理研究所
安　磊	国家卫生健康委医院管理研究所	罗明琴	青海省人民医院
孙佳璐	国家卫生健康委医院管理研究所	岳丽青	中南大学湘雅医院
李　伟	国家卫生健康委医院管理研究所	金丽芬	云南省第一人民医院
李　红	福建省立医院	赵　滨	河北医科大学第二医院
李　萍	新疆维吾尔自治区人民医院	施　雁	上海市第十人民医院
李　斌	海南省人民医院	姜桂春	辽宁省肿瘤医院
李亚敏	中南大学湘雅二医院	顾则娟	江苏省人民医院
李庆印	中国医学科学院阜外医院	高学琴	哈尔滨医科大学附属第二医院
李秀云	华中科技大学同济医学院附属同济医院	郭红桃	内蒙古医科大学附属医院
李秀娥	北京大学口腔医院	黄惠根	广东省人民医院
李春燕	北京护理学会	韩　琳	甘肃省人民医院
李虹彦	吉林大学第一医院	储爱琴	中国科学技术大学附属第一医院
李振香	山东省立医院	温贤秀	四川省医学科学院·四川省人民医院
李海霞	宁夏回族自治区人民医院	谢仙萍	山西白求恩医院
杨　益	新疆医科大学第一附属医院		

以人民为中心，为人民提供全方位、全周期的健康服务，是党中央、国务院为全面推进健康中国建设作出的重要部署。随着社会经济发展、老龄化进程加快及慢病患者生存期的延长，人民群众对高质量、人性化、多元化护理服务的需求日益增长，护理工作面临新的挑战，需要紧扣"十四五"时期护理事业发展的任务目标，围绕护理服务"强基础、提质量、促发展"的任务导向，进一步丰富护理服务内涵与外延，提升护理管理水平，推动护理事业高质量发展。

医疗质量安全是人民健康的重要保障，也是卫生健康事业发展的基石。持续改进医疗质量、保障医疗安全，是落实党中央、国务院战略部署，推进健康中国建设的核心任务。护理质量是医疗质量的重要组成部分，直接影响患者的治疗效果和就医体验。评估与改进护理质量是提升整体医疗服务质量的关键环节。

质量控制指标体系是医疗质量管理与控制体系的重要组成部分。构建科学、规范的医疗质量控制指标体系，对加强科学化和精细化医疗质量管理、促进医疗质量持续改进具有重要意义。护理质量控制指标用于定量评价和监测影响患者结果的护理管理、护理服务、组织促进等各项程序质量。从 2014 年起，在国家卫生健康委的指导下，国家护理管理专业医疗质量控制中心组织研究制订了 13 项护理质量控制指标，并于 2016 年正式发布《护理敏感质量指标实用手册（2016 版）》，作为护理质量测量、管理和改进的工具书。2020 年 8 月国家卫生健康委办公厅印发了《药事管理和护理专业医疗质量控制指标（2020 年版）》，进一步完善了医疗质量管理与控制指标体系。

2020 年 12 月国家卫生健康委印发了《三级医院评审标准（2020 年版）》，将护理质量控制指标纳入三级医院等级评审的日常质量监测内容，进一步体现了护理工作的专业价值和重要性，引导医疗机构重视日常护理质量监测，推动护理质量评价由主观定性向客观定量管理模式转变。2023 年 5 月国家卫生健康委和国家中医药局联合印发了《全面提升医疗质量行动计划（2023—2025 年）》，开展为期 3 年的医疗质量提升行动，旨在推动医疗机构以目标管理为导向、以改进具体问题为切入点，系统提升医疗质量安全管理的科学化和精细化水平。

为帮助各级卫生健康行政部门及医疗机构管理者和护理人员更好地运用护理质量控制指标，了解区域内医疗机构护理质量情况，并以此为驱动力推动护理质量的系统改善和持续改进，国家护理管理专业医疗质量控制中心对"护理质量数据平台"填报数据进行了分析，形成了《2024年国家医疗服务与质量安全报告——护理专业分册》（简称《护理专业分册》）。《护理专业分册》作为《国家医疗服务与质量安全报告》的重要组成部分，对《药事管理和护理专业医疗质量控制指标（2020年版）》中的护理相关指标，以及扩展的在行业内具有高度共识的护理质量控制指标进行了系统分析。

《护理专业分册》共分为三章。第一章介绍了纳入的护理质量控制指标的数据收集情况。第二章包括7节，第一节以指标解读和结果分析为框架，详细展示了我国二级及以上综合医院护理质量控制指标的分析结果；第二节至第六节依次展示了重症医学科综合ICU、神经外科、呼吸内科、心血管内科和小儿综合科5个住院病区相关指标的分析结果；第七节为2021—2023年连续3年均上报数据的三级综合医院的纵向分析结果。第三章总结了我国护理专业质控管理工作情况。希望本报告能够为管理者和护理人员了解护理质量行业发展水平提供参考，并推动医疗机构向以日常监测、客观指标、现场检查、定性与定量相结合为特点的科学化、精细化护理质量管理模式转变。

《护理专业分册》的完成得益于国家卫生健康委医政司的指导，得益于国家卫生健康委医院管理研究所的支持，得益于全国各省（自治区、直辖市）护理管理专业医疗质量控制中心和参与"护理质量数据平台"填报工作的医院长期以来的认可与支持。在此，我们一并表示衷心的感谢！由于我们的经验和能力有限，报告在一定程度上有局限性，难免有不妥或错误之处，恳请同行们批评指正，以便不断完善，更好地服务于护理事业发展。

国家护理管理专业医疗质量控制中心

2024年12月

目　录

第一章

数据收集

一、数据来源

护理质量数据平台（China National Database of Nursing Quality，CNDNQ）于 2016 年启用，截至 2024 年 9 月，全国 31 个省（自治区、直辖市）和新疆生产建设兵团（不包含港、澳、台地区）共 4023 家二级及以上综合医院填报数据，三级综合医院填报覆盖率为 72.70%（2381/3275），二级综合医院填报覆盖率为 15.14%（1642/10 848）[①]，各省（自治区、直辖市）三级和二级综合医院填报覆盖率详见图 1-1-1-1 及图 1-1-1-2。

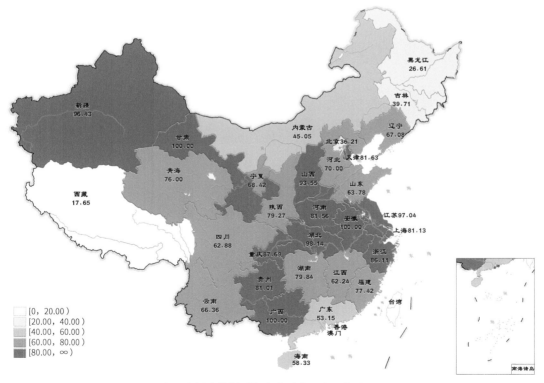

注：地图中数据不包含我国港、澳、台地区。

图 1-1-1-1 全国各省（自治区、直辖市）CNDNQ 三级综合医院覆盖率（%）

---

① 全国各省（自治区、直辖市）二级、三级综合医院数来源于《2022 中国卫生健康统计年鉴》中 2021 年数据。全书同。

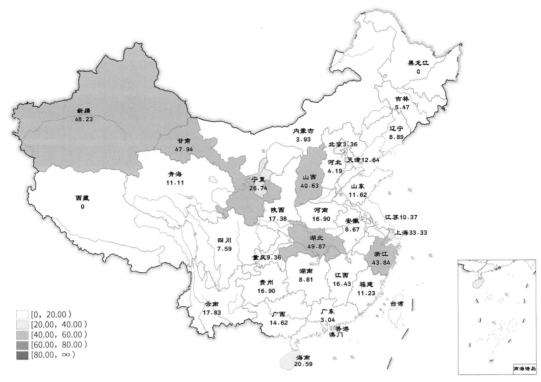

注：地图中数据不包含我国港、澳、台地区。

图 1-1-1-2　全国各省（自治区、直辖市）CNDNQ二级综合医院覆盖率（%）[①]

《2024年国家医疗服务与质量安全报告——护理专业分册》（以下简称《报告》）的数据来源于CNDNQ 2021—2023年调查数据，包括护理专业医疗质量控制指标季度监测数据、时点调查数据和年度护士执业环境测评数据，具体各类数据收集情况见表1-1-1-1。

表 1-1-1-1　数据收集情况

内容	护理专业医疗质量控制指标数据		护士执业环境测评数据
	季度监测数据	时点调查数据	
收集时间	2021—2023年每季度填报1次	2023年12月19日10：00、22：00及12月20日3：00	2021—2023年每年度调查1次
收集范围	医院全院、重症医学科、呼吸内科、神经外科、心血管内科、小儿综合科	医院全院	医院全院
收集内容	1.护理专业医疗质量控制指标采集变量及解释说明表（附录1-1） 2.跌倒（坠床）、2期及以上院内压力性损伤等相关信息收集表（附录1-2~附录1-14）	时点调查表——住院病区调查内容（附录1-15）	护士执业环境测评量表（附录1-16）

---

① 2023年黑龙江、西藏在CNDNQ无二级综合医院上报质量控制指标数据。

二、填报情况

（一）护理专业医疗质量控制指标数据

1.季度监测数据

护理专业医疗质量控制指标数据按季度填报，2023 年各省（自治区、直辖市）共有 3040 家医院上报数据，4 个季度均完成数据填报的医院为 2976 家，2023 年医院填报率为 97.89%（2976/3040）。其中，二级及以上综合医院（含中医综合医院，全书同）共 2596 家，占 87.23%（2596/2976），包括二级综合医院 919 家（35.40%），三级综合医院 1677 家（64.60%）；公立医院 2436 家（93.84%），非公立医院 160 家（6.16%），详见表 1-1-2-1。《报告》中对 2023 年护理专业医疗质量控制指标分析结果均基于 2596 家二级及以上综合医院提交的数据分析结果。各省（自治区、直辖市）参与数据上报的三级和二级综合医院数量分布详见图 1-1-2-1 及图 1-1-2-2。

表 1-1-2-1　2023 年纳入质量报告分析的二级及以上综合医院情况（家）

级别	登记注册类型		合计
	公立	非公立	
二级	861	58	919
三级	1575	102	1677
合计	2436	160	2596

2021—2023 年连续 3 年均在 CNDNQ 上报数据的 1306 家三级综合医院的护理专业医疗质量控制指标数据分析详见第二章第七节图 2-7-0-1。

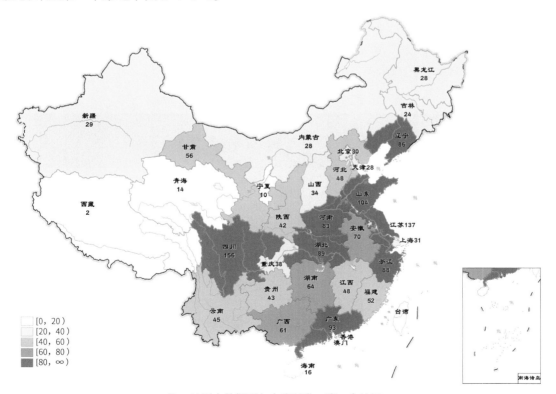

注：地图中数据不包含我国港、澳、台地区。

图 1-1-2-1　2023 年全国纳入质量报告分析的三级综合医院数量分布（家）

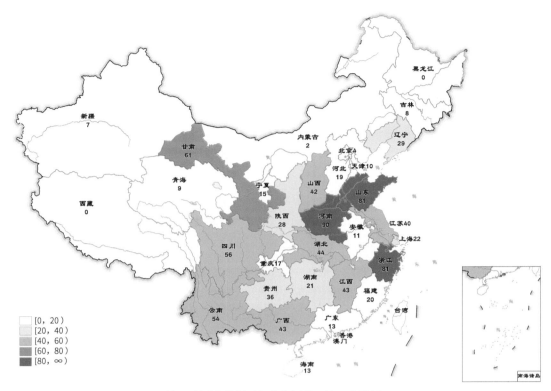

注：地图中数据不包含我国港、澳、台地区。

图 1-1-2-2 2023 年全国纳入质量报告分析的二级综合医院数量分布（家）①

2023 年二级及以上综合医院全院质量控制指标数据的填报情况：身体约束率的填报率为 99.77%，除此之外其他指标填报率均为 100%。重症医学科综合 ICU、呼吸内科病区、神经外科病区和心血管内科病区的"身体约束率""急性生理与慢性健康评分Ⅱ（acute physiology and chronic health evaluation Ⅱ，APACHE Ⅱ）≥ 15 分患者占比"填报率见表 1-1-2-2，除表 1-1-2-2 所列指标之外，4 个科室的其他质量控制指标数据填报率均为 100%。

表 1-1-2-2 护理专业医疗质量控制指标填报率

类别	上报医院数（家）	指标填报率（%）	
		身体约束率	APACHE Ⅱ ≥ 15 分患者占比
医院全院数据	2596	99.77	—
重症医学科综合 ICU	2048	99.95	89.99
呼吸内科病区	1972	99.80	—
神经外科病区	1542	99.87	—
心血管内科病区	526	100.00	—

2022 年开始，CNDNQ 在儿科病区中上线儿科指标：身体约束率、新生儿院内尿布皮炎发生率、新生儿中度及以上院内尿布皮炎占比、患儿外周静脉输液渗出/外渗发生率、患儿外周静脉输液外渗占比、6 月龄内患儿母乳喂养维持率。2023 年二级及以上综合医院小儿综合科除表 1-1-2-3 所列指标之外，其他质量控制指标数据填报率均为 100%。

① 2023 年黑龙江、西藏在 CNDNQ 无二级综合医院上报质量控制指标数据。

表 1-1-2-3　2023 年二级及以上综合医院小儿综合科护理专业医疗质量控制指标填报率

指标名称	指标填报率（%）	指标名称	指标填报率（%）
身体约束率	99.77	患儿外周静脉输液渗出 / 外渗发生率	88.38
新生儿院内尿布皮炎发生率	68.22	患儿外周静脉输液外渗占比	39.52
新生儿中度及以上院内尿布皮炎占比	16.97	6 月龄内患儿母乳喂养维持率	79.38

2. 时点调查数据

2023 年 12 月 19 日及 20 日分 3 个时间点进行了护理人员数量、护患比、身体约束率、2 期及以上院内压力性损伤发生率，以及静脉用细胞毒性抗肿瘤药物配置情况的时点调查。在纳入本报告进行分析的 4 个季度均填报的 2596 家二级及以上综合医院中，完成时点调查的医院共 2334 家，填报率为 89.91%（2334/2596），其中三级综合医院 1551 家（66.45%）、二级综合医院 783 家（33.55%）；公立医院 2194 家（94.00%），非公立医院 140 家（6.00%）（表 1-1-2-4）。

表 1-1-2-4　2023 年二级及以上综合医院参与时点调查情况（家）

级别	登记注册类型		合计
	公立	非公立	
二级	734	49	783
三级	1460	91	1551
合计	2194	140	2334

（二）护士执业环境测评数据

2023 年共有 2062 家二级及以上综合医院的 1 000 068 名护士参与执业环境测评，其中，二级综合医院 684 家（占 33.17%），参与测评护士 150 716 名（15.07%）；三级综合医院 1378 家（66.83%），参与测评护士 849 352 名（84.93%）。公立医院 1945 家（94.33%），参与测评护士 947 954 名（94.79%）；非公立医院 117 家（5.67%），参与测评护士 52 114 名（5.21%），详见表 1-1-2-5。全国参与执业环境测评的医院数如图 1-1-2-3 所示。

表 1-1-2-5　2023 年参与护士执业环境测评调查的二级及以上综合医院数和填报护士数

级别	登记注册类型					
	公立		非公立		合计	
	机构数（家）	护士数（名）	机构数（家）	护士数（名）	机构数（家）	护士数（名）
二级	652	146 123	32	4593	684	150 716
三级	1293	801 831	85	47 521	1378	849 352
合计	1945	947 954	117	52 114	2062	1 000 068

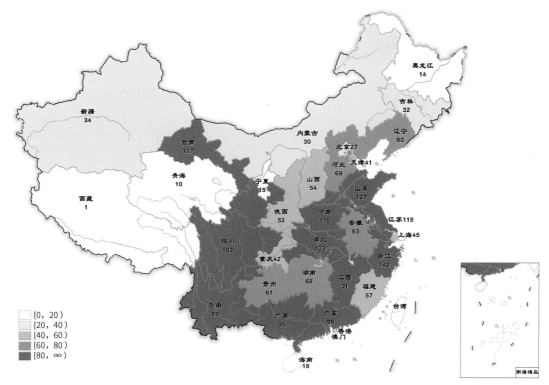

注：地图中数据不包含我国港、澳、台地区。

图 1-1-2-3　2023 年全国参与护士执业环境测评的医院数量分布（家）

三、质量控制

在数据收集和分析过程中采取了严格的管理措施，具体如下。

（一）标化指标定义，统一上报路径

针对护理专业医疗质量控制指标相关数据内容制定了《全院指标变量解释说明》《普通病区指标变量解释说明》《ICU 指标变量解释说明》，明确指标定义、统计口径和计算方法，纳入到系统中，可进行下载学习。每年组织 CNDNQ 医院管理员培训，针对数据收集和填报中的问题进行培训和辅导。同时，在 CNDNQ 中设有人工助手，在线实时解答与指导数据填报的问题。

（二）统一校验标准，从"输入"开始控制质量

CNDNQ 填报系统程序中设定了指标数据完整性校验和数据变量之间的基础逻辑校验，可保障数据完整性并及时纠正数据填报错误等问题。

（三）统一管理，规范填报流程

新加入 CNDNQ 的医院必须通过申请注册流程（图 1-1-3-1），医院指派专人作为医院管理员，学习平台数据收集表单和指标解释，通过线上考试后方可申请注册平台医院。平台严格把控准入门槛，督促医院管理员和填报人学习、理解平台采集指标含义，以保障采集数据准确性。

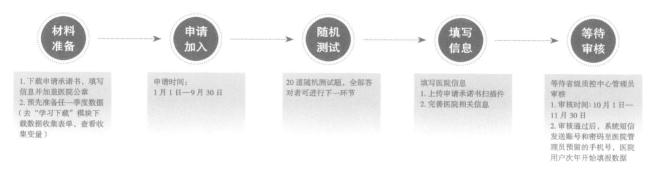

图 1-1-3-1　CNDNQ 医院申请注册流程

（四）逐级人工审核制度，层层审核数据准确性

由病区填表人提交本病区数据，医院管理员审核病区数据并填报全院数据后方可提交至省级质控中心。各省级质控中心管理员对省内医院数据进行审核，CNDNQ 管理员最终审核，逐层逐级保障数据质量。

四、分析方法

本报告运用 Rstudio 1.3 和 SPSS 25.0 分析软件，对护理专业医疗质量控制指标数据和护士执业环境测评数据进行描述性统计分析。其中，指标数据结果使用中位数、上、下四分位数 $[M(P_{25}, P_{75})]$ 表示，护士执业环境测评得分使用中位数、上、下四分位数 $[M(P_{25}, P_{75})]$ 和平均数 $\pm$ 标准差（$\bar{x} \pm s$）表示。数据结果通过箱线图、小提琴图、柱状图等形式展示，其中用箱线图中一组数据的 5 个统计量：5% 分位数（P_5）、25% 分位数（P_{25}）、中位数（M）、75% 分位数（P_{75}）和 95% 分位数（P_{95}）来描述数据的对称性和离散程度。用小提琴图直观显示数据的分布状态。

第二章

数据分析

第一节　2023 年二级及以上综合医院数据分析

本节对 CNDNQ 2023 年的 2596 家二级及以上综合医院护理专业医疗质量控制指标季度监测数据和 2334 家时点调查数据，以及 2062 家二级及以上综合医院的 1 000 068 名护士执业环境测评数据进行描述分析。

CNDNQ 采集的护理专业医疗质量控制指标季度监测数据、时点调查表，详见附录 1-1、附录 1-15；护士执业环境测评数据采用国家卫生健康委医院管理研究所主导开发的《护士执业环境测评量表》（附录 1-16）调查获得。

一、床护比

（一）指标解读

床护比是反映医疗机构实际开放床位和护理人力匹配关系的指标。了解当前实际开放床位所配备的护理人力状况，建立一种以实际开放床位为导向的护理人力配备管理模式，保障一定数量开放床位病区的基本护理人力配备。床护比包含 2 个指标：医疗机构床护比和病区床护比。

1. 医疗机构床护比

该指标指统计周期内，医疗机构实际开放床位数与医疗机构执业护士人数的比例。

医疗机构实际开放床位数，指医疗机构实际长期固定开放的床位数（不论该床是否被患者占用，都应计算在内）；执业护士，指取得护士执业资格、在本医疗机构注册并在护理岗位工作的护士，包含临床护理岗位护士、护理管理岗位护士、其他护理岗位护士、护理岗位的返聘护士、护理岗位的休假（含病产假）护士；不包含医疗机构职能部门、后勤部门、医保等非护理岗位护士，未取得护士执业资格人员，未在本机构注册的护士。统计周期内执业护士人数，即统计周期初执业护士人数与统计周期末执业护士人数之和除以 2。

2. 病区床护比

该指标指统计周期内，医疗机构实际开放床位数与医疗机构病区执业护士人数的比例。

医疗机构病区执业护士人数，指医疗机构住院病区（包含重症医学科）中取得护士执业资格、在本医疗机构注册并在护理岗位工作的护士数量。

（二）季度监测结果

2023 年二级综合医院床护比（1∶X）的中位数为 1∶0.55（1∶0.47，1∶0.63），三级综合医院为 1∶0.60（1∶0.53，1∶0.68）；2023 年二级综合医院病区床护比（1∶X）中位数为 1∶0.37（1∶0.31，1∶0.43），

三级综合医院为 1：0.42（1：0.37，1：0.48）。二级、三级综合医院床护比与病区床护比均与《全国护理事业发展规划（2021—2025 年）》提出的二级、三级综合医院床护比和病区床护比的约束性要求有一定差距（图 2-1-1-1）。2023 年各省（自治区、直辖市）二级及以上综合医院床护比和病区床护比情况见图 2-1-1-2、图 2-1-1-3 和附表 1、附表 2。图和表中床护比（1：X）的数值为 X 值，全书同。

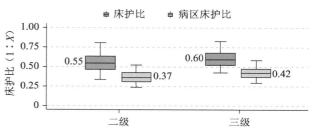

图 2-1-1-1　2023 年二级及以上综合医院床护比与病区床护比

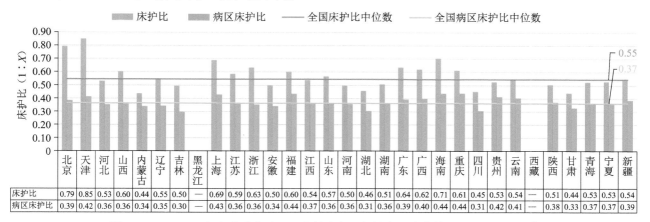

	北京	天津	河北	山西	内蒙古	辽宁	吉林	黑龙江	上海	江苏	浙江	安徽	福建	江西	山东	河南	湖北	湖南	广东	广西	海南	重庆	四川	贵州	云南	西藏	陕西	甘肃	青海	宁夏	新疆
床护比	0.79	0.85	0.53	0.60	0.44	0.55	0.50	—	0.69	0.59	0.63	0.50	0.60	0.54	0.57	0.50	0.46	0.51	0.64	0.62	0.71	0.61	0.45	0.53	0.54	—	0.51	0.44	0.53	0.53	0.54
病区床护比	0.39	0.42	0.36	0.36	0.34	0.35	0.30	—	0.43	0.36	0.36	0.34	0.44	0.37	0.36	0.36	0.31	0.36	0.39	0.40	0.44	0.44	0.31	0.42	0.41	—	0.38	0.33	0.37	0.37	0.39

图 2-1-1-2　2023 年各省（自治区、直辖市）二级综合医院床护比与病区床护比[①]

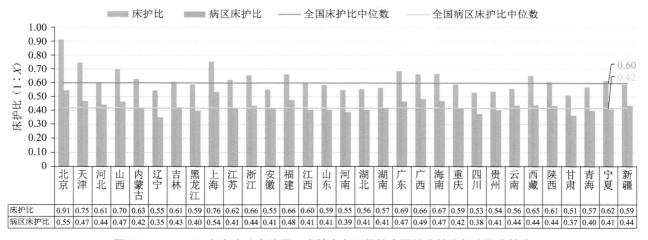

	北京	天津	河北	山西	内蒙古	辽宁	吉林	黑龙江	上海	江苏	浙江	安徽	福建	江西	山东	河南	湖北	湖南	广东	广西	海南	重庆	四川	贵州	云南	西藏	陕西	甘肃	青海	宁夏	新疆
床护比	0.91	0.75	0.61	0.70	0.63	0.55	0.61	0.59	0.76	0.62	0.66	0.55	0.66	0.60	0.59	0.55	0.56	0.57	0.69	0.66	0.67	0.59	0.53	0.54	0.56	0.65	0.61	0.51	0.57	0.62	0.59
病区床护比	0.55	0.47	0.44	0.47	0.42	0.35	0.43	0.40	0.54	0.41	0.44	0.41	0.48	0.41	0.41	0.39	0.41	0.41	0.47	0.49	0.47	0.42	0.38	0.41	0.44	0.44	0.44	0.37	0.40	0.41	0.44

图 2-1-1-3　2023 年各省（自治区、直辖市）三级综合医院床护比与病区床护比

2023 年公立医院床护比（1：X）的中位数为 1：0.58（1：0.51，1：0.67），非公立医院为 1：0.56（1：0.47，1：0.66）；公立医院病区床护比（1：X）的中位数为 1：0.40（1：0.35，1：0.46），非公立医院为 1：0.39（1：0.31，1：0.45）。公立医院床护比与病区床护比中位数均高于非公立医院（图 2-1-1-4）。

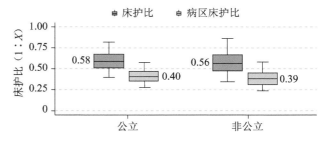

图 2-1-1-4　2023 年公立与非公立医院床护比与病区床护比

---

① 2023 年黑龙江、西藏在 CNDNQ 无二级综合医院上报质量控制指标数据。

二、护患比

（一）指标解读

护患比反映的是需要照护的住院患者数量和护理人力的匹配关系，评价医疗机构及各病区有效护士人力配备情况，进而建立一种以护理服务需求为导向的科学调配护理人力的管理模式，保障患者的安全和护理服务质量。CNDNQ 通过季度监测和时点调查 2 种方式收集医疗机构的护患比指标数据。

1. 季度监测

（1）白班平均护患比：统计周期内，每天白班责任护士数与其负责照护的住院患者数的比例。

（2）夜班平均护患比：统计周期内，每天夜班责任护士数与其负责照护的住院患者数的比例。

（3）平均每天护患比：统计周期内，每天白班、夜班责任护士数之和与其负责照护的住院患者数之和的比例。

其中，责任护士为直接护理住院患者的护士，不包括治疗护士、办公班护士、配药护士和不承担责任护士工作的护士长。白班责任护士数，指统计周期内，医疗机构白班时段内直接护理住院患者的护士人数之和；夜班责任护士数，指统计周期内，医疗机构夜班时段内直接护理住院患者的护士人数之和，夜班时段不区分大夜班、小夜班，统一计算为夜班。

护理患者数，指统计周期内，责任护士护理住院患者的工作量。其中，患者指所有办理住院手续的患者，排除办理住院手续但实际未到达病区的患者、母婴同室新生儿。照护的住院患者工作量，统计时以 8 小时为一个标准班次时长，患者每被护理 8 小时计为 1 名护理患者工作量。某白班护理患者数 =（白班接班时在院患者数 + 白班时段内新入患者数）×（白班时长÷8）。某夜班护理患者数 =（夜班接班时在院患者数 + 夜班时段内新入患者数）×（夜班时长÷8）。

2. 时点调查

时点调查护患比，指调查某时刻的病区责任护士数与其负责照护的住院患者数的比例。其中，调查时刻的住院患者数，为此时刻病区住院患者人数之和。在《报告》中，调查时点为 2023 年 12 月 19 日 10：00、22：00 和 12 月 20 日 3：00。

（二）季度监测结果

2023 年二级综合医院白班平均护患比（1∶X）中位数为 1∶9.66（1∶8.09，1∶11.48），夜班为 1∶19.10（1∶14.76，1∶23.47），平均每天为 1∶13.47（1∶11.11，1∶15.98）；三级综合医院白班平均护患比（1∶X）中位数为 1∶9.43（1∶8.00，1∶11.05），夜班为 1∶19.81（1∶16.16，1∶23.78），平均每天为 1∶13.65（1∶11.46，1∶15.76）（图 2-1-2-1）。2023 年各省（自治区、直辖市）二级、三级综合医院护患比详见图 2-1-2-2、图 2-1-2-3 和附表 3、附表 4、附表 5。图和表中护患比（1∶X）的数值为 X 值，全书同。

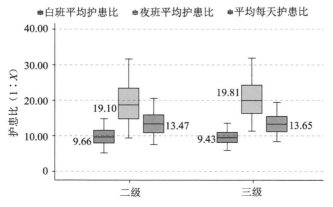

图 2-1-2-1　2023 年二级及以上综合医院护患比

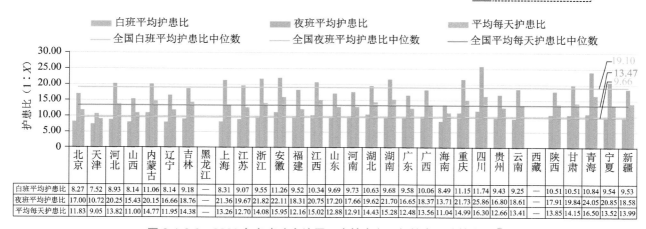

	北京	天津	河北	山西	内蒙古	辽宁	吉林	黑龙江	上海	江苏	浙江	安徽	福建	江西	山东	河南	湖北	湖南	广东	广西	海南	重庆	四川	贵州	云南	西藏	陕西	甘肃	青海	宁夏	新疆
白班平均护患比	8.27	7.52	8.93	8.14	11.06	8.14	9.18	—	8.31	9.07	9.55	11.26	9.52	10.34	9.69	9.73	10.63	9.68	9.58	10.06	8.49	11.15	11.74	9.43	9.25	—	10.51	10.51	10.84	9.54	9.53
夜班平均护患比	17.00	10.72	20.25	15.43	20.15	16.66	18.76	—	21.36	19.67	21.82	22.11	18.31	20.75	17.20	17.66	19.62	21.70	16.65	18.37	13.71	21.73	25.86	16.80	18.61	—	17.91	19.84	24.05	20.85	18.58
平均每天护患比	11.83	9.05	13.82	11.00	14.77	11.95	14.38	—	13.26	12.70	14.87	15.95	12.16	15.02	12.88	12.91	14.43	15.28	12.48	13.56	11.04	14.99	16.30	12.66	13.41	—	13.85	14.15	16.50	13.52	13.99

图 2-1-2-2　2023 年各省（自治区、直辖市）二级综合医院护患比①

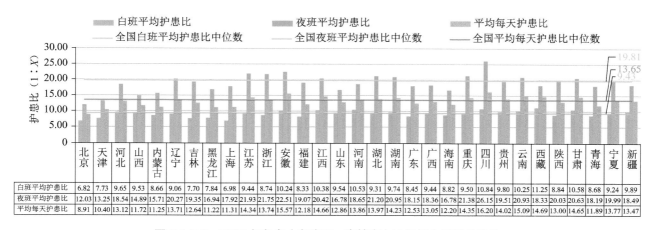

	北京	天津	河北	山西	内蒙古	辽宁	吉林	黑龙江	上海	江苏	浙江	安徽	福建	江西	山东	河南	湖北	湖南	广东	广西	海南	重庆	四川	贵州	云南	西藏	陕西	甘肃	青海	宁夏	新疆
白班平均护患比	6.82	7.73	9.65	9.53	8.66	9.06	7.70	7.84	6.98	9.44	8.74	10.24	8.33	10.38	9.54	10.53	9.31	9.74	8.45	9.44	8.82	9.50	10.84	9.80	10.25	11.25	8.84	10.58	8.68	9.24	9.89
夜班平均护患比	12.03	13.25	18.54	14.89	15.71	20.27	19.35	16.94	17.92	21.93	21.75	22.51	19.07	20.42	16.78	18.65	21.20	20.95	18.15	18.36	16.78	21.38	26.15	19.51	20.93	18.33	20.03	20.63	18.19	19.99	18.49
平均每天护患比	8.91	10.40	13.12	11.72	11.25	13.71	12.64	11.22	11.31	14.34	13.74	15.57	12.18	14.66	12.86	13.86	13.97	14.23	12.53	13.05	12.20	14.35	16.20	14.02	15.09	14.69	13.00	14.65	11.89	13.77	13.47

图 2-1-2-3　2023 年各省（自治区、直辖市）三级综合医院护患比

（三）时点调查结果

二级综合医院 10：00 病区护患比（1：X）中位数为 1：8.16（1：6.91，1：9.48），22：00 为 1：20.42（1：16.47，1：25.89），次日 3：00 为 1：22.67（1：17.73，1：28.25）。三级综合医院 10：00 病区护患比（1：X）中位数为 1：7.72（1：6.73，1：8.80），22：00 为 1：20.04（1：16.63，1：24.31），次日 3：00 为 1：23.01（1：18.84，1：27.63）（图 2-1-2-4）。2023 年护患比季度监测结果与时点调查结果差异不大（表 2-1-2-1）。

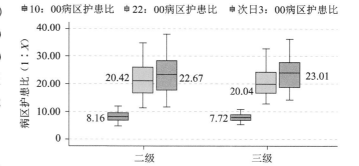

图 2-1-2-4　2023 年二级及以上综合医院时点调查病区护患比

表 2-1-2-1　2023 年二级及以上综合医院季度监测与时点调查护患比

季度监测数据			时点调查数据		
指标名称	$M（P_{25}，P_{75}）$	$\bar{x} \pm s$	指标名称	$M（P_{25}，P_{75}）$	$\bar{x} \pm s$
白班平均护患比	9.52（8.04，11.22）	9.76 ± 2.83	10：00 病区护患比	7.87（6.78，9.02）	7.98 ± 1.88
夜班平均护患比	19.63（15.75，23.66）	20.12 ± 6.56	22：00 病区护患比	20.19（16.58，24.75）	21.21 ± 7.12
			次日 3：00 病区护患比	22.93（18.53，27.80）	23.74 ± 11.44

① 2023 年黑龙江、西藏在 CNDNQ 无二级综合医院上报质量控制指标数据。

三、每住院患者 24 小时平均护理时数

（一）指标解读

每住院患者 24 小时平均护理时数反映每住院患者平均每天实际得到的护理时间，包括直接护理时数、间接护理时数、相关护理时数。监测每住院患者 24 小时平均护理时数可以帮助管理者了解患者所得到的护理服务时长，进而推算出护理工作负荷及患者所需的护理服务时数，指导管理者合理地调配护理人员，促进护理工作效率提升，护士将有更多工作时间用于照护患者。

每住院患者 24 小时平均护理时数，指统计周期内，医疗机构病区执业护士实际上班小时数与住院患者实际占用床日数的比例。

其中，病区执业护士实际上班小时数，指统计周期内，医疗机构住院病区所有执业护士实际上班小时数之和。病区执业护士包含病区护士、病区护士长、病区返聘护士、执业地点变更到本医疗机构的规培/进修护士，不包含未取得护士执业资格人员、非病区护士（如手术室、门诊、血液透析室等）。住院患者实际占用床日数，指统计周期内，医疗机构住院病区每天 0 点住院患者实际占用的床日数总和。患者入院后于当日 24 点以前出院或死亡的，应作为实际占用床位 1 日统计，包含占用的临时加床日数，不包含急诊抢救、急诊观察、手术室、麻醉恢复室、血液透析室、待产床和接产床、母婴同室新生儿、检查床和治疗床的床日数。

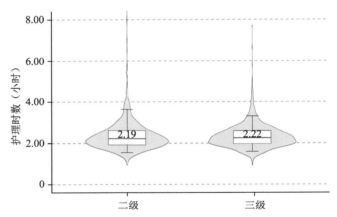

图 2-1-3-1　2023 年二级及以上综合医院每住院患者 24 小时平均护理时数

（二）季度监测结果

2023 年二级综合医院每住院患者 24 小时平均护理时数中位数为 2.19（1.88，2.58）小时，三级综合医院中位数为 2.22（1.93，2.56）小时（图 2-1-3-1）。各省（自治区、直辖市）二级及以上医院每住院患者 24 小时平均护理时数详见图 2-1-3-2 和附表 6。

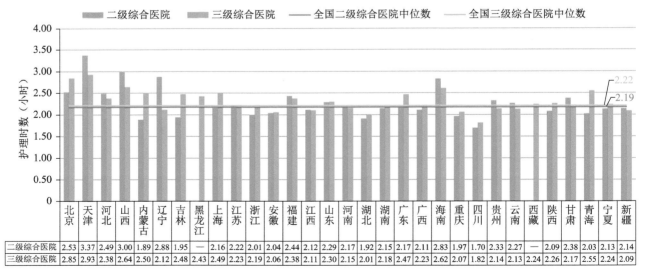

	北京	天津	河北	山西	内蒙古	辽宁	吉林	黑龙江	上海	江苏	浙江	安徽	福建	江西	山东	河南	湖北	湖南	广东	广西	海南	重庆	四川	贵州	云南	西藏	陕西	甘肃	青海	宁夏	新疆
二级综合医院	2.53	3.37	2.49	3.00	1.89	2.88	1.95	—	2.16	2.22	2.01	2.04	2.44	2.12	2.29	2.17	1.92	2.15	2.17	2.11	2.83	1.97	1.70	2.33	2.27	—	2.09	2.38	2.03	2.13	2.14
三级综合医院	2.85	2.93	2.38	2.64	2.50	2.12	2.48	2.43	2.49	2.23	2.19	2.06	2.38	2.11	2.30	2.15	2.01	2.18	2.47	2.23	2.62	2.07	1.82	2.14	2.13	2.24	2.26	2.17	2.55	2.24	2.09

图 2-1-3-2　2023 年各省（自治区、直辖市）二级及以上综合医院每住院 24 小时平均护理时数[①]

---

① 2023 年黑龙江、西藏在 CNDNQ 无二级综合医院上报质量控制指标数据。

四、不同级别护士配置

（一）指标解读

不同级别护士配置占比，指在医疗机构或其部门中，不同能力级别护士在本机构或本部门所有执业护士中的占比。分析不同级别护士的配置，旨在引导护理管理者在关注护理团队的数量和规模时，还要关注护理团队的能力结构，护士的能力与患者健康结局密切相关。"能力"需要用具体的维度来测量，常用的维度有工作年限、专业技术职称、学历（学位）等。本《报告》分析的不同级别护士配置占比包含 3 个指标：主管护师及以上职称护士占比、本科及以上学历护士占比和 5 年及以上年资护士占比。

1. 主管护师及以上职称护士占比

该指标指统计周期内，医疗机构中主管护师及以上级别专业技术职称的执业护士，在医疗机构执业护士中所占的比例。

其中，专业技术职称指经国务院人事主管部门授权的相关机构组织评审的卫生系列专业技术职务级别，统计时以医院实际聘用的专业技术职称为准。护士的专业技术职称可划分为护士、护师、主管护师、副主任护师、主任护师 5 个级别。

2. 本科及以上学历护士占比

该指标指统计周期内，医疗机构中为本科及以上学历（学位）的执业护士，在医疗机构执业护士中所占的比例。

其中，学历（学位）指个体在教育机构的学习经历，通常指学习者最高层次的学习经历，以教育部门批准实施学历（学位）教育、具有国家认可文凭颁发权力的学校及其他教育机构所颁发的学历（学位）证书为凭证。本《报告》中学历（学位）分为中专、大专、本科、硕士研究生和博士研究生 5 个级别。

3. 5 年及以上年资护士占比

该指标指统计周期内，医疗机构中工作年限≥ 5 年的执业护士，在医疗机构执业护士中所占的比例。

其中，工作年限指护士注册后从事护理工作的年限，以护士注册后并从事护理工作算起（满 12 个月算 1 年），包含入院前在其他医疗机构注册并从事临床护理工作经历的相关年限。本《报告》中将护士的工作年限分为< 1 年、1 年≤ y < 2 年、2 年≤ y < 5 年、5 年≤ y < 10 年、10 年≤ y < 20 年和≥ 20 年 6 个级别。

（二）季度监测结果

1. 职称结构

2023 年二级综合医院主管护师及以上职称护士占比中位数为 32.51%（25.04%，40.36%），三级综合医院为 38.76%（30.11%，47.35%）（图 2-1-4-1）。二级及以上综合医院护士职称占比详见图 2-1-4-2。各省（自治区、直辖市）二级及以上综合医院主管护师及以上职称护士占比详见图 2-1-4-3 和附表 7。

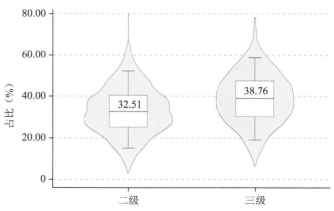

图 2-1-4-1　2023 年二级及以上综合医院主管护师及以上职称护士占比

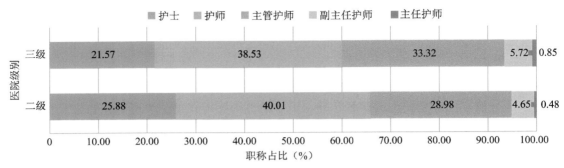

图 2-1-4-2　2023 年二级及以上综合医院护士职称占比

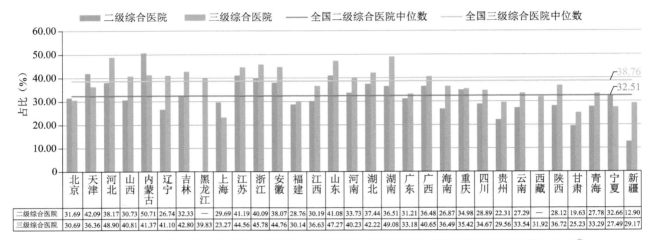

图 2-1-4-3　2023 年各省（自治区、直辖市）二级及以上综合医院主管护师及以上职称护士占比[①]

2. 学历结构

2023 年二级综合医院本科及以上学历护士占比中位数为 55.68%（42.97%，67.46%），三级综合医院为 70.37%（58.56%，80.56%），三级综合医院本科及以上学历护士占比高于二级综合医院（图 2-1-4-4）。二级及以上综合医院护士学历占比详见图 2-1-4-5。各省（自治区、直辖市）二级及以上综合医院本科及以上学历护士占比详见图 2-1-4-6 和附表 8。

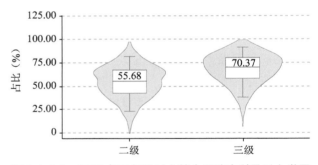

图 2-1-4-4　2023 年二级及以上综合医院本科及以上学历护士占比

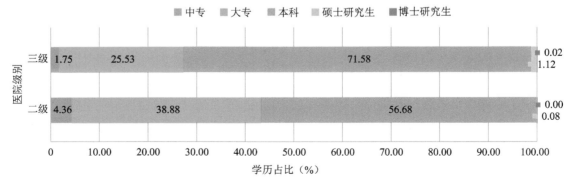

图 2-1-4-5　2023 年二级及以上综合医院护士学历占比

---

① 2023 年黑龙江、西藏在 CNDNQ 无二级综合医院上报质量控制指标数据。

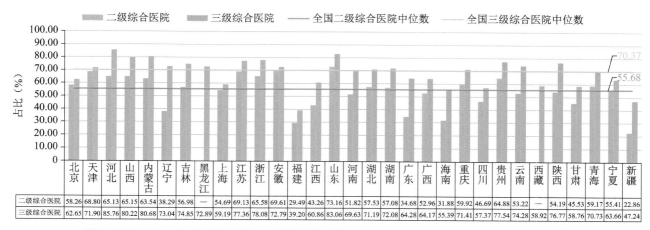

	北京	天津	河北	山西	内蒙古	辽宁	吉林	黑龙江	上海	江苏	浙江	安徽	福建	江西	山东	河南	湖北	湖南	广东	广西	海南	重庆	四川	贵州	云南	西藏	陕西	甘肃	青海	宁夏	新疆
二级综合医院	58.26	68.80	65.13	65.15	63.54	38.29	56.98	—	54.69	69.13	65.58	69.61	29.49	43.26	73.16	51.82	57.53	57.08	34.68	52.96	31.88	59.92	46.69	64.88	53.22	—	54.19	45.53	59.17	55.41	22.86
三级综合医院	62.65	71.90	85.76	80.22	80.68	73.04	74.85	72.89	59.19	77.36	78.08	72.79	39.20	60.86	83.06	69.63	71.19	72.08	64.28	64.17	55.39	71.41	57.37	77.54	74.28	58.92	76.77	58.76	70.73	63.66	47.24

图 2-1-4-6　2023 年各省（自治区、直辖市）二级及以上综合医院本科及以上学历护士占比[①]

3. 年资结构

2023 年二级综合医院 5 年及以上年资护士占比中位数为 72.96%（63.75%，80.13%），三级综合医院为 76.61%（69.34%，82.69%）（图 2-1-4-7）。二级及以上综合医院不同年资护士占比详见图 2-1-4-8。各省（自治区、直辖市）二级及以上综合医院 5 年及以上年资护士占比详见图 2-1-4-9 和附表 9。

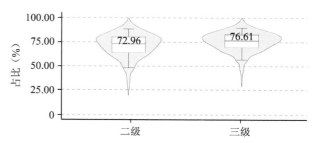

图 2-1-4-7　2023 年二级及以上综合医院 5 年及以上年资护士占比

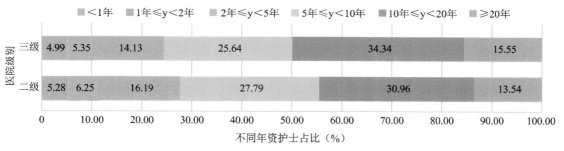

图 2-1-4-8　2023 年二级及以上综合医院不同年资护士占比

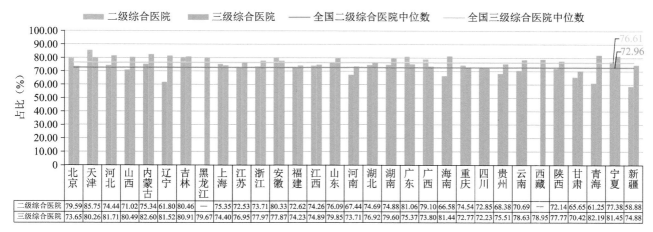

	北京	天津	河北	山西	内蒙古	辽宁	吉林	黑龙江	上海	江苏	浙江	安徽	福建	江西	山东	河南	湖北	湖南	广东	广西	海南	重庆	四川	贵州	云南	西藏	陕西	甘肃	青海	宁夏	新疆
二级综合医院	79.59	85.75	74.44	71.02	75.34	61.80	80.46	—	75.35	72.53	73.71	80.33	72.62	74.26	76.09	67.44	74.69	74.88	81.06	79.10	66.58	74.54	72.85	68.38	70.69	—	72.14	65.65	61.25	77.38	58.88
三级综合医院	73.65	80.26	81.71	80.49	82.60	81.52	80.91	79.67	74.40	76.95	77.97	77.87	74.23	74.89	79.85	73.71	76.92	79.60	75.37	73.80	81.44	72.77	72.23	75.51	78.63	78.95	77.77	70.42	82.19	81.45	74.88

图 2-1-4-9　2023 年各省（自治区、直辖市）二级及以上综合医院 5 年及以上年资护士占比[①]

五、护士离职率

（一）指标解读

护士离职率是反映医疗机构组织与护理队伍是否稳定的重要指标。该指标能够衡量护士人力资源流动状况，了解护士离职的现状，分析离职原因及对组织结构和护理质量造成的影响，为管理者制订人员招聘、培训计划，改善管理策略等方面提供依据。

护士离职率，指统计周期内，某医疗机构中执业护士自愿离职人数与执业护士人数的比例。其中，自愿离职指与特定组织有劳动关系且在该组织领取或享受薪酬的个人，自愿结束其与组织的这种关系的行为。不包括因退休、死亡或被辞退而离开医疗机构的护士，以及在同一医疗机构岗位调整的护士。

（二）季度监测结果

2023年二级综合医院护士离职率为2.77%（7513/271 462），中位数为2.20%（0.93%，4.17%）。三级综合医院护士离职率为1.97%（27 931/1 418 856），中位数为1.63%（0.82%，2.94%）（图2-1-5-1）。2023年公立医院护士离职率为1.92%（30 823/1 606 645），中位数为1.70%（0.84%，3.05%）。非公立医院护士离职率为5.52%（4621/83 673），中位数为5.87%（2.14%，9.47%）（图2-1-5-2）。各省（自治区、直辖市）二级及以上综合医院护士离职率详见图2-1-5-3和附表10。

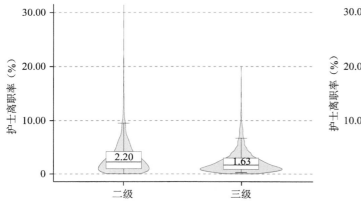

图 2-1-5-1　2023 年二级及以上综合医院护士离职率

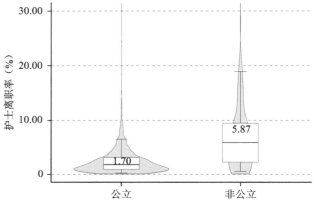

图 2-1-5-2　2023 年公立与非公立医院护士离职率

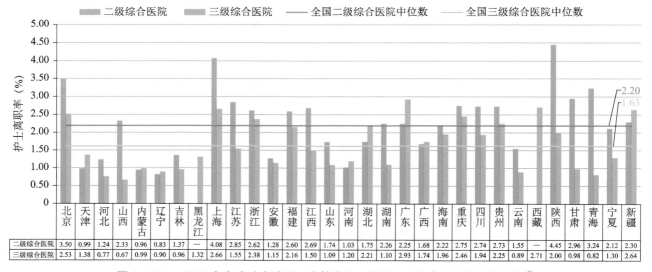

	北京	天津	河北	山西	内蒙古	辽宁	吉林	黑龙江	上海	江苏	浙江	安徽	福建	江西	山东	河南	湖北	湖南	广东	广西	海南	重庆	四川	贵州	云南	西藏	陕西	甘肃	青海	宁夏	新疆
二级综合医院	3.50	0.99	1.24	2.33	0.96	0.83	1.37	—	4.08	2.85	2.62	1.28	2.60	2.69	1.74	1.03	1.75	2.26	2.25	1.68	2.22	2.75	2.74	2.73	1.55	—	4.45	2.96	3.24	2.12	2.30
三级综合医院	2.53	1.38	0.77	0.67	0.99	0.90	0.96	1.32	2.66	1.55	2.38	1.15	2.16	1.50	1.09	1.20	2.21	1.10	2.93	1.74	1.96	2.46	1.94	2.25	0.89	2.71	2.00	0.98	0.82	1.30	2.64

图 2-1-5-3　2023 年各省（自治区、直辖市）二级及以上综合医院护士离职率[①]

---

① 2023 年黑龙江、西藏在 CNDNQ 无二级综合医院上报质量控制指标数据。

六、护士执业环境

（一）指标解读

护士执业环境，指促进或制约护理专业实践的工作场所的组织因素，如护士参与医疗机构管理的程度、医疗机构对护理工作的支持程度、护理领导力、护士配置、护理专业提升、护士待遇、医护关系、护士社会地位等。

本《报告》采用国家卫生健康委医院管理研究所主导开发的《护士执业环境测评量表》，测评内容包括 37 个条目，分为 10 个维度：医疗机构管理参与度（条目 1~3）、临床护理专业性（条目 4~5）、领导与沟通（条目 6~9）、质量管理（条目 10~15）、内部支持（条目 16~20）、医护合作（条目 21~22）、专业提升（条目 23~26）、人力配置（条目 27~31）、社会地位（条目 32~33）、薪酬待遇（条目 34~36），条目 37 为总体评价（附录 1-16）。

（二）执业环境测评结果

1. 医院护士执业环境得分

2023 年二级综合医院护士执业环境得分平均值为（80.50±7.30）分，中位数为 80.82（75.50，85.83）分；三级综合医院护士执业环境得分平均值为（84.15±6.44）分，中位数为 84.55（80.25，88.63）分（图 2-1-6-1）。2023 年公立医院护士执业环境得分平均值为（83.12±6.96）分，中位数为 83.83（78.75，87.99）分；非公立医院护士执业环境得分平均值为（79.92±6.21）分，中位数为 79.47（75.83，84.14）分（图 2-1-6-2）。各省（自治区、直辖市）二级及以上综合医院护士执业环境得分详见图 2-1-6-3 和附表 11。

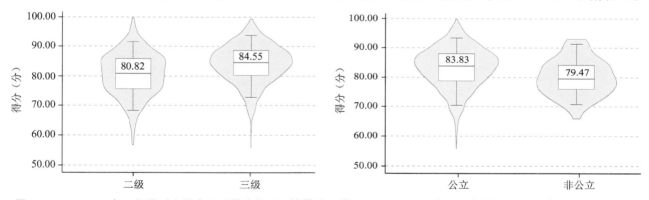

图 2-1-6-1　2023 年二级及以上综合医院护士执业环境得分　　图 2-1-6-2　2023 年公立与非公立医院护士执业环境得分

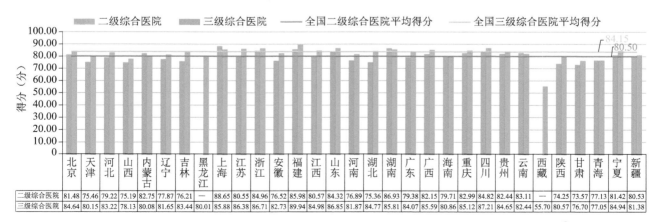

	北京	天津	河北	山西	内蒙古	辽宁	吉林	黑龙江	上海	江苏	浙江	安徽	福建	江西	山东	河南	湖北	湖南	广东	广西	海南	重庆	四川	贵州	云南	西藏	陕西	甘肃	青海	宁夏	新疆
二级综合医院	81.48	75.46	79.22	75.19	82.75	77.87	76.21	—	88.65	80.55	84.96	76.52	85.98	80.57	84.32	76.89	75.36	86.93	79.38	82.15	79.71	82.99	84.82	82.44	83.11	—	74.25	73.57	77.13	81.42	80.53
三级综合医院	84.64	80.15	83.22	78.13	80.08	81.65	83.44	80.01	85.88	86.38	86.71	82.73	89.94	84.98	86.85	81.87	84.77	85.81	84.07	85.59	80.86	85.12	87.21	84.65	82.44	55.70	80.57	76.70	77.05	84.94	81.38

图 2-1-6-3　2023 年各省（自治区、直辖市）二级及以上综合医院护士执业环境平均得分 [①]

---

① 2023 年黑龙江、西藏在 CNDNQ 无二级综合医院上报护士执业环境测评数据。

2. 医院护士执业环境各维度得分

从执业环境各维度得分来看，二级和三综合级医院均在"医护合作""质量管理""临床护理专业性"等维度上平均得分较高，而在"医院管理参与度""薪酬待遇""社会地位"等维度平均得分较低（图2-1-6-4）。

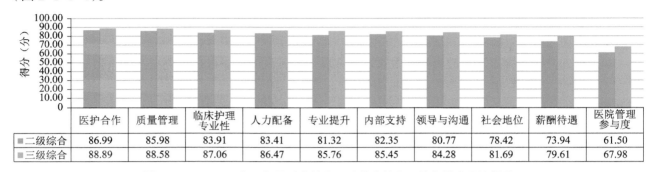

	医护合作	质量管理	临床护理专业性	人力配备	专业提升	内部支持	领导与沟通	社会地位	薪酬待遇	医院管理参与度
二级综合	86.99	85.98	83.91	83.41	81.32	82.35	80.77	78.42	73.94	61.50
三级综合	88.89	88.58	87.06	86.47	85.76	85.45	84.28	81.69	79.61	67.98

图 2-1-6-4　2023 年二级及以上综合医院护士执业环境各维度平均得分

3. 医院护士执业环境各条目得分

在二级和三级综合医院中，护士执业环境平均得分排名第一、第二位的条目分别是"医疗机构对新入职护士有系统培训""医疗机构有清晰的职业暴露后处理流程并能有效落实"（图2-1-6-5）。

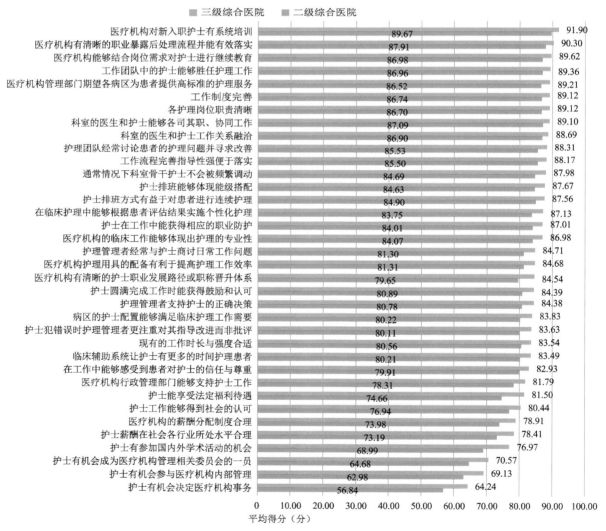

图 2-1-6-5　2023 年二级及以上综合医院护士执业环境各条目平均得分

七、住院患者身体约束率

（一）指标解读

身体约束是医务人员针对因心理或生理等因素而具有自伤或伤人趋势的患者，紧急实施的一种强制性的、能够限制其行为活动的医疗保护措施。通过监测、分析住院患者身体约束率、约束导致的不良事件和其他相关信息，引导医疗机构管理团队和医务人员关注身体约束使用的规范化，进而找到有效的替代措施，降低身体约束率或让身体约束更具合理化，减少因身体约束带来的负性问题，从而保障住院患者的安全和人文护理质量。CNDNQ 通过季度监测和时点调查 2 种方式监测医疗机构的住院患者身体约束率。

1. 季度监测

住院患者身体约束率，指统计周期内，住院患者身体约束日数与住院患者实际占用床日数的比例。其中，在统计住院患者身体约束日数时，统计周期内每位住院患者每天约束 1 次或 1 次以上、约束 1 个或 1 个以上部位均计为 1 日。

2. 时点调查

时点调查住院患者身体约束率，指调查某时刻病区使用约束具约束的住院患者人数与住院患者总人数的比例。在本《报告》中，调查时点为 2023 年 12 月 19 日 10：00。

（二）季度监测结果

2023 年二级综合医院住院患者身体约束率中位数为 1.05%（0.40%，1.85%），三级综合医院为 1.69%（1.02%，2.69%）（图 2-1-7-1）。各省（自治区、直辖市）二级及以上综合医院住院患者身体约束率详见图 2-1-7-2 和附表 12。

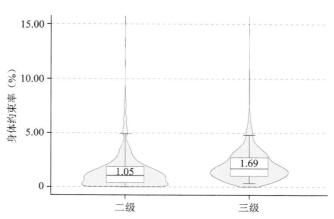

图 2-1-7-1　2023 年二级及以上综合医院住院患者身体约束率

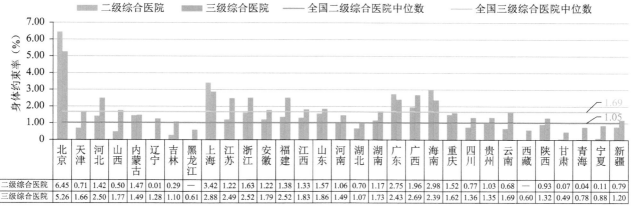

	北京	天津	河北	山西	内蒙古	辽宁	吉林	黑龙江	上海	江苏	浙江	安徽	福建	江西	山东	河南	湖北	湖南	广东	广西	海南	重庆	四川	贵州	云南	西藏	陕西	甘肃	青海	宁夏	新疆
二级综合医院	6.45	0.71	1.42	0.50	1.47	0.01	0.29	—	3.42	1.22	1.63	1.22	1.38	1.33	1.57	1.06	0.70	1.17	2.75	1.96	2.98	1.52	0.77	1.03	0.68	—	0.93	0.07	0.04	0.11	0.79
三级综合医院	5.26	1.66	2.50	1.77	1.49	1.28	1.10	0.61	2.88	2.49	2.52	1.79	2.52	1.83	1.86	1.49	1.07	1.73	2.43	2.69	2.39	1.62	1.36	1.35	1.69	0.60	1.32	0.49	0.78	0.88	1.20

图 2-1-7-2　2023 年各省（自治区、直辖市）二级及以上综合医院住院患者身体约束率 [①]

（三）时点调查结果

2023 年时点调查显示二级综合医院 10：00 住院患者身体约束率中位数为 1.19%（0.32%，2.12%），三级综合医院为 1.91%（1.11%，2.83%）（图 2-1-7-3）。

---

① 2023 年黑龙江、西藏在 CNDNQ 无二级综合医院上报质量控制指标数据。

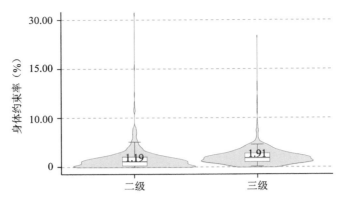

图 2-1-7-3　2023 年二级及以上综合医院 10：00 住院患者身体约束率

八、护理级别占比

（一）指标解读

护理级别占比，指统计周期内，医疗机构某级别护理患者占用床日数与住院患者实际占用床日数的百分比。该指标可以反映患者病情的轻重缓急及护理需求和护理工作量，帮助管理者推算出护理工作负荷，是合理安排护理人力资源的重要依据，对临床护理管理和人力调配具有指导作用。

护理级别的划分根据国家行业标准《护理分级标准》（WS/T 431–2023）制定，包括特级护理、一级护理、二级护理和三级护理共 4 类。本《报告》中护理级别占比包含 4 个指标：特级护理占比、一级护理占比、二级护理占比和三级护理占比。

（二）季度监测结果

2023 年二级综合医院特级护理占比中位数为 2.00%（0.89%，3.23%），一级护理占比中位数为 29.50%（15.06%，46.08%），二级护理占比中位数 64.80%（49.59%，78.39%），三级护理占比中位数为 0.44%（0.01%，2.87%）；三级综合医院特级护理占比中位数为 3.01%（1.70%，4.90%），一级护理占比中位数为 38.23%（21.71%，53.19%），二级护理占比中位数为 55.86%（40.85%，72.22%），三级护理占比中位数为 0.31%（0.03%，1.86%）（图 2-1-8-1）。2023 年各省（自治区、直辖市）二级及以上综合医院护理级别占比详见图 2-1-8-2～图 2-1-8-5 和附表 13～附表 16。

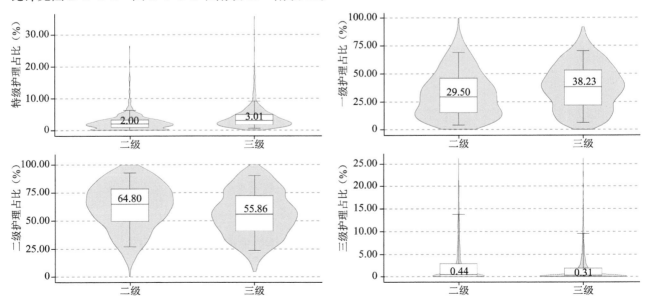

图 2-1-8-1　2023 年二级及以上综合医院住院患者护理级别占比

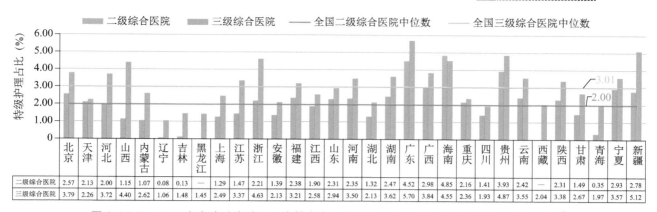

	北京	天津	河北	山西	内蒙古	辽宁	吉林	黑龙江	上海	江苏	浙江	安徽	福建	江西	山东	河南	湖北	湖南	广东	广西	海南	重庆	四川	贵州	云南	西藏	陕西	甘肃	青海	宁夏	新疆
二级综合医院	2.57	2.13	2.00	1.15	1.07	0.08	0.13	—	1.29	1.47	2.21	1.39	2.38	1.90	2.31	2.35	1.32	2.47	4.52	2.98	4.85	2.16	1.41	3.93	2.42	—	2.31	1.49	0.35	2.93	2.78
三级综合医院	3.79	2.26	3.72	4.40	2.62	1.06	1.48	1.45	2.49	3.37	4.63	2.13	3.21	2.58	2.94	3.50	2.13	3.62	5.70	3.84	4.55	2.36	1.93	4.87	3.55	2.04	3.38	2.67	1.97	3.57	5.12

图 2-1-8-2 2023 年各省（自治区、直辖市）二级及以上综合医院住院患者特级护理占比[①]

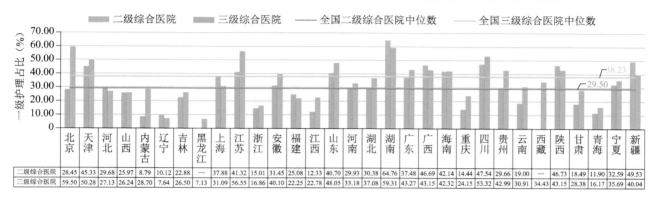

	北京	天津	河北	山西	内蒙古	辽宁	吉林	黑龙江	上海	江苏	浙江	安徽	福建	江西	山东	河南	湖北	湖南	广东	广西	海南	重庆	四川	贵州	云南	西藏	陕西	甘肃	青海	宁夏	新疆
二级综合医院	28.45	45.33	29.68	25.97	8.79	10.12	22.88	—	37.88	41.32	15.01	31.45	25.08	12.33	40.70	29.93	30.38	64.76	37.48	46.69	42.14	14.44	47.54	29.66	19.00	—	46.73	18.49	11.90	32.59	49.53
三级综合医院	59.50	50.28	27.13	26.24	28.70	7.64	26.50	7.13	31.09	56.55	16.86	40.10	22.25	22.78	48.05	33.18	37.08	59.31	43.27	43.15	42.32	24.15	53.32	42.99	30.91	34.43	43.15	28.38	16.17	35.69	40.04

图 2-1-8-3 2023 年各省（自治区、直辖市）二级及以上综合医院住院患者一级护理占比[①]

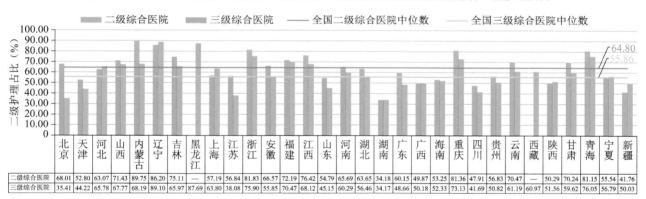

	北京	天津	河北	山西	内蒙古	辽宁	吉林	黑龙江	上海	江苏	浙江	安徽	福建	江西	山东	河南	湖北	湖南	广东	广西	海南	重庆	四川	贵州	云南	西藏	陕西	甘肃	青海	宁夏	新疆
二级综合医院	68.01	52.80	63.07	71.43	89.75	86.20	75.11	—	57.19	56.84	81.83	66.57	72.19	76.42	54.79	65.69	63.65	34.18	60.15	49.87	53.25	81.36	47.91	56.83	70.47	—	50.29	70.24	81.15	55.54	41.76
三级综合医院	35.41	44.22	65.78	67.77	68.19	89.10	65.97	87.69	63.80	38.08	75.90	55.85	70.47	68.12	45.15	60.29	46.46	34.17	48.66	50.18	52.33	73.13	41.69	50.82	61.19	60.97	51.56	59.62	76.05	56.79	50.03

图 2-1-8-4 2023 年各省（自治区、直辖市）二级及以上综合医院住院患者二级护理占比[①]

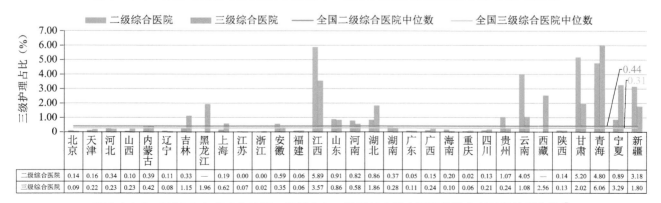

	北京	天津	河北	山西	内蒙古	辽宁	吉林	黑龙江	上海	江苏	浙江	安徽	福建	江西	山东	河南	湖北	湖南	广东	广西	海南	重庆	四川	贵州	云南	西藏	陕西	甘肃	青海	宁夏	新疆
二级综合医院	0.14	0.16	0.34	0.10	0.39	0.11	0.33	—	0.19	0.00	0.00	0.59	0.06	5.89	0.91	0.82	0.86	0.37	0.05	0.15	0.20	0.02	0.13	1.07	4.05	—	0.14	5.20	4.80	0.89	3.18
三级综合医院	0.09	0.22	0.23	0.23	0.42	0.08	1.15	1.96	0.62	0.07	0.02	0.35	0.06	3.57	0.86	0.58	1.86	0.28	0.11	0.24	0.10	0.06	0.21	0.24	1.08	2.56	0.13	2.02	6.06	3.29	1.80

图 2-1-8-5 2023 年各省（自治区、直辖市）二级及以上综合医院住院患者三级护理占比[①]

[①] 2023 年黑龙江、西藏在 CNDNQ 无二级综合医院上报质量控制指标数据。

九、住院患者跌倒发生情况

（一）指标解读

跌倒，指住院患者在医疗机构任何场所，未预见性地倒于地面或倒于比初始位置更低的地方，可伴或不伴有外伤。跌倒包括坠床；不包括非医疗机构场所发生的跌倒、非住院患者（门诊、急诊留观室等）发生的跌倒、住院患儿生理性跌倒（小儿行走中无伤害跌倒）。CNDNQ 对住院患者跌倒发生情况的监测包含 2 个指标：住院患者跌倒发生率和住院患者跌倒伤害占比。

1. 住院患者跌倒发生率

该指标指统计周期内，住院患者发生跌倒例次数（包括造成或未造成伤害）与同期住院患者实际占用床日数的千分比。住院患者发生跌倒例次数，指统计周期内，所有住院患者在医疗机构任何场所发生的跌倒例次数之和，同一患者多次跌倒按实际发生频次计算。

2. 住院患者跌倒伤害占比

该指标指统计周期内，住院患者中发生跌倒伤害总例次数占同期住院患者中发生跌倒例次数的百分比。

跌倒伤害，指住院患者跌倒后造成不同程度的伤害甚至死亡。CNDNQ 将跌倒对患者造成的影响的分级划分如下：

跌倒无伤害（0 级），跌倒后，评估无损伤症状或体征；跌倒轻度伤害（1 级），住院患者跌倒导致青肿、擦伤、疼痛，需要冰敷、包扎、伤口清洁、肢体抬高、局部用药等；跌倒中度伤害（2 级），住院患者跌倒导致肌肉或关节损伤，需要缝合、使用皮肤胶、夹板固定等；跌倒重度伤害（3 级），住院患者跌倒导致骨折、神经或内部损伤，需要手术、石膏、牵引等；跌倒死亡，住院患者因跌倒受伤而死亡（而不是由跌倒所引起的生理事件本身导致的死亡）。

（二）季度监测结果

1. 住院患者跌倒发生率

2023 年二级综合医院住院患者跌倒发生 11 911 次，跌倒发生率为 0.08‰，跌倒发生率中位数为 0.07‰（0.03‰，0.11‰）；其中跌倒伤害发生 7303 例次，跌倒伤害占比为 61.31%，跌倒伤害占比中位数为 64.29%（50.00%，80.00%）。三级综合医院住院患者跌倒发生 47 494 例次，跌倒发生率为 0.06‰，跌倒发生率中位数为 0.06‰（0.04‰，0.08‰）；其中跌倒伤害发生 28 871 例次，跌倒伤害占比为 60.79%，跌倒伤害占比中位数为 63.64%（51.22%，76.00%）（图 2-1-9-1、图 2-1-9-2）。各省（自治区、直辖市）二级及以上综合医院住院患者跌倒发生率和跌倒伤害占比详见图 2-1-9-3、图 2-1-9-4、附表 17 和附表 18。

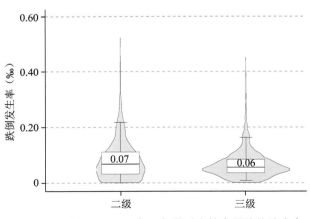

图 2-1-9-1 2023 年二级及以上综合医院住院患者
跌倒发生率

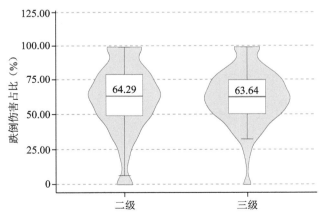

图 2-1-9-2 2023 年二级及以上综合医院住院患者
跌倒伤害占比

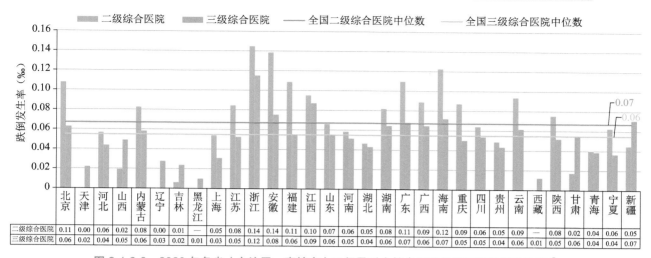

图 2-1-9-3 2023 年各省（自治区、直辖市）二级及以上综合医院住院患者跌倒发生率 [1]

	北京	天津	河北	山西	内蒙古	辽宁	吉林	黑龙江	上海	江苏	浙江	安徽	福建	江西	山东	河南	湖北	湖南	广东	广西	海南	重庆	四川	贵州	云南	西藏	陕西	甘肃	青海	宁夏	新疆
二级综合医院	0.11	0.00	0.06	0.02	0.08	0.00	0.01	—	0.05	0.08	0.14	0.14	0.11	0.10	0.07	0.06	0.05	0.08	0.11	0.09	0.12	0.09	0.06	0.05	0.09	—	0.08	0.02	0.04	0.06	0.05
三级综合医院	0.06	0.02	0.04	0.05	0.06	0.03	0.02	0.01	0.03	0.05	0.12	0.08	0.06	0.09	0.06	0.05	0.04	0.06	0.07	0.06	0.07	0.05	0.05	0.04	0.06	0.01	0.05	0.06	0.04	0.04	0.07

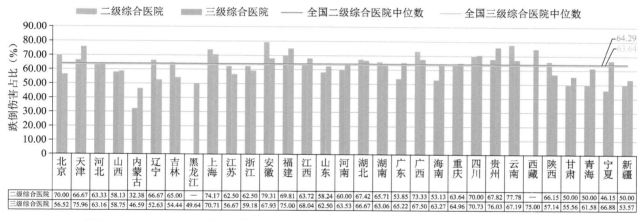

图 2-1-9-4 2023 年各省（自治区、直辖市）二级及以上综合医院住院患者跌倒伤害占比 [1]

	北京	天津	河北	山西	内蒙古	辽宁	吉林	黑龙江	上海	江苏	浙江	安徽	福建	江西	山东	河南	湖北	湖南	广东	广西	海南	重庆	四川	贵州	云南	西藏	陕西	甘肃	青海	宁夏	新疆
二级综合医院	70.00	66.67	63.33	58.13	32.38	66.67	65.00	—	74.17	62.50	62.50	79.31	69.81	63.72	58.24	60.00	67.42	65.71	53.85	73.33	53.13	63.64	70.00	67.82	77.78	—	66.15	50.00	50.00	46.15	50.00
三级综合医院	56.52	75.96	63.16	58.75	46.59	52.63	54.44	49.64	70.71	56.67	59.18	67.93	75.00	68.04	62.50	63.53	66.67	63.06	65.22	67.50	63.27	64.96	70.73	76.03	67.19	75.00	57.14	55.56	61.58	66.88	53.57

2. 发生跌倒相关信息分析

本《报告》中收集的跌倒相关信息包括发生跌倒患者的年龄、性别、跌倒发生时间和地点、患者的活动能力和活动过程、跌倒的伤害级别、发生跌倒前患者跌倒风险评估情况、跌倒发生时患者约束情况、当班责任护士工作年限和护患比，调查表单详见附录1-2。

2023 年全国 2456 家二级及以上综合医院共上报跌倒相关信息 59 405 例次，其中二级综合医院为 819 家，上报例次数占比为 20.05%（11 911 例次）；三级综合医院为 1637 家，上报例次数占比为 79.95%（47 494 例次），各省（自治区、直辖市）发生跌倒上报情况详见附表19。具体相关信息分析如下。

（1）不同性别与年龄发生跌倒的占比

在发生跌倒的住院患者中，男性占 55.11%（32 740 例次），女性占 44.89%（26 665 例次）。在发生跌倒的男性住院患者中，年龄在 65 岁及以上的占 66.69%（21 833 例次），年龄在 19～64 岁的占 28.79%（9427 例次）；在发生跌倒的女性住院患者中，年龄在 65 岁及以上的占 68.69%（18 317 例次），年龄在 19～64 岁的占 27.90%（7440 例次）；在发生跌倒的男性、女性患者中，1～6 岁患儿分别占 2.73%（894 例次）、1.86%（495 例次）（图 2-1-9-5）。

① 2023 年黑龙江、西藏在 CNDNQ 无二级综合医院上报质量控制指标数据。

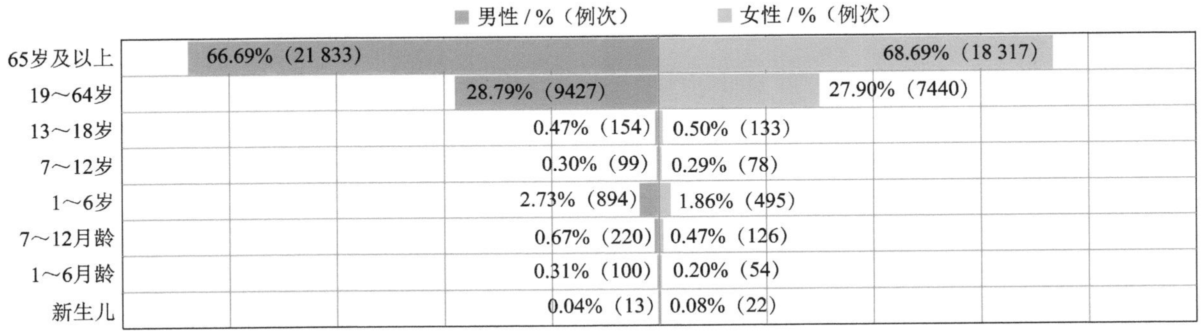

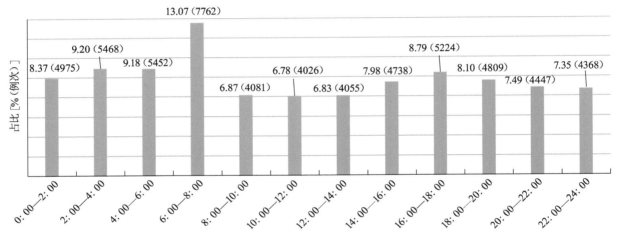

图 2-1-9-5　住院患者不同性别与年龄发生跌倒的占比

（2）各时间段跌倒发生占比

13.07%（7762 例次）的住院患者跌倒时间发生在 6：00—8：00，在其他时间段发生跌倒的占比情况见图 2-1-9-6。

图 2-1-9-6　各时间段跌倒发生占比

（3）不同地点发生跌倒占比

91.92%（54 600 例次）的患者其跌倒发生地点为病区内，8.08%（4802 例次）的患者跌倒发生在病区外（院区内）（图 2-1-9-7）。

（4）发生跌倒前患者的活动能力占比

54.62%（32 441 例次）的患者在发生跌倒前可以活动自如，19.83%（11 776 例次）的患者跌倒前需要手杖辅助，需要助行器、轮椅和假肢辅助的患者分别占 7.56%（4493 例次）、10.78%（6405 例次）和 0.05%（29 例次），跌倒前状态为卧床不起的患者占 7.16%（4253 例次）（图 2-1-9-8）。

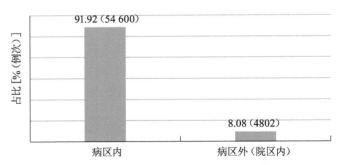

图 2-1-9-7　不同地点发生跌倒占比 ①

---

① 在上报的 59 405 例次跌倒相关信息中，有 3 例次的发生地点无法确定，此小节对 59 402 例次跌倒发生地点完整的数据进行分析。

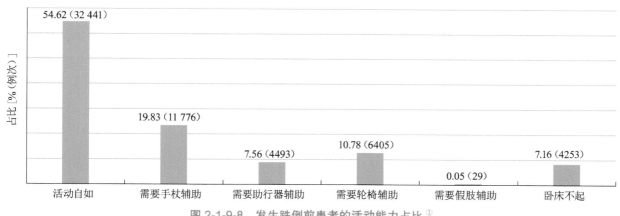

图 2-1-9-8　发生跌倒前患者的活动能力占比 ①

（5）患者在不同活动过程中发生跌倒占比

有 33.71%（20 027 例次）的跌倒患者是在如厕时发生跌倒，占比最高；其次为行走，占 19.13%（11 367 例次）；上下病床占 17.95%（10 661 例次）；有 7.77%（4617 例次）的患者在躺卧病床发生跌倒，其他跌倒发生情况占比见图 2-1-9-9。

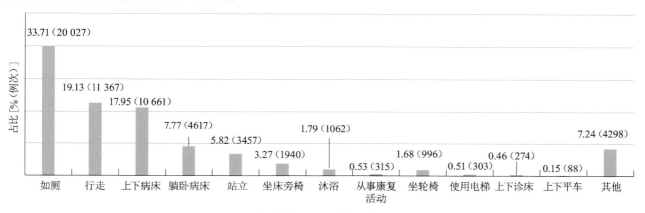

图 2-1-9-9　患者在不同活动过程中发生跌倒占比

（6）患者跌倒造成不同伤害级别占比

在跌倒发生后对患者造成轻度伤害（1 级）的占 57.92%（20 951 例次），中度伤害（2 级）的占 21.35%（7722 例次），重度伤害（3 级）的占 20.63%（7464 例次），跌倒后死亡的患者占 0.10%（37 例次）（图 2-1-9-10）。

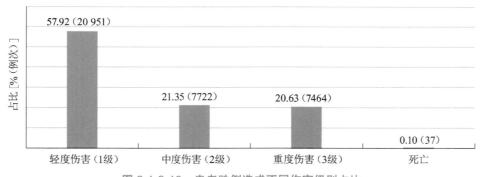

图 2-1-9-10　患者跌倒造成不同伤害级别占比

① 在上报的 59 405 例次跌倒相关信息中，有 8 例次跌倒发生前患者的活动能力无法确定，此小节对 59 397 例次发生跌倒前患者的活动能力完整的数据进行分析。

（7）发生跌倒前患者跌倒风险评估情况

在发生跌倒的患者中，有3.99%（2372例次）的患者在发生跌倒前未进行风险评估，有96.01%（57 022例次）的患者进行了跌倒风险评估（图2-1-9-11）；在发生跌倒前进行跌倒风险评估的患者中，有66.69%（38 029例次）的患者跌倒风险评估级别为高危，有33.31%（18 993例次）为非高危（图2-1-9-12）。

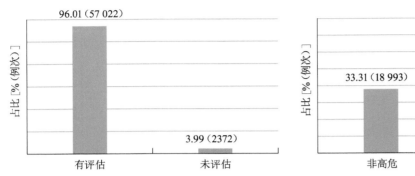

图2-1-9-11　发生跌倒前进行跌倒风险评估占比[①]　　图2-1-9-12　发生跌倒前风险评估级别占比

（8）跌倒风险评估工具占比

在发生跌倒前进行跌倒风险评估的患者中，有65.25%（37 194例次）的患者采用Morse跌倒风险评估量表进行评估，有11.43%（6518例次）的患者采用约翰·霍普金斯跌倒风险评估量表，改良版Humpty Dumpty儿童跌倒风险量表、托马斯跌倒风险评估工具和Hendrich跌倒风险评估表，分别占1.41%（803例次）、0.67%（383例次）、0.83%（471例次），其他评估量表占20.41%（11 635例次）（图2-1-9-13）。

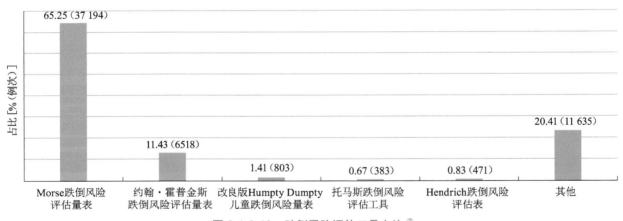

图2-1-9-13　跌倒风险评估工具占比[②]

（9）跌倒发生时距离最近一次风险评估时间占比

在发生跌倒前进行跌倒风险评估的患者中，患者发生跌倒时距离最近一次风险评估时间＜24小时的占36.80%（20 983例次），相距时间为1天的患者占14.00%（7979例次），3.20%（1824例次）的患者相距时间为1周，5.97%（3404例次）的患者发生跌倒时距离最近一次风险评估的时间不确定（图2-1-9-14）。

---

① 在上报的59 405例次跌倒相关信息中，有11例次跌倒无法确定发生前是否进行跌倒风险评估，此小节对59 394例次跌倒风险评估情况完整的数据进行分析。

② 在发生跌倒前进行跌倒风险评估的57 022例次跌倒中，有18例次采用的跌倒风险评估工具无法确定，此小节对57 004例次跌倒风险评估工具信息完整的数据进行分析。

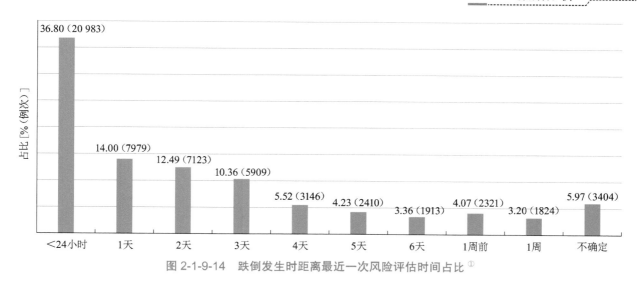

图 2-1-9-14 跌倒发生时距离最近一次风险评估时间占比 ①

（10）跌倒发生时患者约束情况占比

在发生跌倒的住院患者中，98.07%（58 256 例次）的患者在跌倒发生时无约束，1.93%（1149 例次）的患者有约束（图 2-1-9-15）。

（11）跌倒发生时当班责任护士工作年限占比

在患者跌倒发生时，33.59%（19 955 例次）的当班责任护士工作年限为 5 年 ≤ y < 10 年，工作年限为 10 年 ≤ y < 20 年、2 年 ≤ y < 5 年的分别占 29.72%（17 654 例次）和 23.06%（13 699 例次）（图 2-1-9-16）。

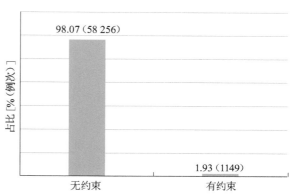

图 2-1-9-15 跌倒发生时患者有无约束情况

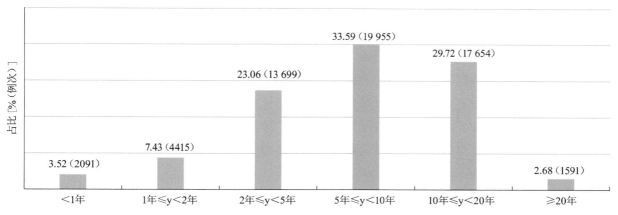

图 2-1-9-16 跌倒时当班责任护士工作年限占比

（12）跌倒发生时护患比

在患者发生跌倒时，护患比中位数为 1 : 22.50（1 : 13.00，1 : 34.00），各时间段跌倒发生时护患比中位数见图 2-1-9-17。

---

① 在发生跌倒前进行跌倒风险评估的 57 022 例次跌倒中，有 10 例次跌倒发生时距离最近一次风险评估时间无法确定，此小节对 57 012 例次跌倒发生时距离最近一次风险评估时间信息完整的数据进行分析。

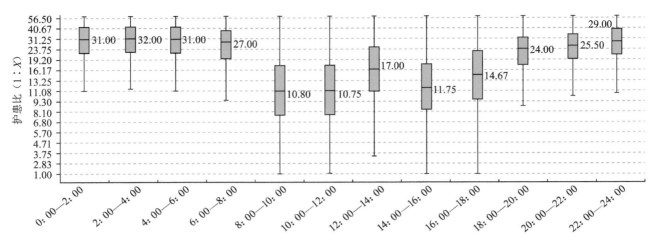

图 2-1-9-17　患者跌倒发生时护患比

十、住院患者 2 期及以上院内压力性损伤发生情况

（一）指标解读

压力性损伤，是由压力或压力联合剪切力引起的皮肤和（或）软组织局部损伤，表现为皮肤完整或开放性损伤，可伴有疼痛，通常发生在骨隆突处或皮肤与医疗设备接触处。压力性损伤分期依照《压力性损伤临床防治国际指南 2019》分为 1 期、2 期、3 期、4 期、深部组织损伤期和不可分期。

CNDNQ 通过季度监测和时点调查 2 种方式收集 2 期及以上院内压力性损伤发生情况数据。院内压力性损伤，指患者入院 24 小时后新发生的压力性损伤。

1. 季度监测

住院患者 2 期及以上院内压力性损伤发生率，指统计周期内，住院患者 2 期及以上院内压力性损伤新发例数与统计周期内住院患者总数的百分比。同一患者在统计周期内新发生 1 处或多处均计作 1 例。

2. 时点调查

（1）某时刻住院患者 2 期及以上院内压力性损伤发生率：某一特定时间点，住院患者中的 2 期及以上院内压力性损伤新发例数与该时间点参与调查住院患者总数的百分比。在本《报告》中，住院患者 2 期及以上院内压力性损伤发生率的调查时点为 2023 年 12 月 19 日 10：00。

（2）某时刻住院患者 2 期及以上压力性损伤现患率：某一特定时间点，住院患者中已经发生 2 期及以上压力性损伤且未痊愈的总人数与该时间点参与调查住院患者总数的百分比。在本报告中，住院患者 2 期及以上压力性损伤现患率的调查时点为 2023 年 12 月 19 日 10：00。

（二）季度监测结果

1. 住院患者 2 期及以上院内压力性损伤发生率

2023 年二级综合医院住院患者中发生 2 期及以上院内压力性损伤 3715 例次，发生率为 0.02%，发生率中位数为 0.01%（0.00%，0.02%）；三级综合医院住院患者中发生 2 期及以上院内压力性损伤 16 390 例次，发生率为 0.02%，发生率中位数为 0.01%（0.00%，0.02%）（图 2-1-10-1）。各省（自治区、直辖市）二级及以上综合医院 2 期及以上院内

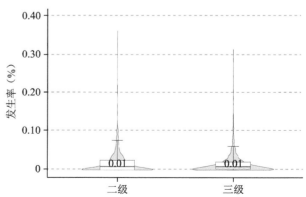

图 2-1-10-1　2023 年二级及以上综合医院住院患者 2 期及以上院内压力性损伤发生率

内压力性损伤发生率详见图 2-1-10-2 和附表 20。

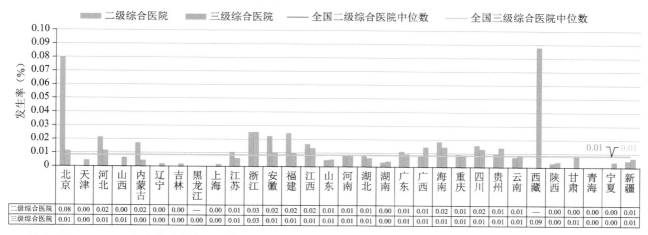

图 2-1-10-2　2023 年各省（自治区、直辖市）二级及以上综合医院住院患者 2 期及以上院内压力性损伤发生率[①]

2. 发生 2 期及以上院内压力性损伤相关信息分析

本《报告》中收集的 2 期及以上院内压力性损伤相关信息包括发生 2 期及以上院内压力性损伤患者的年龄、性别、风险评估级别、风险评估时间、器械相关压力性损伤部位数等，调查表单详见附录 1-3。

2023 年全国有 2001 家二级及以上综合医院上报 2 期及以上院内压力性损伤相关信息，共上报 20 105 例次，其中二级综合医院 608 家，上报例数占 18.48%（3715 例次）；三级综合医院 1393 家，上报例数占 81.52%（16 390 例次）。各省（自治区、直辖市）2 期及以上院内压力性损伤相关信息上报情况，详见附表 21。具体相关信息分析如下。

（1）2 期及以上院内压力性损伤患者的性别与年龄占比

在发生 2 期及以上院内压力性损伤的住院患者中，男性占 66.55%（13 379 例次），女性占 33.45%（6726 例次）。在发生 2 期及以上院内压力性损伤的男性住院患者中，65.33%（8741 例次）的患者年龄在 65 岁及以上，33.15%（4435 例次）的患者年龄在 19～64 岁；在发生 2 期及以上院内压力性损伤的女性住院患者中，71.01%（4776 例次）的患者年龄在 65 岁及以上，27.22%（1831 例次）的患者年龄在 19～64 岁（图 2-1-10-3）。

图 2-1-10-3　2 期及以上院内压力性损伤患者性别与年龄占比

（2）压力性损伤风险评估工具占比

在发生 2 期及以上院内压力性损伤的住院患者中，93.65%（18 829 例次）的患者采用 Braden 评分表进行评估，2.13%（428 例次）的患者采用 Waterlow 评分表，采用 Norton 评分表和 Braden-Q 评分表

① 2023 年黑龙江、西藏在 CNDNQ 无二级综合医院上报质量控制指标数据。

的分别占0.89%（178例次）、0.78%（157例次），2.29%（460例次）的患者采用其他量表进行评估，0.26%（53例次）的患者未进行评估（图2-1-10-4）。

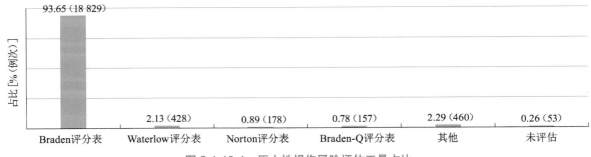

图2-1-10-4 压力性损伤风险评估工具占比

（3）入病区时风险评估级别占比

本《报告》中将患者压力性损伤风险级别分为低危、中危、高危、极高危4个级别，不同评估工具评估结果风险程度对应分级见表2-1-10-1。在发生2期及以上院内压力性损伤的住院患者中，98.17%（19 737例次）的患者在入病区时进行了压力性损伤风险评估，1.83%（368例次）的患者入病区时未进行风险评估。患者入院时风险评估级别为极高危的占13.89%（2741例次），高危的占48.29%（9531例次），中危和低危的分别占14.40%（2843例次）和23.42%（4622例次）（图2-1-10-5）。

表2-1-10-1 不同风险评估工具评估结果风险程度分级对应表（分）

量表名称	低危	中危	高危	极高危
Braden	≥15	13～14	10～12	≤9
Braden-Q	16～23	13～15	10～12	≤9
Waterlow	≤9	10～14	15～19	≥20
Norton	15～20	12～14	≤11	/

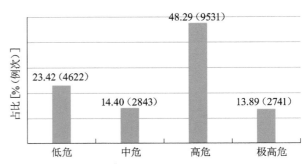

图2-1-10-5 患者入病区时压力性损伤风险评估级别占比

（4）最近一次风险评估情况

在发生2期及以上院内压力性损伤的住院患者中，0.53%（107例次）的患者未进行压力性损伤风险评估，99.47%（19 998例次）的患者进行了压力性损伤风险评估。其中，51.47%（10 349例次）的患者发生2期及以上院内压力性损伤时，距最近一次风险评估时间小于24小时；相距时间为1天的占17.53%（3525例次）；1.03%（207例次）的患者发生2期及以上院内压力性损伤时距离最近一次风险评估的时间不确定（图2-1-10-6）。

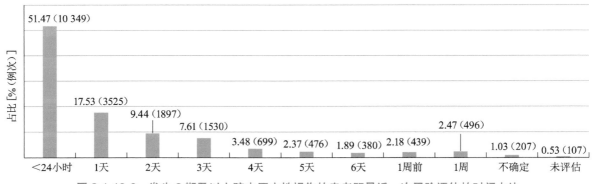

图2-1-10-6 发生2期及以上院内压力性损伤的患者距最近一次风险评估的时间占比

在住院期间进行了压力性损伤风险评估的患者中，风险评估级别为极高危的占 19.37%（3873 例次），高危的占 55.69%（11 136 例次），中危和低危的分别占 12.94%（2588 例次）和 12.00%（2400 例次）（图 2-1-10-7）。

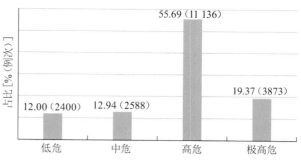

图 2-1-10-7　发生 2 期及以上院内压力性损伤的患者最近一次风险评估级别占比[1]

（5）新发压力性损伤部位数

在发生 2 期及以上院内压力性损伤的住院患者中，82.18%（16 510 例次）的患者新发部位数为 1 处，13.27%（2666 例次）的患者新发部位数为 2 处，住院患者新发压力性损伤部位数在 2 处以上的占 4.55%（915 例次）（图 2-1-10-8）。住院患者新发的 2 期及以上院内压力性损伤部位数共 25 046 处，其中与使用器械相关的压力性损伤部位共 2198 处，占 8.78%。

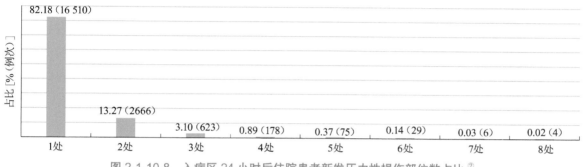

图 2-1-10-8　入病区 24 小时后住院患者新发压力性损伤部位数占比[2]

（三）时点调查结果

在参与时点调查的 2334 家二级及以上综合医院中，2023 年 12 月 19 日 10：00，783 家二级综合医院有入院 24 小时后新发 2 期及以上院内压力性损伤患者 172 例，二级综合医院 10：00 住院患者 2 期及以上院内压力性损伤发生率中位数为 0.00%（0.00%，0.00%）；1551 家三级综合医院有入院 24 小时后新发 2 期及以上院内压力性损伤患者 917 例，三级综合医院 10：00 住院患者 2 期及以上院内压力性损伤发生率中位数为 0.00%（0.00%，0.05%）（图 2-1-10-9）。二级综合医院 10：00 住院患者 2 期及以上压力性损伤现患率中位数为 0.49%（0.00%，1.10%），三级综合医院为 0.76%（0.40%，1.32%）（图 2-1-10-10）。

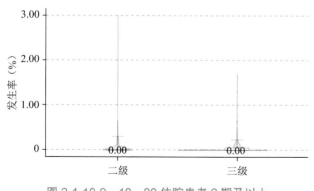

图 2-1-10-9　10：00 住院患者 2 期及以上院内压力性损伤发生率

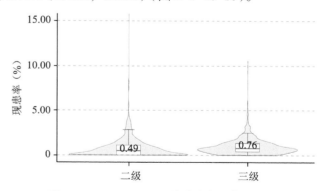

图 2-1-10-10　10：00 住院患者 2 期及以上压力性损伤现患率

[1] 在进行了压力性损伤风险评估的 19 998 例 2 期及以上院内压力性损伤相关信息中，有 1 例风险评估级别信息缺失，此小节对 19 997 例发生 2 期及以上院内压力性损伤的患者最近一次风险评估级别完整的数据进行分析。

[2] 在上报的 20 105 例 2 期及以上院内压力性损伤相关信息中，有 14 例压力性损伤部位数信息有误，此小节对 20 091 例压力性损伤部位数信息完整的数据进行分析。

十一、置管患者非计划拔管情况

（一）指标解读

置管患者非计划拔管率，指统计周期内，住院患者发生某导管非计划拔管例次数与该类导管留置总日数的千分比。

非计划拔管（unplanned extubation，UEX）又称意外拔管，指任何意外所致的拔管，即非诊疗计划范畴内的拔管。包括患者自行拔除的导管、各种原因导致的导管滑脱、因导管质量问题及导管堵塞等情况需要提前拔除的导管，以及因导管相关感染需提前拔除的导管；不包括按医嘱拔除的导管、因导管留置时间达到上限拔除或更换的导管、一次性插管的导管和门（急）诊等非住院病区患者的非计划拔管。同一住院患者在统计周期内发生的导管非计划拔管例次数按实际发生频次计算。

某导管留置总日数，指统计周期内，住院患者留置某类导管的日数之和。留置导管每跨越 0 点 1 次计作 1 日，当天置入并拔除的不统计。带管入院患者以入院当日开始，每跨越 0 点 1 次计作 1 日，带管出院患者以出院日期为止。转科患者某导管使用所属病区应根据该导管的长期医嘱和住院患者入、出病区记录确定。

目前，CNDNQ 收集的置管患者非计划拔管情况，包括气管插管及气管切开（以下统称"气管导管"）非计划拔管、（经口、经鼻）胃肠导管（以下统称"胃肠导管"）非计划拔管、导尿管非计划拔管、中心静脉导管（central venous catheter，CVC）非计划拔管和经外周置入中心静脉导管（peripherally inserted central venous catheter，PICC）非计划拔管情况。

（二）季度监测结果

1. 置管患者非计划拔管率

2023 年二级、三级综合医院置管患者非计划拔管例次数、发生率中位数及上、下四分位数 $[M(P_{25}, P_{75})]$ 汇总统计见表 2-1-11-1。

表 2-1-11-1　2023 年置管患者非计划拔管发生情况

非计划拔管类型	二级综合医院			三级综合医院		
	例次	发生率 /‰	$M(P_{25}, P_{75})$/‰	例次	发生率 /‰	$M(P_{25}, P_{75})$/‰
气管导管	540	0.27	0.00（0.00，0.38）	2651	0.16	0.08（0.00，0.29）
胃肠导管	3785	0.76	0.60（0.00，1.53）	16 297	0.39	0.34（0.12，0.76）
导尿管	2138	0.24	0.18（0.00，0.43）	6368	0.10	0.09（0.03，0.20）
CVC	649	0.25	0.00（0.00，0.57）	2456	0.08	0.09（0.00，0.29）
PICC	243	0.16	0.00（0.00，0.00）	2000	0.09	0.00（0.00，0.11）

（1）住院患者气管导管非计划拔管率

2023 年二级综合医院住院患者气管导管非计划拔管发生 540 例次，非计划拔管率为 0.27‰，中位数为 0.00‰（0.00‰，0.38‰）；三级综合医院住院患者气管导管非计划拔管发生 2651 例次，非计划拔管率为 0.16‰，中位数为 0.08‰（0.00‰，0.29‰）（图 2-1-11-1）。各省（自治区、直辖市）二级及以上综合医院五类置管患者非计划拔管率详见图 2-1-11-2 及附表 22。

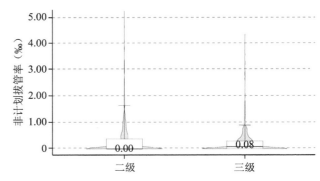

图 2-1-11-1　2023 年二级及以上综合医院住院患者气管导管非计划拔管率

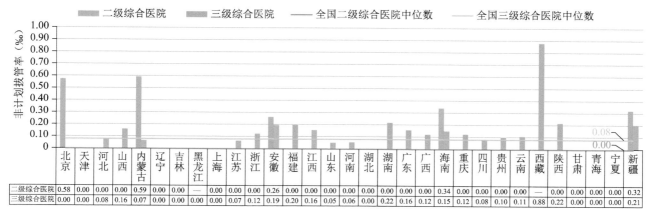

	北京	天津	河北	山西	内蒙古	辽宁	吉林	黑龙江	上海	江苏	浙江	安徽	福建	江西	山东	河南	湖北	湖南	广东	广西	海南	重庆	四川	贵州	云南	西藏	陕西	甘肃	青海	宁夏	新疆
二级综合医院	0.58	0.00	0.00	0.00	0.59	0.00	0.00	—	0.00	0.00	0.00	0.26	0.00	0.00	0.00	0.00	0.00	0.00	0.00	0.00	0.34	0.00	0.00	0.00	0.00	—	0.00	0.00	0.00	0.00	0.32
三级综合医院	0.00	0.00	0.08	0.16	0.07	0.00	0.00	0.00	0.00	0.07	0.12	0.19	0.20	0.16	0.05	0.06	0.00	0.22	0.16	0.12	0.15	0.12	0.08	0.00	0.11	0.88	0.22	0.00	0.00	0.00	0.21

图 2-1-11-2　2023 年各省（自治区、直辖市）二级及以上综合医院住院患者气管导管非计划拔管率[1]

（2）住院患者胃肠导管非计划拔管率

2023 年二级综合医院中发生胃肠导管非计划拔管 3785 例次，非计划拔管率为 0.76‰，中位数为 0.60‰（0.00‰，1.53‰）；三级综合医院中发生胃肠导管非计划拔管 16 297 例次，非计划拔管率为 0.39‰，中位数为 0.34‰（0.12‰，0.76‰）（图 2-1-11-3）。各省（自治区、直辖市）二级及以上综合医院五类置管患者非计划拔管率详见图 2-1-11-4 及附表 23。

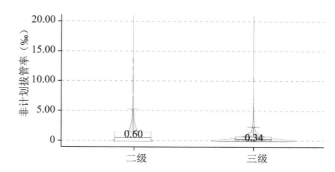

图 2-1-11-3　2023 年二级及以上综合医院住院患者胃肠导管非计划拔管率

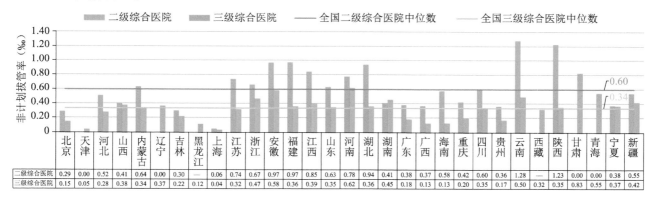

	北京	天津	河北	山西	内蒙古	辽宁	吉林	黑龙江	上海	江苏	浙江	安徽	福建	江西	山东	河南	湖北	湖南	广东	广西	海南	重庆	四川	贵州	云南	西藏	陕西	甘肃	青海	宁夏	新疆
二级综合医院	0.29	0.00	0.52	0.41	0.64	0.00	0.30	—	0.06	0.74	0.67	0.97	0.97	0.85	0.63	0.78	0.94	0.41	0.38	0.37	0.58	0.42	0.60	0.36	1.28	—	1.23	0.00	0.00	0.38	0.55
三级综合医院	0.15	0.05	0.28	0.38	0.34	0.37	0.22	0.04	0.04	0.32	0.47	0.58	0.36	0.39	0.35	0.62	0.36	0.45	0.18	0.13	0.13	0.20	0.35	0.17	0.50	0.32	0.35	0.83	0.55	0.37	0.42

图 2-1-11-4　2023 年各省（自治区、直辖市）二级及以上综合医院住院患者胃肠导管非计划拔管率[1]

（3）住院患者导尿管非计划拔管率

2023 年二级综合医院住院患者导尿管非计划拔管发生 2138 例次，非计划拔管率为 0.24‰，中位数为 0.18‰（0.00‰，0.43‰）。三级综合医院住院患者导尿管非计划拔管发生 6368 例次，非计划拔管率为 0.10‰，中位数为 0.09‰（0.03‰，0.20‰）（图 2-1-11-5）。各省（自治区、直辖市）二级及以上综合医院五类置管患者非计划拔管率详见图 2-1-11-6 及附表 24。

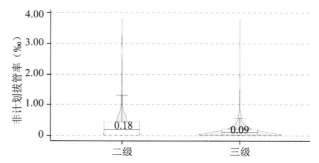

图 2-1-11-5　2023 年二级及以上综合医院住院患者导尿管非计划拔管率

[1]　2023 年黑龙江、西藏在 CNDNQ 无二级综合医院上报质量控制指标数据。

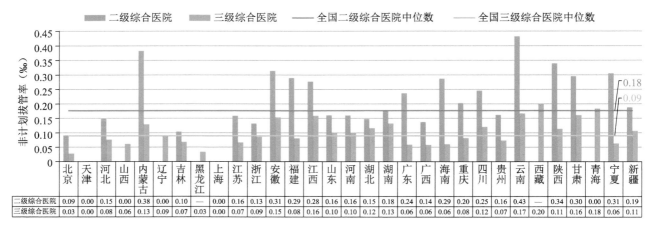

图 2-1-11-6　2023 年各省（自治区、直辖市）二级及以上综合医院住院患者导尿管非计划拔管率[①]

（4）住院患者 CVC 非计划拔管率

2023 年二级综合医院住院患者 CVC 非计划拔管发生 649 例次，非计划拔管率为 0.25‰，中位数为 0.00‰（0.00‰，0.57‰）；三级综合医院住院患者 CVC 非计划拔管发生 2456 例次，非计划拔管率为 0.08‰，中位数为 0.09‰（0.00‰，0.29‰）（图 2-1-11-7）。各省（自治区、直辖市）二级及以上综合医院五类置管患者非计划拔管率详见图 2-1-11-8 及附表 25。

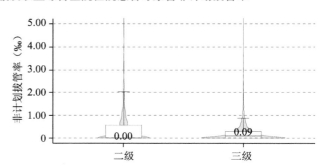

图 2-1-11-7　2023 年二级及以上综合医院住院患者 CVC 非计划拔管率

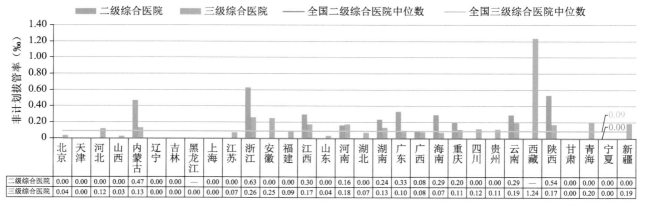

图 2-1-11-8　2023 年各省（自治区、直辖市）二级及以上综合医院住院患者 CVC 非计划拔管率[①]

（5）住院患者 PICC 非计划拔管率

2023 年二级综合医院住院患者 PICC 非计划拔管发生 243 例次，非计划拔管率为 0.16‰，中位数为 0.00‰（0.00‰，0.00‰）；三级综合医院住院患者 PICC 非计划拔管发生 2000 例次，非计划拔管率为 0.09‰，中位数为 0.00‰（0.00‰，0.11‰）（图 2-1-11-9）。各省（自治区、直辖市）二级及以上

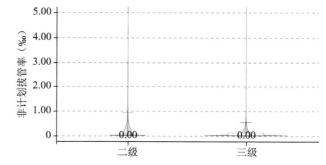

图 2-1-11-9　2023 年二级及以上综合医院住院患者 PICC 非计划拔管率

---

① 　2023 年黑龙江、西藏在 CNDNQ 无二级综合医院上报质量控制指标数据。

综合医院五类置管患者非计划拔管率详见图 2-1-11-10 及附表 26。

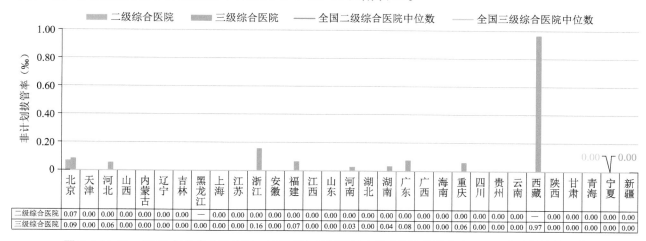

图 2-1-11-10 2023 年各省（自治区、直辖市）二级及以上综合医院住院患者 PICC 非计划拔管率 [1]

2. 置管患者发生非计划拔管相关信息分析

本《报告》中收集的五类置管患者发生非计划拔管相关信息包括发生非计划拔管患者的年龄、发生时间、发生原因、发生时患者的活动状态、神志状态、镇静情况、身体约束情况、导管重置情况、拔管的第次数、发生时当班责任护士工作年限和护患比，详见附录 1-4～附录 1-8。

2023 年全国二级及以上综合医院气管导管非计划拔管上报 3191 例次，其中二级综合医院占 16.92%（540 例次），三级综合医院占 83.08%（2651 例次）。胃肠导管非计划拔管 20 082 例次，其中二级综合医院占 18.85%（3785 例次），三级综合医院占 81.15%（16 297 例次）；导尿管非计划拔管 8506 例次，其中二级综合医院占 25.14%（2138 例次），三级综合医院占 74.86%（6368 例次）；CVC 非计划拔管 3105 例次，其中二级综合医院占 20.90%（649 例次），三级综合医院占 79.10%（2456 例次）；PICC 非计划拔管 2243 例次，其中二级综合医院占 10.83%（243 例次），三级综合医院占 89.17%（2000 例次），详见表 2-1-11-2。各省（自治区、直辖市）发生五类非计划拔管上报情况详见附表 27～附表 31。具体相关信息分析如下。

表 2-1-11-2 2023 年全国二级及以上综合医院五类置管患者非计划拔管上报例次

非计划拔管类型	二级综合医院		三级综合医院		合计（例次）
	例数（例次）	占比（%）	例数（例次）	占比（%）	
气管导管	540	16.92	2651	83.08	3191
胃肠导管	3785	18.85	16 297	81.15	20 082
导尿管	2138	25.14	6368	74.86	8506
CVC	649	20.90	2456	79.10	3105
PICC	243	10.83	2000	89.17	2243

（1）住院患者发生非计划拔管的年龄占比

五类置管患者发生非计划拔管的患者年龄占比详见图 2-1-11-11。

---

[1] 2023 年黑龙江、西藏在 CNDNQ 无二级综合医院上报质量控制指标数据。

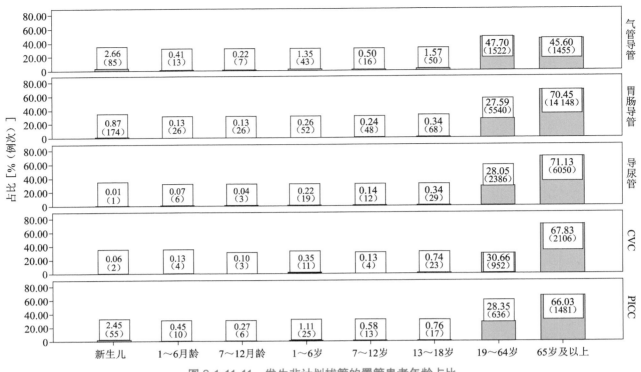

图 2-1-11-11　发生非计划拔管的置管患者年龄占比

（2）住院患者发生非计划拔管的第次数占比

95% 以上的五类置管患者非计划拔管发生时，为住院期间第 1 次发生非计划拔管。胃肠导管置管患者发生第 2 次非计划拔管占比在五类非计划拔管中占比最高，为 3.48%（698 例次）。PICC、CVC、导尿管和气管导管置管患者中发生第 2 次非计划拔管占比分别为 2.76%（62 例次）、2.16%（67 例次）、1.76%（150 例次）和 1.16%（37 例次）。五类置管患者发生非计划拔管的第次数占比详见图 2-1-11-12。

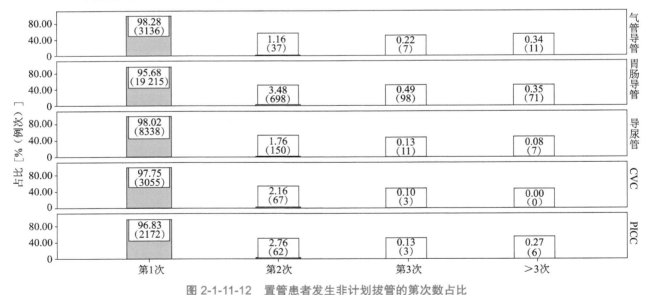

图 2-1-11-12　置管患者发生非计划拔管的第次数占比

（3）置管患者非计划拔管发生时间段占比

气管导管、导尿管、PICC 置管患者发生非计划拔管的时间段占比最高的为 6∶00—8∶00，胃肠导管、CVC 置管患者在 4∶00—6∶00 时间段发生非计划拔管的占比最高，各类置管患者发生非计划拔管的时间占比详见图 2-1-11-13。

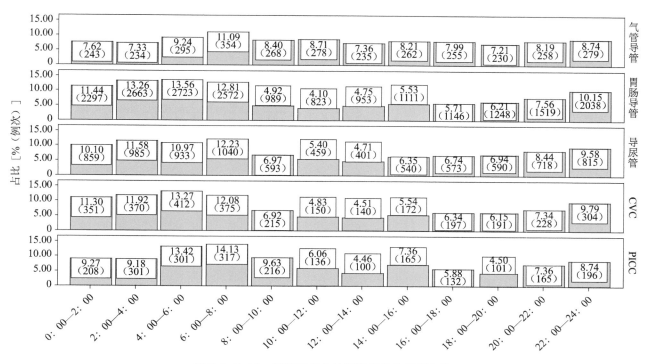

图 2-1-11-13　置管患者非计划拔管发生时间占比

（4）置管患者非计划拔管发生地点占比

各类置管患者非计划拔管发生时，96% 以上的发生地点是病区内，各类非计划拔管发生地点占比详见图 2-1-11-14。

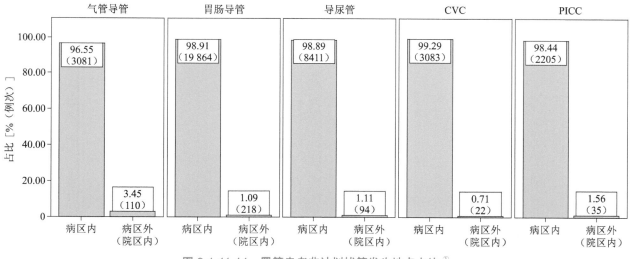

图 2-1-11-14　置管患者非计划拔管发生地点占比 [①]

（5）置管患者非计划拔管发生原因占比

五类非计划拔管发生的首位原因均是患者自拔，其次是管路滑脱，各类非计划拔管发生原因占比详见图 2-1-11-15。

---

① 在导尿管、PICC 非计划拔管相关信息中，分别有 1 例次、3 例次非计划拔管的发生地点信息缺失。此小节对拔管发生地点信息完整的数据进行分析，包括气管导管（3191 例次）、胃肠导管（20 082 例次）、导尿管（8505 例次）、CVC（3105 例次）、PICC（2240 例次）。

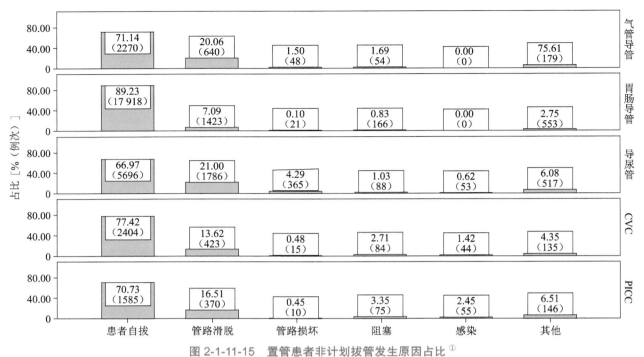

图 2-1-11-15　置管患者非计划拔管发生原因占比 [①]

（6）发生非计划拔管后导管重置情况占比

发生气管导管非计划拔管的患者中，57.10%（1822 例次）的患者在发生拔管后 24 小时内重置了气管导管，胃肠导管、导尿管、CVC 和 PICC 置管患者发生非计划拔管后，重置导管的患者分别占 58.42%（11 731 例次）、57.62%（4901 例次）、20.58%（639 例次）和 20.42%（458 例次）（图 2-1-11-16）。

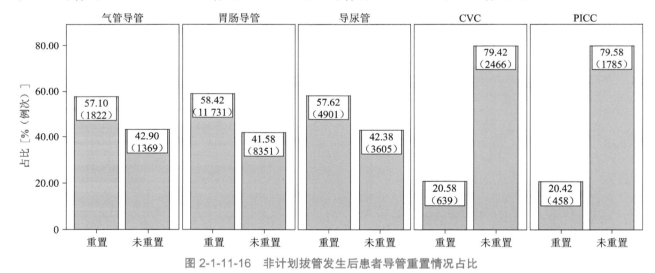

图 2-1-11-16　非计划拔管发生后患者导管重置情况占比

（7）患者身体约束情况

72.85%（2321 例次）的气管导管置管患者在发生非计划拔管时身体有约束，胃肠导管、导尿管、CVC 和 PICC 置管患者发生非计划拔管时身体有约束的患者占比分别为 30.84%（6190 例次）、20.31%（1727 例次）、26.60%（826 例次）和 20.24%（454 例次）（图 2-1-11-17）。

---

① 在胃肠导管、导尿管、PICC 非计划拔管相关信息中，分别有 1 例次、1 例次、2 例次非计划拔管的发生原因信息缺失。此小节对拔管发生原因信息完整的数据进行分析，包括气管导管（3191 例次）、胃肠导管（20 081 例次）、导尿管（8505 例次）、CVC（3105 例次）、PICC（2241 例次）。

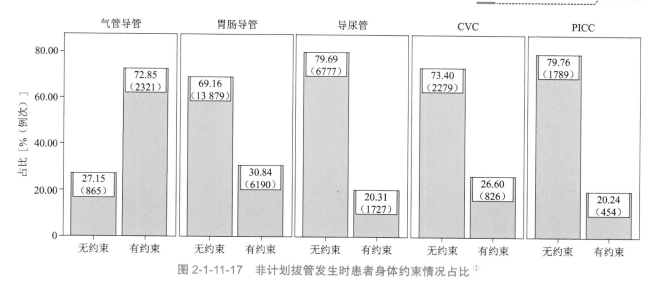

图 2-1-11-17　非计划拔管发生时患者身体约束情况占比 ①

（8）非计划拔管发生时患者的活动状态占比

五种类型非计划拔管发生时患者的活动状态占比最高的均为"卧床时"，各类非计划拔管发生时患者的活动状态占比详见图 2-1-11-18。

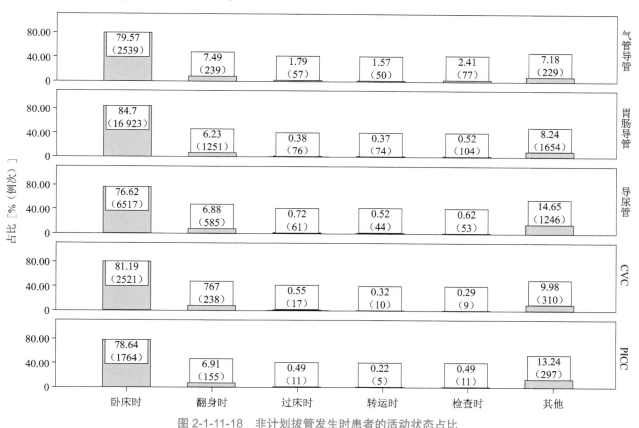

图 2-1-11-18　非计划拔管发生时患者的活动状态占比

（9）非计划拔管发生时患者神志状态占比

43.09%（1375 例次）的患者在发生气管导管非计划拔管时神志清醒，胃肠导管、导尿管、CVC

---

① 在气管导管、胃肠导管、导尿管非计划拔管相关信息中，分别有 5 例次、13 例次、2 例次非计划拔管的患者身体约束情况缺失。此小节对拔管患者身体约束情况完整的数据进行分析，包括气管导管（3186 例次）、胃肠导管（20 069 例次）、导尿管（8504 例次）、CVC（3105 例次）、PICC（2243 例次）。

和 PICC 非计划拔管发生时神志清醒的患者占比分别为 72.77%（14 613 例次）、76.44%（6502 例次）、69.50%（2158 例次）和 73.92%（1658 例次）（图 2-1-11-19）。

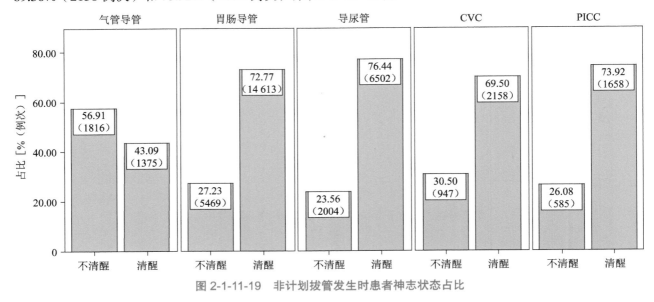

图 2-1-11-19　非计划拔管发生时患者神志状态占比

（10）非计划拔管发生时患者镇静状态占比

在发生气管导管非计划拔管的患者中，48.48%（1547 例次）的患者使用镇静药物，51.05%（1629 例次）的患者未使用；在胃肠导管、导尿管、CVC 和 PICC 非计划拔管发生时使用镇静药物的患者分别为 7.15%（1436 例次）、8.95%（761 例次）、11.24%（349 例次）和 5.97%（134 例次），未镇静的患者占比均在 88.00% 以上（图 2-1-11-20）。

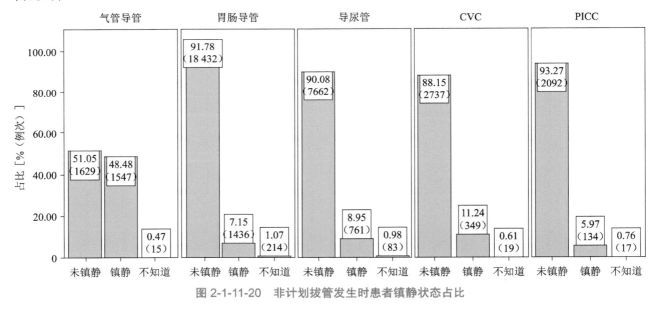

图 2-1-11-20　非计划拔管发生时患者镇静状态占比

（11）非计划拔管发生时患者镇静评分工具使用情况占比

在气管导管、胃肠导管、导尿管、CVC 和 PICC 置管患者非计划拔管发生时，使用 RASS（Richmond 躁动 - 镇静评分）进行患者镇静评估的分别占 44.04%（1405 例次）、6.36%（1276 例次）、5.27%（448 例次）、12.14%（377 例次）、6.16%（138 例次），使用 SAS（镇静 - 躁动评分）或其他量表进行患者镇静评估的占比情况见图 2-1-11-21。

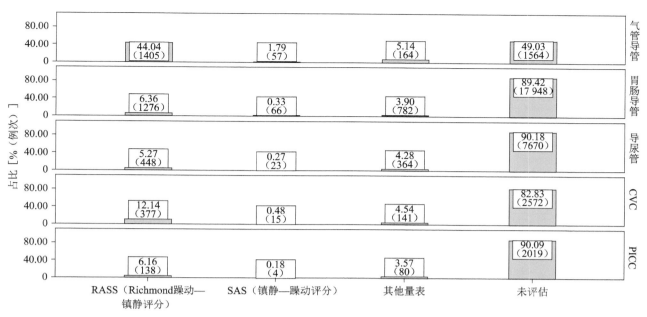

图 2-1-11-21　非计划拔管发生时患者镇静评分工具使用情况占比 ①

（12）患者镇静评分分值占比

在进行镇静评估的患者中，使用 RASS（Richmond 躁动 – 镇静评分）和 SAS（镇静 – 躁动评分）进行评估的患者镇静评分情况分别见图 2-1-11-22 和图 2-1-11-23。

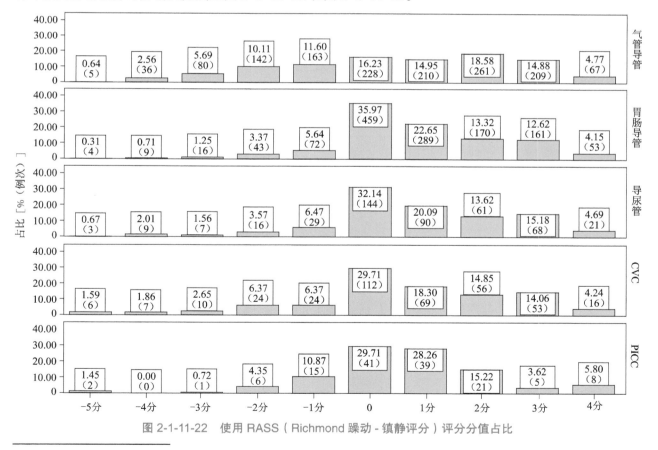

图 2-1-11-22　使用 RASS（Richmond 躁动 - 镇静评分）评分分值占比

① 在气管导管、胃肠导管、导尿管、PICC 非计划拔管相关信息中，分别有 1 例次、10 例次、1 例次、2 例次拔管患者的镇静评分工具使用情况缺失。此小节对患者的镇静评分工具使用情况完整的数据进行分析，包括气管导管（3190 例次）、胃肠导管（20 072 例次）、导尿管（8505 例次）、CVC（3105 例次）、PICC（2241 例次）。

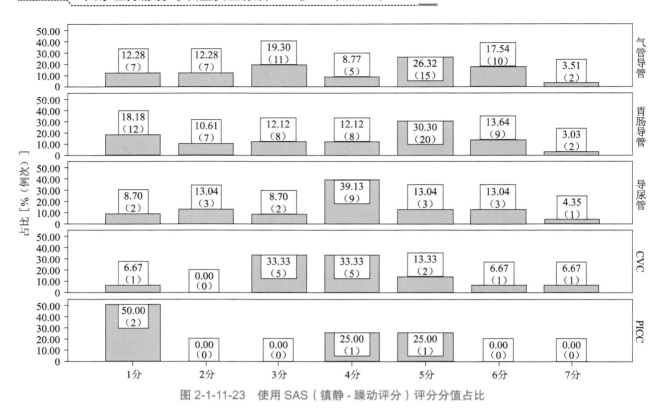

图 2-1-11-23　使用 SAS（镇静 - 躁动评分）评分分值占比

（13）非计划拔管发生时当班责任护士工作年限占比

在五类置管患者非计划拔管发生时，当班责任护士工作年限为 5 ≤ y < 10 年的占比最大，非计划拔管发生时当班责任护士工作年限占比详见图 2-1-11-24。

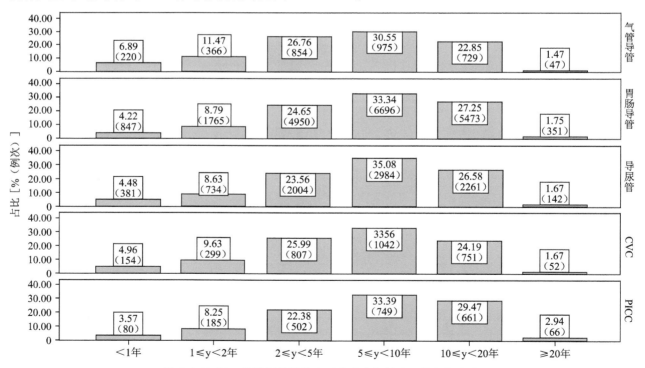

图 2-1-11-24　非计划拔管发生时当班责任护士工作年限占比

（14）非计划拔管发生时护患比

在不同时间段五类置管患者非计划拔管发生时，护患比中位数见图 2-1-11-25。

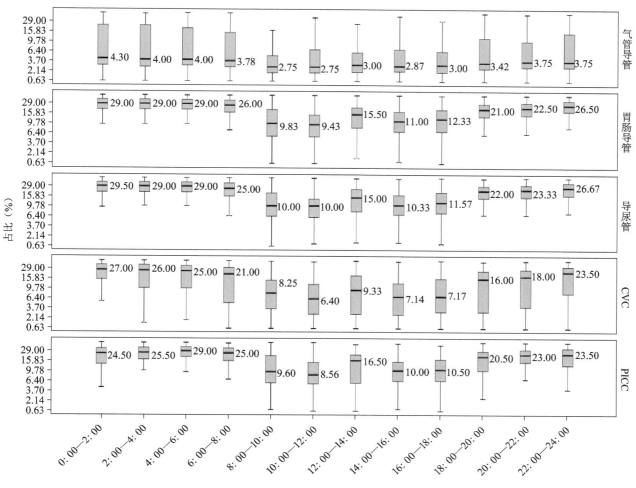

图 2-1-11-25　不同时间段非计划拔管发生时护患比

（15）发生气管导管非计划拔管患者的辅助呼吸方式占比

在发生气管导管非计划拔管的患者中，79.60%（2540 例次）患者的辅助呼吸方式为气管插管，20.40%（651 例次）为气管切开导管，详见图 2-1-11-26。

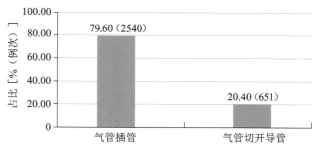

图 2-1-11-26　发生气管导管非计划拔管患者的辅助呼吸方式占比

十二、导尿管相关尿路感染发生情况

（一）指标解读

导尿管相关尿路感染（catheter associated urinary tract infection，CAUTI），指患者留置导尿管 48 小时后至拔除导尿管 48 小时内发生的泌尿系统感染，主要诊断依据为临床表现结合病原学检查。

CAUTI 发生率，指统计周期内，导尿管相关感染例次数与住院患者导尿管留置总日数的千分比。CAUTI 发生率可以反映医疗机构感染控制的情况，该比值与医务人员消毒隔离、无菌技术和手卫生执行等情况密切相关。

（二）季度监测结果

1. CAUTI 发生率

2023 年二级综合医院住院患者 CAUTI 发生 4535 例次，发生率为 0.50‰，发生率中位数为 0.08‰（0.00‰，0.56‰）。三级综合医院住院患者 CAUTI 发生 34 410 例次，发生率为 0.55‰，发生率中位数为 0.37‰（0.08‰，0.85‰）（图 2-1-12-1）。各省（自治区、直辖市）二级及以上综合医院 CAUTI 发生率详见图 2-1-12-2 及附表 32。

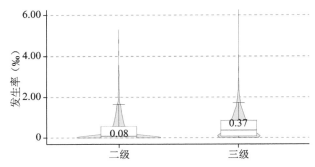

图 2-1-12-1　2023 年二级及以上综合医院住院患者 CAUTI 发生率

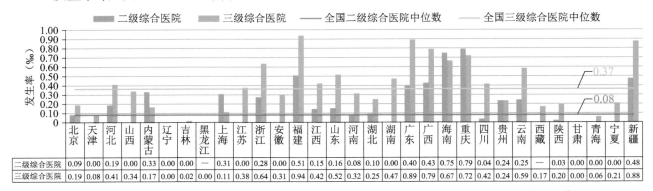

	北京	天津	河北	山西	内蒙古	辽宁	吉林	黑龙江	上海	江苏	浙江	安徽	福建	江西	山东	河南	湖北	湖南	广东	广西	海南	重庆	四川	贵州	云南	西藏	陕西	甘肃	青海	宁夏	新疆
二级综合医院	0.09	0.00	0.19	0.00	0.33	0.00	0.00	—	0.31	0.00	0.28	0.00	0.51	0.15	0.16	0.08	0.10	0.00	0.40	0.43	0.75	0.79	0.04	0.24	0.25	—	0.03	0.00	0.00	0.00	0.48
三级综合医院	0.19	0.08	0.41	0.34	0.17	0.00	0.02	0.00	0.11	0.38	0.64	0.31	0.94	0.42	0.52	0.32	0.25	0.47	0.89	0.79	0.67	0.72	0.42	0.24	0.59	0.17	0.20	0.00	0.06	0.21	0.88

图 2-1-12-2　2023 年各省（自治区、直辖市）二级及以上综合医院住院患者 CAUTI 发生率[①]

2. 发生 CAUTI 相关信息分析

本《报告》中收集的 CAUTI 相关信息包括发生 CAUTI 患者的年龄、性别，留置导尿管的原因、型号、类型和材质，导尿管抗反流集尿装置使用情况，以及 CAUTI 发生前膀胱冲洗情况和发生 CAUTI 时导尿管留置时长，CAUTI 相关信息收集表详见附录 1-9。

2023 年全国二级及以上级别综合医院中，共有 1869 家医院发生 CAUTI，共上报 CAUTI 相关信息 38 945 例次，其中二级综合医院 493 家，上报例次数占 11.64%（4535 例次）；三级综合医院 1376 家，上报例次数占 88.36%（34 410 例次）。各省（自治区、直辖市）CAUTI 相关信息上报情况见附表 33。具体相关信息分析如下。

（1）发生 CAUTI 患者的性别、年龄占比

在发生 CAUTI 的住院患者中，男性占 53.77%（20 942 例次），女性占 46.23%（18 003 例次）。在男性住院患者中，61.44%（12 866 例次）年龄在 65 岁及以上，37.68%（7890 例次）年龄在 19~64 岁；在女性住院患者中，61.90%（11 144 例次）年龄在 65 岁及以上，36.95%（6653 例次）年龄在 19~64 岁（图 2-1-12-3）。

	男性/%（例次）		女性/%（例次）	
65岁及以上	61.44%（12 866）			61.90%（11 144）
19~64岁	37.68%（7890）		36.95%（6653）	
13~18岁		0.59%（123）	0.73%（131）	
7~12岁		0.11%（23）	0.17%（31）	
1~6岁		0.13%（27）	0.15%（27）	
7~12月龄		0.04%（9）	0.02%（4）	
1~6月龄		0.01%（3）	0.04%（7）	
新生儿		0.00%（1）	0.03%（6）	

图 2-1-12-3　发生 CAUTI 患者的性别、年龄占比

---

① 2023 年黑龙江、西藏在 CNDNQ 无二级综合医院上报质量控制指标数据。

（2）留置尿管的原因占比

在发生 CAUTI 的住院患者中，33.01%（12 852 例次）的患者留置导尿管的原因是昏迷或精神异常无法自行排尿，尿潴留、近期有手术分别占 20.27%（7892 例次）和 15.75%（6133 例次），发生 CAUTI 的住院患者留置导尿管的原因占比详见图 2-1-12-4。

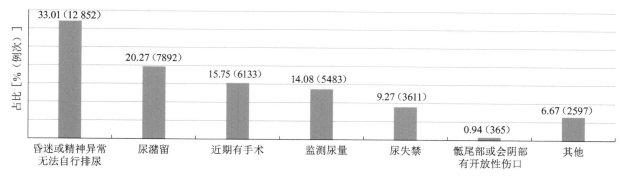

图 2-1-12-4　留置导尿管的原因占比 [1]

（3）留置导尿管的型号占比

在发生 CAUTI 的住院患者中，留置导尿管型号占比最大的是 16F，占 63.93%（24 898 例次）；其次是 18F 和 14F，分别占 16.76%（6529 例次）和 12.40%（4831 例次）。发生 CAUTI 的住院患者留置导尿管的型号占比详见图 2-1-12-5。

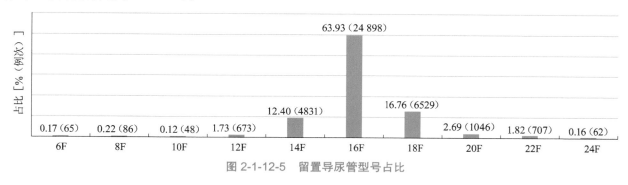

图 2-1-12-5　留置导尿管型号占比

（4）留置导尿管材质和类型占比

在发生 CAUTI 的住院患者中，58.79%（22 896 例次）的患者留置导尿管的材质为乳胶，其次为硅胶，占 40.56%（15 798 例次），其他材料占 0.64%（251 例次），详见图 2-1-12-6。双腔气囊导尿管占比最高，为 66.18%（25 775 例次）；其次为普通导尿管，占 23.42%（9120 例次）；三腔气囊导尿管占 10.40%（4050 例次）（图 2-1-12-7）。

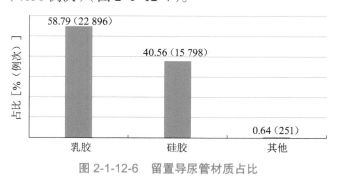

图 2-1-12-6　留置导尿管材质占比

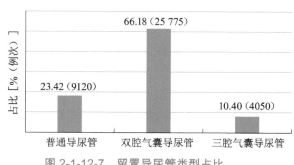

图 2-1-12-7　留置导尿管类型占比

---

[1]　在上报的 38 945 例次 CAUTI 相关信息中，有 12 例次 CAUTI 的留置导尿管原因缺失，此小节对 38 933 例次 CAUTI 留置导尿管原因完整的数据进行分析。

（5）导尿管抗反流集尿装置使用占比

在发生 CAUTI 的住院患者中，67.50%（26 278 例次）的置管患者使用了抗反流集尿装置，32.50%（12 655 例次）的患者未使用（图 2-1-12-8）。

（6）CAUTI 发生前膀胱冲洗占比

有 18.14%（7065 例次）的置管患者在发生 CAUTI 前有冲洗膀胱，81.86%（31 879 例次）的患者无膀胱冲洗（图 2-1-12-9）。

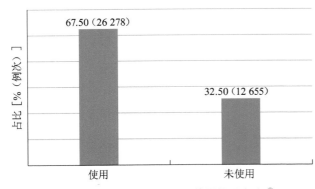 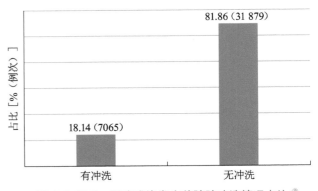

图 2-1-12-8　抗反流集尿装置使用占比[1]　　　　图 2-1-12-9　尿路感染发生前膀胱冲洗情况占比[2]

（7）发生 CAUTI 时导尿管留置时长

在发生 CAUTI 时，二级综合医院中，患者导尿管留置时长中位数为 12（6，23）天，三级综合医院为 13（7，24）天。

十三、中心血管导管相关血流感染发生情况

（一）指标解读

中心血管导管相关血流感染（central line-associated bloodstream infection，CLABSI），指患者留置中心血管导管 48 小时后至拔除中心血管导管 48 小时内发生的原发性感染，且与其他部位存在感染无关的血流感染。CNDNQ 对 CVC、PICC 和血液净化用中心静脉导管相关血流感染发生率，共 3 个指标进行监测。

1. CVC 相关血流感染发生率

该指标指统计周期内，CVC 相关感染例次数与住院患者 CVC 留置总日数的千分比。

2. PICC 相关血流感染发生率

该指标指统计周期内，PICC 相关感染例次数与住院患者 PICC 留置总日数的千分比。

3. 血液净化用中心静脉导管相关血流感染发生率

该指标指统计周期内，血液净化用中心静脉导管相关感染例次数与住院患者血液净化用中心静脉导管留置总日数的千分比。

（二）季度监测结果

1. CLABSI 相关血流感染发生率

2023 年二级、三级综合医院置管患者 CLABSI 相关血流感染例次数、发生率中位数及上、下四分位数 $[M（P_{25}，P_{75}）]$ 汇总统计见表 2-1-13-1。

---

① 在上报的 38 945 例次 CAUTI 相关信息中，有 12 例次 CAUTI 的导尿管抗反流集尿装置使用情况无法确定，此小节对 38 933 例次 CAUTI 导尿管抗反流集尿装置使用情况完整的数据进行分析。

② 在上报的 38 945 例次 CAUTI 相关信息中，有 1 例次 CAUTI 发生前膀胱冲洗情况无法确定，此小节对 38 944 例次患者发生 CAUTI 前膀胱冲洗情况完整的数据进行分析。

表 2-1-13-1 2023 年置管患者 CLABSI 相关血流感染发生情况

CLABSI	二级综合医院			三级综合医院		
	例数（例次）	发生率（‰）	M（P_{25}，P_{75}）（‰）	例数（例次）	发生率（‰）	M（P_{25}，P_{75}）（‰）
CVC 相关血流感染	519	0.20	0.00（0.00，0.12）	6100	0.21	0.12（0.00，0.31）
PICC 相关血流感染	64	0.04	0.00（0.00，0.00）	1345	0.06	0.00（0.00，0.01）
血液净化用中心静脉导管相关血流感染	169	0.14	0.00（0.00，0.00）	1335	0.20	0.00（0.00，0.41）

（1）CVC 相关血流感染发生率

2023 年二级综合医院住院患者 CVC 相关血流感染发生 519 例次，发生率为 0.20‰，发生率中位数为 0.00‰（0.00‰，0.12‰）；三级综合医院住院患者 CVC 相关血流感染发生 6100 例次，发生率为 0.21‰，发生率中位数为 0.12‰（0.00‰，0.31‰）（图 2-1-13-1）。各省（自治区、直辖市）二级及以上综合医院 CVC 相关血流感染发生率详见图 2-1-13-2 及附表 34。

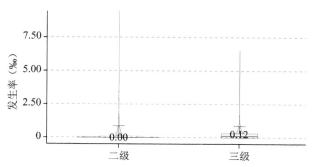

图 2-1-13-1 2023 年二级及以上综合医院住院患者 CVC 相关血流感染发生率

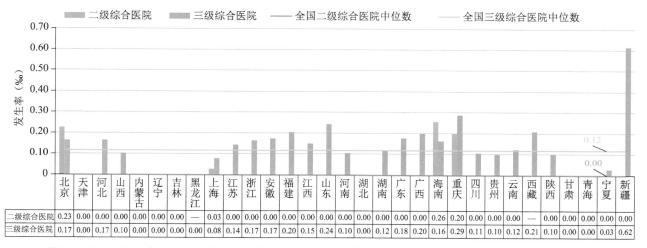

图 2-1-13-2 2023 年各省（自治区、直辖市）二级及以上综合医院住院患者 CVC 相关血流感染发生率[1]

（2）PICC 相关血流感染发生率

2023 年二级综合医院住院患者 PICC 相关血流感染发生 64 例次，发生率为 0.04‰，发生率中位数为 0.00‰（0.00‰，0.00‰）；三级综合医院住院患者 PICC 相关血流感染发生 1345 例次，发生率为 0.06‰，发生率中位数为 0.00‰（0.00‰，0.01‰）（图 2-1-13-3）。各省（自治区、直辖市）二级及以上综合医院 PICC 相关血流感染发生率详见图 2-1-13-4 及附表 35。

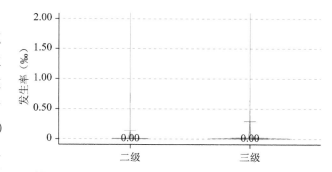

图 2-1-13-3 2023 年二级及以上综合医院住院患者 PICC 相关血流感染发生率

---

[1] 2023 年黑龙江、西藏在 CNDNQ 无二级综合医院上报质量控制指标数据。

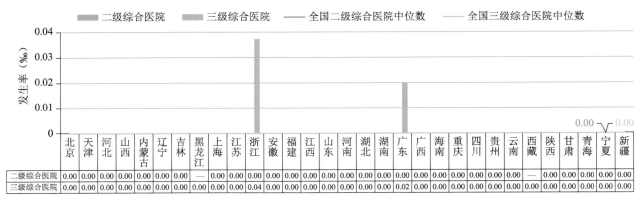

图 2-1-13-4　2023 年各省（自治区、直辖市）二级及以上综合医院住院患者 PICC 相关血流感染发生率[①]

（3）血液净化用中心静脉导管相关血流感染发生率

2023 年二级综合医院住院患者血液净化用中心静脉导管相关血流感染发生 169 例次，发生率为 0.14‰，发生率中位数为 0.00‰（0.00‰，0.00‰）；三级综合医院住院患者血液净化用中心静脉导管相关血流感染发生 1335 例次，发生率为 0.20‰，发生率中位数为 0.00‰（0.00‰，0.41‰）（图 2-1-13-5）。各省（自治区、直辖市）二级及以上综合医院血液净化用中心静脉导管相关血流感染发生率详见图 2-1-13-6 及附表 36。

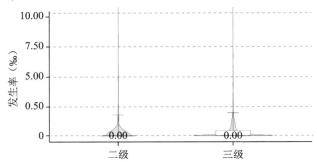

图 2-1-13-5　2023 年二级及以上综合医院住院患者血液净化用中心静脉导管相关血流感染发生率

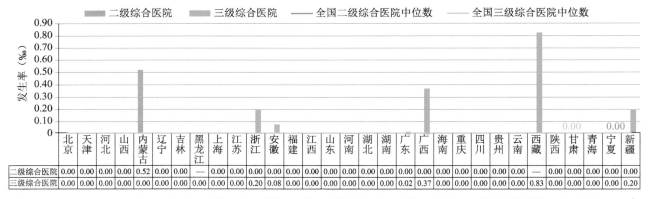

图 2-1-13-6　2023 年各省（自治区、直辖市）二级及以上综合医院住院患者血液净化用中心静脉导管相关血流感染发生率[①]

2. 发生 CLABSI 相关信息分析

本《报告》中收集的 CLABSI 相关信息包括发生 CLABSI 患者的年龄、留置管位置、导管类型、发生 CLABSI 时中心血管导管留置时长，以及留置 CVC/PICC 的原因、抗菌导管使用情况和 PICC 置管方式，相关信息收集表单详见附录 1-10～附录 1-12。

2023 年全国有 1281 家二级及以上综合医院上报 CVC 相关血流感染 6619 例次，其中二级综合医院 224 家，上报 519 例次，占 7.84%；三级综合医院 1057 家，上报 6100 例次，占 92.16%。469 家二级及以上综合医院上报 PICC 相关血流感染 1409 例次，其中二级综合医院 53 家，上报 64 例次，占 4.54%；三级综合医院 416 家，上报 1345 例次，占 95.46%。578 家二级及以上综合医院上报血液净化用中心静

---

① 2023 年黑龙江、西藏在 CNDNQ 无二级综合医院上报护理质量控制指标数据。

脉导管相关血流感染 1504 例次，其中二级综合医院 78 家，上报 169 例次，占 11.24%；三级综合医院 500 家，上报 1335 例次，占 88.76%（表 2-1-13-2）。各省（自治区、直辖市）CVC、PICC 相关血流感染相关信息上报情况详见附表 37～附表 39。具体相关信息分析如下。

表 2-1-13-2　2023 年全国二级及以上综合医院 CLABSI 上报例次

CLABSI	二级综合医院		三级综合医院		合计	
	机构数 / 家（占比 /%）	例次数（占比 /%）	机构数 / 家（占比 /%）	例次数（占比 /%）	机构数 / 家（占比 /%）	例次数（占比 /%）
CVC 相关血流感染	224（17.49）	519（7.84）	1057（82.51）	6100（92.16）	1281（100）	6619（100）
PICC 相关血流感染	53（11.30）	64（4.54）	416（88.70）	1345（95.46）	469（100）	1409（100）
血液净化用中心静脉导管相关血流感染	78（13.49）	169（11.24）	500（86.51）	1335（88.76）	578（100）	1504（100）

（1）发生 CLABSI 患者的年龄占比

在发生 CVC 相关血流感染的患者中，65 岁及以上患者占比最高为 55.14%（3650 例次），年龄在 19～64 岁的占 42.57%（2818 例次）；在发生 PICC 相关血流感染的患者中，年龄在 19～64 岁的占 42.44%（598 例次），年龄在 65 岁及以上的占 41.38%（583 例次），新生儿患者占比为 11.14%（157 例次）；在发生血液净化用中心静脉导管相关血流感染的患者中，19～64 岁患者占比最高，为 53.32%（802 例次），年龄在 65 岁及以上的占 45.35%（682 例次）（图 2-1-13-7）。

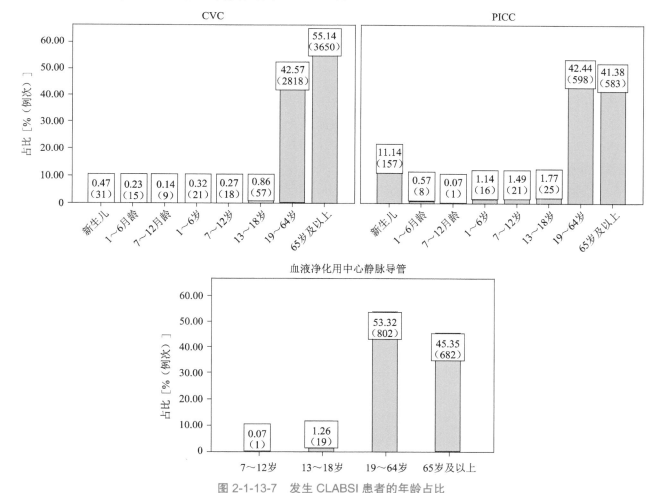

图 2-1-13-7　发生 CLABSI 患者的年龄占比

（2）发生 CLABSI 患者的留置导管原因占比

在发生 CVC 相关血流感染的患者中，53.89%（3567 例次）留置导管的原因是抢救和监测需要；其次是长期输液，占 21.83%（1445 例次）；输入高渗液体和输入化疗药物分别占 13.30%（880 例次）和 2.81%（186 例次）。在发生 PICC 相关血流感染的患者中，留置导管原因占比最高的是长期输液，占 39.82%（561 例次）；其次是输入化疗药物，占 28.18%（397 例次）；输入高渗液体、抢救和监测需要分别占 16.89%（238 例次）和 13.56%（191 例次）。CVC、PICC 相关血流感染患者的留置导管原因占比详见图 2-1-13-8。

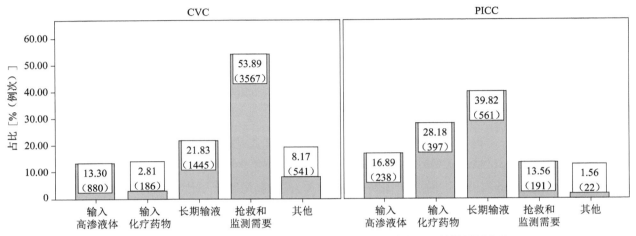

图 2-1-13-8　发生 CVC、PICC 相关血流感染患者的留置导管的原因占比

（3）发生 CLABSI 患者的置管位置占比

在发生 CVC 相关血流感染的患者中，颈内静脉置管的占比为 48.38%（3202 例次），锁骨下静脉占 33.92%（2245 例次），股静脉占 15.65%（1036 例次）。在发生 PICC 相关血流感染的患者中，贵要静脉置管占比最高，为 73.74%（1039 例次）；其次是肘正中静脉，占 9.65%（136 例次）；肱静脉占 5.89%（83 例次）。在发生血液净化用中心静脉导管相关血流感染的患者中，右侧颈内静脉置管占比最高，为 48.34%（727 例次）；其次是右侧股静脉，占 31.65%（476 例次），左侧股静脉占 8.31%（125 例次），左侧颈内静脉占 6.18%（93 例次）（图 2-1-13-9）。

（4）发生 CLABSI 患者的导管类型占比

在发生 CVC 相关血流感染的患者中，74.60%（4938 例次）留置导管类型为双腔导管；其次为单腔导管，占 13.52%（895 例次）；三腔导管占 11.87%（786 例次）。在发生 PICC 相关血流感染的患者中，留置导管类型占比最高的为单腔导管，占 79.56%（1121 例次）；其次为双腔导管，占 20.01%（282 例次）；三腔导管占 0.43%（6 例次）。在发生血液净化用中心静脉导管相关血流感染的患者中，57.11%（859 例次）留置导管类型为无隧道和涤纶套的透析导管/非隧道式导管，带隧道和涤纶套的透析导管/隧道式导管占 42.89%（645 例次）（图 2-1-13-10）。

（5）发生 CVC、PICC 相关血流感染患者的抗菌导管使用情况占比

在发生 CVC 相关血流感染的患者中，39.46%（2612 例次）使用了抗菌导管，60.54%（4007 例次）使用了非抗菌导管；发生 PICC 相关血流感染的患者中，38.68%（545 例次）使用了抗菌导管，61.32%（864 例次）使用了非抗菌导管（图 2-1-13-11）。

（6）发生 PICC 相关血流感染患者的 PICC 置管方式占比

在发生 PICC 相关血流感染的患者中，88.08%（1241 例次）的置管方式为超声引导，11.92%（168 例次）为盲穿（图 2-1-13-12）。

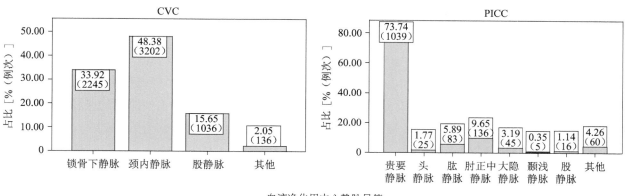

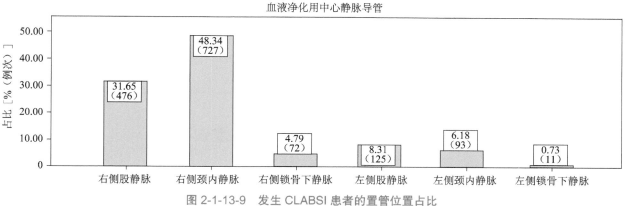

图 2-1-13-9　发生 CLABSI 患者的置管位置占比

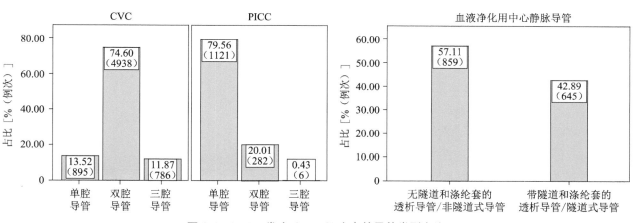

图 2-1-13-10　发生 CLABSI 患者的导管类型占比

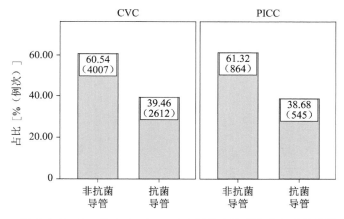

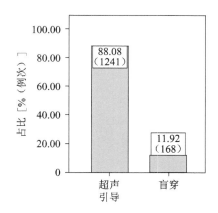

图 2-1-13-11　发生 CVC、PICC 相关血流感染患者的抗菌导管使用情况占比

图 2-1-13-12　发生 PICC 相关血流感染患者的 PICC 置管方式占比

（7）发生 CLABSI 时置管留置时长

发生 CVC 相关血流感染的患者的 CVC 导管留置时长中位数为 13（8，21）天，二级、三级综合医院 CVC 导管留置时长中位数分别为 14（8，26）天、12（8，20）天；发生 PICC 相关血流感染的患者的 PICC 导管留置时长中位数为 27（14，67）天，二级、三级综合医院 PICC 导管留置时长中位数分别为 50（23，116）天、27（14，64）天；发生血液净化用中心静脉导管相关血流感染的患者的导管留置时长中位数为 16（7，83）天，二级、三级综合医院导管留置时长中位数分别为 125（23，469）天、14（7，46）天（表 2-1-13-2）。

表 2-1-13-2　2023 年全国二级及以上综合医院发生 CLABSI 时置管留置时长 $[M（P_{25}，P_{75}）$ 天 $]$

CLABSI	二级综合医院	三级综合医院	合计
CVC 相关血流感染	14（8，26）	12（8，20）	13（8，21）
PICC 相关血流感染	50（23，116）	27（14，64）	27（14，67）
血液净化用中心静脉导管相关血流感染	125（23，469）	14（7，46）	16（7，83）

十四、呼吸机相关性肺炎发生情况

（一）指标解读

呼吸机相关性肺炎（ventilator associated pneumonia，VAP），指机械通气 48 小时后至停用机械通气、拔除人工气道（气管插管或气管切开）导管后 48 小时内，发生的新的感染性肺实质炎性反应。

VAP 发生率，指统计周期内，呼吸机相关性肺炎例次数与住院患者有创机械通气总日数的千分比。

（二）季度监测结果

1. VAP 发生率

2023 年二级综合医院住院患者 VAP 发生 2458 例次，发生率为 2.32‰，发生率中位数为 0.43‰（0.00‰，2.57‰）；三级综合医院住院患者 VAP 发生 22 619 例次，发生率为 2.36‰，发生率中位数为 1.55‰（0.35‰，3.35‰）（图 2-1-14-1）。各省（自治区、直辖市）二级及以上综合医院 VAP 发生率详见图 2-1-14-2 和附表 40。

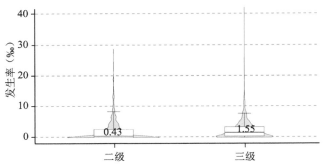

图 2-1-14-1　2023 年二级及以上综合医院住院患者 VAP 发生率

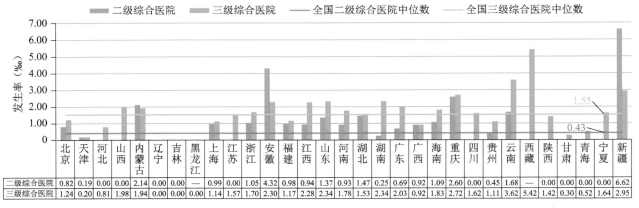

	北京	天津	河北	山西	内蒙古	辽宁	吉林	黑龙江	上海	江苏	浙江	安徽	福建	江西	山东	河南	湖北	湖南	广东	广西	海南	重庆	四川	贵州	云南	西藏	陕西	甘肃	青海	宁夏	新疆
二级综合医院	0.82	0.19	0.00	0.00	2.14	0.00	0.00	—	0.99	0.00	1.05	4.32	0.98	0.94	1.37	0.93	1.47	0.25	0.69	0.92	1.09	2.60	0.00	0.45	1.68	—	0.00	0.00	0.00	0.00	6.62
三级综合医院	1.24	0.20	0.81	1.98	1.94	0.00	0.00	0.00	1.14	1.57	1.70	2.30	1.17	2.28	2.34	1.78	1.53	2.34	2.03	0.92	1.83	2.72	1.62	1.11	3.62	5.42	1.42	0.30	0.52	1.64	2.95

图 2-1-14-2　2023 年各省（自治区、直辖市）二级及以上综合医院住院患者 VAP 发生率[①]

[①]　2023 年黑龙江、西藏在 CNDNQ 无二级综合医院上报质量控制指标数据。

2. 发生 VAP 相关信息分析

本《报告》中收集的 VAP 相关信息包括发生 VAP 患者的年龄、性别、人工气道类型和导管类型、患者的湿化方式、吸痰方式、口腔护理方式及频率、发生 VAP 患者经人工气道通气时经鼻胃管肠内营养情况，以及发生 VAP 时机械通气时长，VAP 相关信息收集表单详见附录 1-13。

2023 年全国有 1732 家二级及以上综合医院上报 VAP 相关信息 25 077 例次，其中二级综合医院 409 家，上报例次数占 9.80%（2458 例次）；三级综合医院 1323 家，上报例次数占 90.20%（22 619 例次）。各省（自治区、直辖市）VAP 相关信息上报情况见附表 41。具体相关信息分析如下。

（1）VAP 患者的性别、年龄占比

在发生的 VAP 中，男性患者占 70.40%（17 653 例次），女性患者占 29.60%（7424 例次）。在男性患者中，年龄在 65 岁及以上的占比最高，为 54.23%（9573 例次）；19～64 岁患者占 42.72%（7541 例次）。在女性患者中，年龄在 65 岁及以上的占比最高，为 56.38%（4186 例次），19～64 岁患者占 39.05%（2899 例次）。发生 VAP 的患者性别、年龄占比详见图 2-1-14-3。

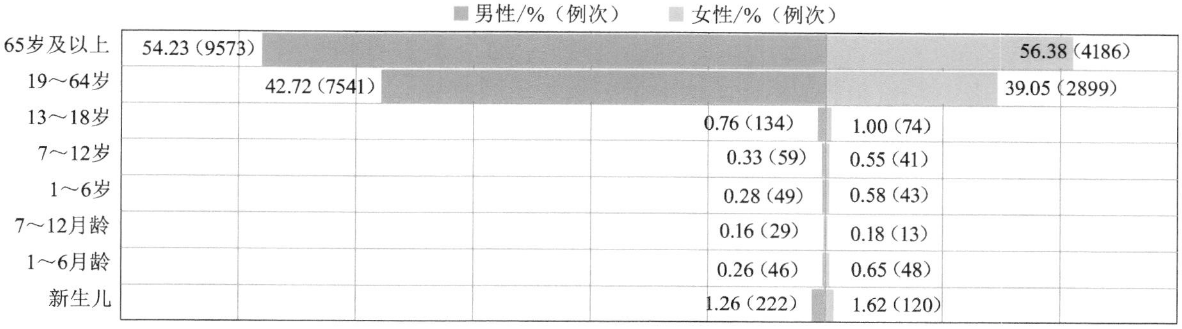

图 2-1-14-3　VAP 患者的性别、年龄占比

（2）VAP 患者的人工气道类型占比

在发生 VAP 的患者中，75.49%（18 930 例次）的人工气道类型为气管插管，24.51%（6147 例次）为气管切开（图 2-1-14-4）。

（3）VAP 患者的导管类型占比

在发生 VAP 的患者中，68.96%（17 294 例次）的气管导管类型为普通型，31.04%（7783 例次）为声门下吸引型导管（图 2-1-14-5）。

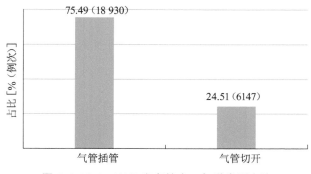

图 2-1-14-4　VAP 患者的人工气道类型占比

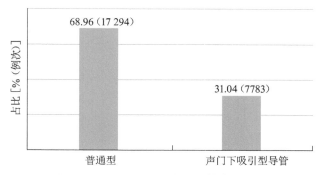

图 2-1-14-5　VAP 患者的导管类型占比

（4）VAP 患者的湿化方式占比

在发生 VAP 的患者中，96.52%（24 205 例次）的患者采用呼吸机加温加湿方式，1.81%（454 例次）采用人工鼻湿化方式，0.95%（239 例次）采用生理盐水滴注方式，0.71%（179 例次）采用其他方式（图 2-1-14-6）。

（5）VAP 患者的吸痰方式占比

在发生 VAP 的患者中，60.47%（15 164 例次）的患者采用了开放式吸痰方式，39.53%（9913 例次）采用了密闭式吸痰方式（图 2-1-14-7）。

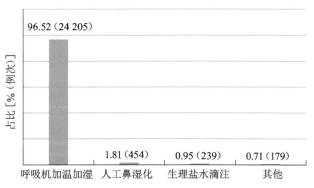

图 2-1-14-6　VAP 患者的湿化方式占比

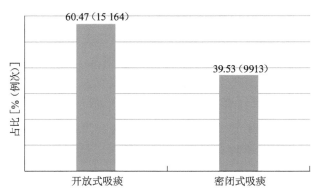

图 2-1-14-7　VAP 患者的吸痰方式占比

（6）VAP 患者口腔护理情况占比

发生 VAP 的患者中，53.61%（13 444 例次）的患者采用擦拭 + 冲洗的方式进行口腔护理，38.76%（9720 例次）的患者采用擦拭的方式进行口腔护理，7.62%（1912 例次）的患者采用刷牙的方式，0.00%（1 例次）的患者采用冲洗的方式（图 2-1-14-8）。52.51%（13 169 例次）的患者选择含洗必泰口腔护理液作为口腔护理液，28.60%（7171 例次）的患者选择生理盐水，2.38%（597 例次）的患者使用牙膏（图 2-1-14-9）。发生 VAP 的患者口腔护理频率的中位数为 3（3，4）次 / 天。

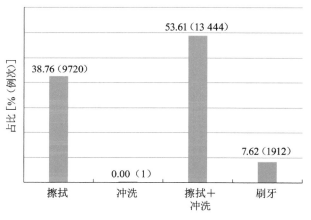

图 2-1-14-8　采用的口腔护理方式占比

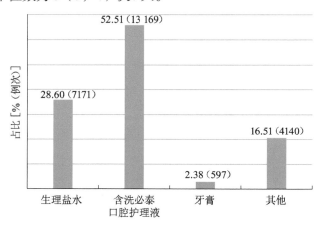

图 2-1-14-9　选择的口腔护理液占比

（7）经人工气道通气时经鼻胃管肠内营养情况占比

在发生 VAP 的患者中，89.78%（22 514 例次）的患者在经人工气道通气的同时有经鼻胃管肠内营养，10.22%（2563 例次）的患者未经鼻胃管肠内营养（图 2-1-14-10）。

（8）发生 VAP 时机械通气时长

发生 VAP 时，住院患者经人工气道机械通气时长的中位数为 9（5，15）天。其中，二级综合医院的中位数为 9（5，16）天，三级综合医院的中位数为 9（5，15）天。

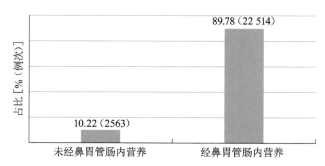

图 2-1-14-10　经人工气道通气时经鼻胃管肠内营养情况占比

十五、护士锐器伤发生情况

（一）指标解读

锐器伤，指在工作过程中，被针头、玻璃、器械、刀片或其他锐器造成的皮肤或黏膜意外破损。锐器伤是医务人员职业暴露最主要方式，其中护理人员是锐器伤发生的高危人群。护士锐器伤发生率反映了医院护理人员锐器伤发生现状与防护水平，监测医疗机构锐器伤发生情况，分析临床护理人员发生锐器伤的原因及危险因素，为防范锐器伤发生提出防护策略，保障护士职业安全。

护士锐器伤发生率，指统计周期内，护理人员发生锐器伤的例次数与本医疗机构执业护士人数的百分比。其中，执业护士人数，为统计周期初执业护士人数与统计周期末执业护士人数之和除以2。

（二）季度监测结果

1. 护士锐器伤发生率

2023 年二级综合医院中护士锐器伤发生 4798 例次，发生率为 1.77%，发生率中位数为 1.14%（0.23%，2.59%）。三级综合医院中护士锐器伤发生 24 079 例次，发生率为 1.70%，发生率中位数为 1.28%（0.51%，2.54%）（图 2-1-15-1）。各省（自治区、直辖市）二级及以上综合医院护士锐器伤发生率，详见图 2-1-15-2 和附表 42。

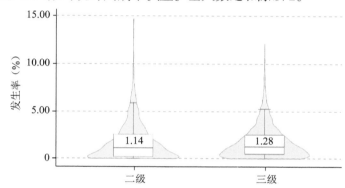

图 2-1-15-1　2023 年二级及以上综合医院护士锐器伤发生率

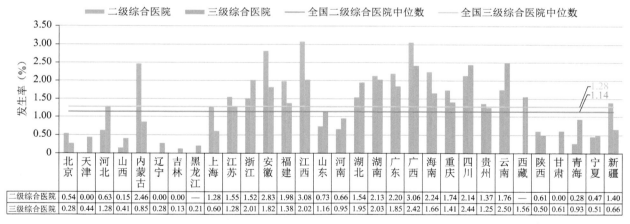

	北京	天津	河北	山西	内蒙古	辽宁	吉林	黑龙江	上海	江苏	浙江	安徽	福建	江西	山东	河南	湖北	湖南	广东	广西	海南	重庆	四川	贵州	云南	西藏	陕西	甘肃	青海	宁夏	新疆
二级综合医院	0.54	0.00	0.63	0.15	2.46	0.00	0.00	—	1.28	1.55	1.52	2.83	1.98	3.08	0.73	0.66	1.54	2.13	2.20	3.06	2.24	1.74	2.14	1.37	1.76	—	0.61	0.00	0.28	0.47	1.40
三级综合医院	0.28	0.44	1.28	0.41	0.85	0.28	0.13	0.21	0.60	1.28	2.01	1.82	1.38	2.02	1.16	0.95	1.95	2.03	1.85	2.42	1.66	1.41	2.44	1.25	2.50	1.56	0.50	0.61	0.93	0.51	0.66

图 2-1-15-2　2023 年各省（自治区、直辖市）二级及以上综合医院护士锐器伤发生率[①]

2. 发生锐器伤相关信息分析

本《报告》中收集的锐器伤相关信息包括护理人员类别、工作年限，锐器伤的发生时间、发生方式，发生锐器伤时涉及的具体器具、具体操作或环节，锐器伤所涉及锐器的污染情况，锐器伤发生后的追踪和检测情况，以及是否导致锐器伤者确诊感染、具体感染疾病类型，护理人员锐器伤相关信息收集表单详见附录1-14。

2023 年全国有 2208 家二级及以上综合医院上报护理人员锐器伤相关信息 28 877 例次，其中二级综合医院 700 家，上报例数占 16.18%（4798 例次）；三级综合医院 1508 家，上报例数占 83.82%（24 079 例次）。各省（自治区、直辖市）发生护士锐器伤相关信息上报情况见附表43。具体相关信息分析如下。

---

① 2023 年黑龙江、西藏在 CNDNQ 无二级综合医院上报质量控制指标数据。

（1）发生锐器伤的护理人员类别占比

在发生锐器伤的护理人员中，本院执业护士（不含新入职护士）占58.36%（16 854例次），新入职护士占9.53%（2751例次），实习护士占31.00%（8952例次），进修护士占1.11%（320例次）（图2-1-15-3）。

（2）发生锐器伤的护理人员工作年限占比

40.69%（11 749例次）发生锐器伤的护理人员的工作年限为<1年，工作年限为1年≤y<2年的占9.25%（2671例次），2年≤y<5年的占14.79%（4270例次），5年≤y<10年的占16.22%（4684例次），工作年限为10年≤y<20年和20年及以上的分别占15.77%（4553例次）和3.28%（948例次）（图2-1-15-4）。

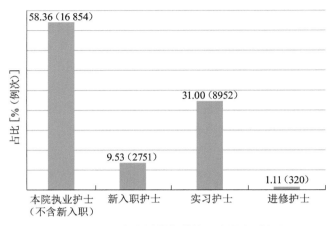

图2-1-15-3 发生锐器伤的护理人员类别占比

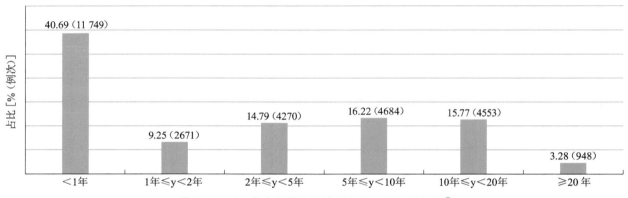

图2-1-15-4 发生锐器伤的护理人员工作年限占比 [1]

（3）锐器伤发生时间段占比

25.48%（7358例次）的锐器伤发生时间在10∶00—12∶00；其次是8∶00—10∶00，占14.90%（4302例次），各时间段锐器伤发生例次（图2-1-15-5）。

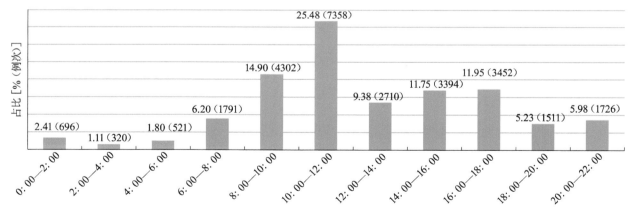

图2-1-15-5 锐器伤发生时间段占比

---

[1] 在上报的28 877例次锐器伤相关信息中，有2例次护理人员的工作年限无法确定，此小节对28 875例次护理人员的工作年限完整的数据进行分析。

（4）锐器伤发生方式占比

85.61%（24 722 例次）的锐器伤发生原因为护理人员自伤，由他人误伤导致的锐器伤占 6.17%（1782 例次），其他方式导致的锐器伤占 8.22%（2373 例次）（图 2-1-15-6）。

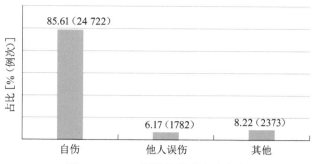

图 2-1-15-6　锐器伤发生方式占比

（5）锐器伤所涉及的器具占比

在锐器伤发生时所涉及的器具占比最高的为头皮钢针，占 40.25%（11 624 例次）；其次为非安全型一次性注射器针头，占 10.89%（3145 例次）。非安全型静脉采血针和非安全型静脉留置针分别占 9.06%（2616 例次）和 7.45%（2152 例次），其他涉及器具占比情况见图 2-1-15-7。

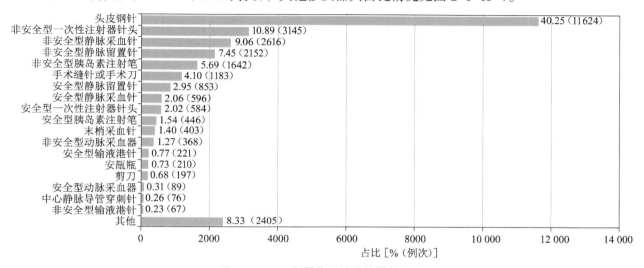

图 2-1-15-7　锐器伤所涉及的器具占比

（6）锐器伤发生时护理人员的操作或环节占比

锐器伤发生时护理人员的操作或环节占比最高的为拔针，占 23.08%（6666 例次）；将针头放入锐器盒、采集血标本和分离针头时分别占 11.56%（3338 例次）、10.50%（3032 例次）和 9.03%（2609 例次）；清理废物、静脉穿刺和回套针帽时分别占 8.00%（2309 例次）、6.93%（2001 例次）和 6.41%（1852 例次），护理人员在锐器伤发生时的操作或环节情况见图 2-1-15-8。

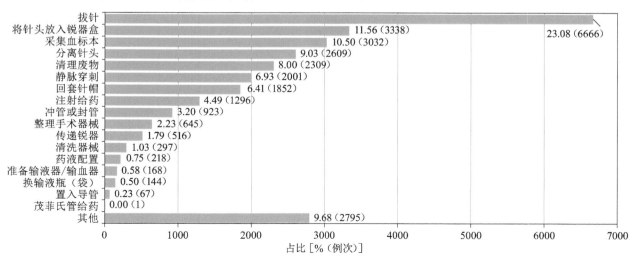

图 2-1-15-8　锐器伤发生时护理人员的操作或环节占比

（7）锐器伤所涉及锐器的被污染情况占比

在发生的锐器伤中，所涉及锐器已被污染的占85.99%（24 832 例次）。其中锐器污染源类型主要为血液污染的占93.38%（23 157 例次）；被体液污染，占3.28%（813 例次），其他污染源占3.34%（828 例次）。锐器伤所涉及锐器的被污染情况见图2-1-15-9、图2-1-15-10。

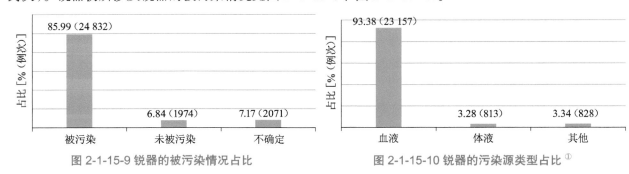

图 2-1-15-9 锐器的被污染情况占比　　　　图 2-1-15-10 锐器的污染源类型占比 ①

（8）污染源含有血源性传播疾病情况占比

在所涉及锐器已被污染的锐器伤中，44.72%（11 105 例次）的污染源含有血源性传播疾病，40.78%（10 127 例次）不含有血源性传播疾病，14.50%（3600 例次）不确定污染源是否含有血源性传播疾病。

在含有血源性传播疾病的锐器污染源中，血源性传播疾病污染源主要为乙肝，占57.72%（6410 例次），其次为梅毒，占25.83%（2868 例次），丙肝和HIV分别占6.57%（730 例次）和4.21%（467 例次），具有两种及以上血源性传播疾病污染源的占3.93%（436 例次），其他类型血源性传播疾病污染源占1.75%（194 例次）。血源性传播疾病污染源含有情况见图2-1-15-11、图2-1-15-12。

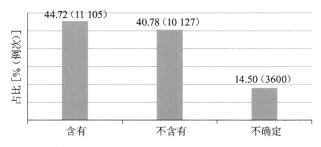

图 2-1-15-11　锐器伤污染源含有血源性传播疾病情况占比

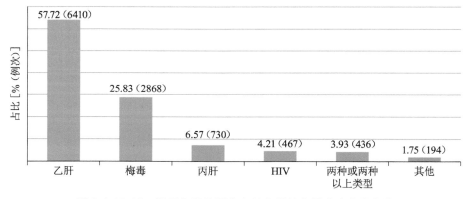

图 2-1-15-12　锐器伤污染源含有的血源性传播疾病病毒占比

（9）锐器伤发生后追踪和检测情况占比

在发生的锐器伤中，92.76%（26 785 例次）在发生锐器伤后进行了定期追踪和检测，7.24%（2092 例次）未进行。其中，未进行定期追踪和检测的主要原因是自行判断后果不严重，占54.02%（1130 例次）；无相关制度和流程占3.73%（78 例次），其他原因占42.26%（884 例次）。锐器伤发生后追踪和检测情况见图2-1-15-13、图2-1-15-14。

_____

① 在所涉及锐器已被污染的24 832 例次锐器伤相关信息中，有34 例次的锐器污染源类型无法确定，此小节对24 798 例次锐器伤污染源类型完整的数据进行分析。

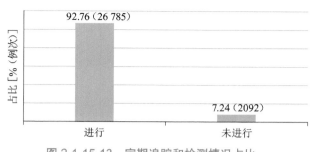

图 2-1-15-13　定期追踪和检测情况占比

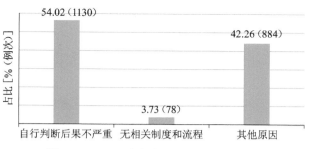

图 2-1-15-14　未定期追踪和检测的原因占比

（10）锐器伤发生后受伤者确诊感染情况占比

在发生锐器伤后进行追踪和检测的受伤护理人员中，0.05%（13 例次）的护士已经因锐器伤确诊感染，92.40%（24 735 例次）的护士未因锐器伤确诊感染，7.55%（2022 例次）的护士尚在等待检测结果，详见图 2-1-15-15。

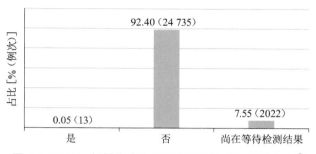

图 2-1-15-15　锐器伤发生后受伤者确诊感染情况占比 ①

十六、静脉用细胞毒性抗肿瘤药物全部开放环境下配置率

（一）指标解读

静脉用细胞毒性抗肿瘤药物全部开放环境下配置率，指调查时，全部在开放环境下配置静脉用细胞毒性抗肿瘤药物的医疗机构数量占所调查的医疗机构中需要配置静脉用细胞毒性抗肿瘤药物的医疗机构数量的百分比。

其中，抗肿瘤药物，指通过多种途径杀灭或抑制癌细胞来达到治疗恶性肿瘤目的的药物。全部开放环境下配置，指所有静脉用抗肿瘤药物均未在静脉用药调配中心进行配置。在本《报告》中，静脉用细胞毒性抗肿瘤药物全部开放环境下配置率的调查时点为 2023 年 12 月 19 日 10：00。

（二）时点调查结果

在参与时点调查的 2334 家二级及以上综合医院中，需要配置静脉用细胞毒性抗肿瘤药物的二级综合医院占全部二级综合医院的 72.67%（569 家），三级综合医院为 95.68%（1484 家）（图 2-1-16-1）；二级综合医院静脉用细胞毒性抗肿瘤药物全部开放环境下配置率为 40.25%（229 家），三级综合医院为 18.06%（268 家）（图 2-1-16-2）。2023 年各省（自治区、直辖市）二级及以上综合医院时点调查静脉用细胞毒性抗肿瘤药物全部开放环境下配置率详见图 2-1-16-3。

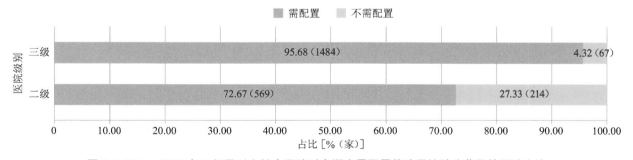

图 2-1-16-1　2023 年二级及以上综合医院时点调查需配置静脉用抗肿瘤药物的医院占比

---

① 在发生锐器伤后进行追踪和检测的 26 785 例次锐器伤相关信息中，有 15 例次的受伤者确诊感染情况无法确定，此小节对 26 770 例次锐器伤染源类型完整的数据进行分析。

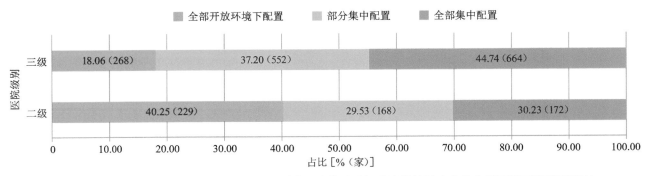

图 2-1-16-2　2023 年二级及以上综合医院时点调查静脉用细胞毒性抗肿瘤药物全部开放环境下配置率

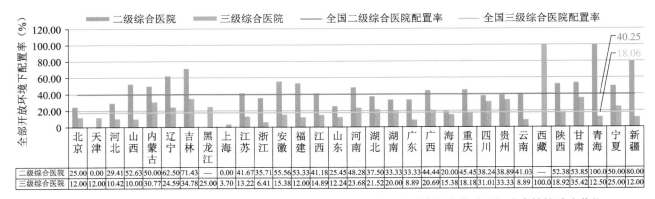

	北京	天津	河北	山西	内蒙古	辽宁	吉林	黑龙江	上海	江苏	浙江	安徽	福建	江西	山东	河南	湖北	湖南	广东	广西	海南	重庆	四川	贵州	云南	西藏	陕西	甘肃	青海	宁夏	新疆
二级综合医院	25.00	0.00	29.41	52.63	50.00	62.50	71.43	—	0.00	41.67	35.71	55.56	53.33	41.18	25.45	48.28	37.50	33.33	33.33	44.44	20.00	45.45	38.24	38.89	41.03	—	52.38	53.85	100.0	50.00	80.00
三级综合医院	12.00	12.00	10.42	10.00	30.77	24.59	34.78	25.00	3.70	13.22	6.41	15.38	12.00	14.89	12.24	23.68	21.52	20.00	8.89	20.69	15.38	18.18	31.01	33.33	8.89	100.00	18.92	35.42	12.50	25.00	12.00

图 2-1-16-3　2023 年各省（自治区、直辖市）二级及以上综合医院时点调查静脉用细胞毒性抗肿瘤药物
全部开放环境下配置率 [1]

---

[1]　2023 年黑龙江、西藏在 CNDNQ 无二级综合医院上报质量控制指标数据。

第二节 2023 年综合医院重症医学科综合 ICU 数据分析

重症医学科指独立设置的收治危重患者的科室或病区，其人员管理和科室的使用应当独立于其他科室或病区，包含综合重症监护病区（综合 ICU）、独立的专科重症监护病区［如呼吸科重症监护病区（RICU）、新生儿重症监护病区（NICU）等］。CNDNQ 对 2023 年全国二级及以上综合医院的 2048 个重症医学科综合 ICU 指标数据进行分析，其中二级综合医院综合 ICU 占 31.15%（638 个），三级综合医院综合 ICU 占 68.85%（1410 个）。

一、综合 ICU 床护比

综合 ICU 床护比，指统计周期内，医疗机构综合 ICU 实际开放床位数与该病区执业护士人数之比。2023 年二级综合医院综合 ICU 床护比中位数为 1:1.75（1:1.42，1:2.17），三级综合医院为 1:2.00（1:1.60，1:2.40）（图 2-2-1-1）。

二、综合 ICU 护患比

综合 ICU 白班平均护患比，指统计周期内，综合 ICU 每天白班责任护士数与其负责照护的住院患者数的比例；综合 ICU 夜班平均护患比，指统计周期内，综合 ICU 每天夜班责任护士数与其负责照护的住院患者数的比例；综合 ICU 平均每天护患比，指统计周期内，综合 ICU 每天白班、夜班责任护士数之和与其负责照护的住院患者数之和的比例。

2023 年二级综合医院综合 ICU 白班平均护患比、夜班平均护患比、平均每天护患比中位数分别为 1:1.96（1:1.50，1:2.44）、1:2.36（1:1.73，1:3.00）和 1:2.14（1:1.68，1:2.67），三级综合医院分别为 1:1.96（1:1.57，1:2.45）、1:2.46（1:1.87，1:3.04）和 1:2.21（1:1.78，1:2.68）（图 2-2-2-1）。

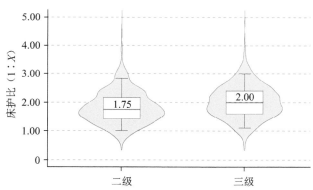

图 2-2-1-1 2023 年二级及以上综合医院综合 ICU 床护比

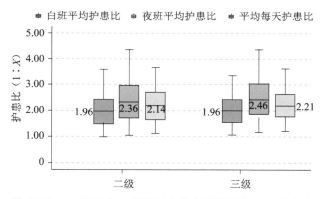

图 2-2-2-1 2023 年二级及以上综合医院综合 ICU 护患比

三、综合 ICU 每住院患者 24 小时平均护理时数

综合 ICU 每住院患者 24 小时平均护理时数，指统计周期内，医疗机构综合 ICU 执业护士实际上班小时数与住院患者实际占用床日数的比例。2023 年二级综合医院综合 ICU 每住院患者 24 小时平均护理时数的中位数为 13.07（10.83，16.01）小时，三级综合医院为 12.73（10.76，15.26）小时（图 2-2-3-1）。

四、综合 ICU 不同级别护士配置

（一）综合 ICU 主管护师及以上职称护士占比

综合 ICU 主管护师及以上职称护士占比，指统计周期内，综合 ICU 中专业技术职称为主管护师及

以上级别的执业护士在综合 ICU 执业护士中所占的比例。2023 年二级综合医院综合 ICU 主管护师及以上职称护士占比的中位数为 24.00%（15.38%，33.96%），三级综合医院综合 ICU 为 28.23%（19.57%，37.63%）（图 2-2-4-1）。二级及以上综合医院综合 ICU 护士职称占比详见图 2-2-4-2。

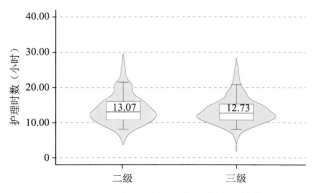

图 2-2-3-1　2023 年二级及以上综合医院综合 ICU
每住院患者 24 小时平均护理时数

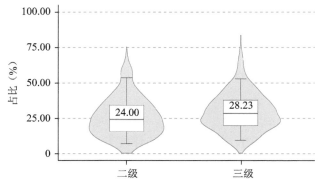

图 2-2-4-1　2023 年二级及以上综合医院综合 ICU
主管护师及以上职称护士占比

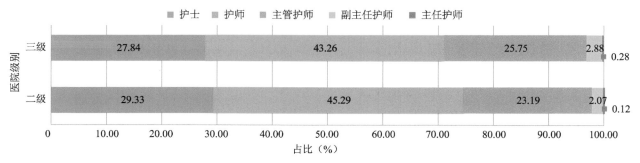

图 2-2-4-2　2023 年二级及以上综合医院综合 ICU 护士职称占比

（二）综合 ICU 本科及以上学历护士占比

综合 ICU 本科及以上学历护士占比，指统计周期内，综合 ICU 中本科及以上学历的执业护士在综合 ICU 执业护士中所占的比例。2023 年二级综合医院综合 ICU 本科及以上学历护士占比的中位数为 61.76%（44.44%，75.00%），三级综合医院为 74.56%（60.00%，86.67%）（图 2-2-4-3）。二级及以上综合医院综合 ICU 护士的学历占比详见图 2-2-4-4。

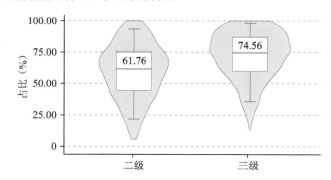

图 2-2-4-3　2023 年二级及以上综合医院综合 ICU
本科及以上学历护士占比

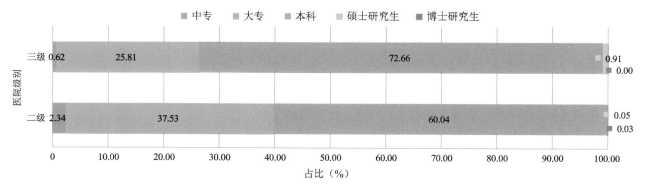

图 2-2-4-4　2023 年二级及以上综合医院综合 ICU 护士学历占比

（三）综合 ICU 5 年及以上年资护士占比

综合 ICU 5 年及以上年资护士占比，指统计周期内，综合 ICU 中工作年限 ≥ 5 年的执业护士在综合 ICU 执业护士中所占的比例。2023 年二级综合医院综合 ICU 中 5 年及以上年资护士占比的中位数为 62.50%（50.00%，73.68%），三级综合医院为 64.77%（53.04%，74.59%）（图 2-2-4-5）。二级及以上综合医院综合 ICU 护士工作年限占比详见图 2-2-4-6。

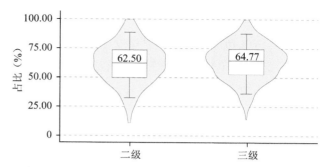

图 2-2-4-5 2023 年二级及以上综合医院综合 ICU 中 5 年及以上年资护士占比

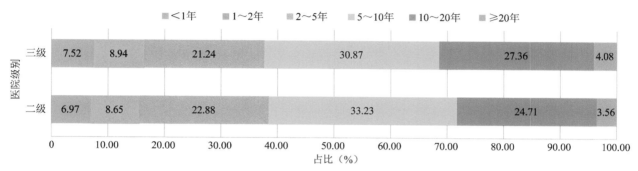

图 2-2-4-6 2023 年二级及以上综合医院综合 ICU 护士工作年限占比

（四）在 ICU 工作 5 年及以上年资护士占比

综合 ICU 护士在 ICU 工作 5 年及以上年资占比，指统计周期内，综合 ICU 中护士在 ICU 工作年限 ≥ 5 年的执业护士在综合 ICU 执业护士中所占的比例。2023 年二级综合医院综合 ICU 护士在 ICU 工作年限 5 年及以上护士占比的中位数为 50.00%（36.00%，62.50%），三级综合医院为 53.52%（41.10%，65.82%）（图 2-2-4-7）。二级及以上综合医院综合 ICU 护士在 ICU 的工作年限占比详见图 2-2-4-8。

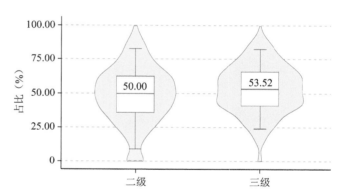

图 2-2-4-7 2023 年二级及以上综合医院综合 ICU 护士在 ICU 工作 5 年及以上年资护士占比

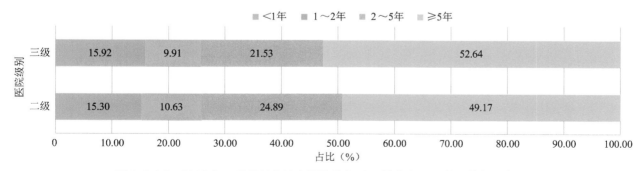

图 2-2-4-8 2023 年二级及以上综合医院综合 ICU 护士在 ICU 的工作年限占比

五、APACHE Ⅱ ≥ 15 分的患者占比

ICU APACHE Ⅱ ≥ 15 分的患者占比，指统计周期内，患者入 ICU 24 小时内使用 APACHE Ⅱ 进行评分，≥ 15 分的患者数占同期入 ICU 患者总数的百分比。

APACHE Ⅱ 是用于 ICU 危重症患者病情严重程度及预测预后的客观评分体系，由急性生理学改变、慢性健康状况和年龄 3 个部分评分组成，最后得分为三者之和。APACHE Ⅱ 越高代表患者病情越危重。一般认为，APACHE Ⅱ ≥ 15 分者为中度危险，≥ 20 分者为严重危险。

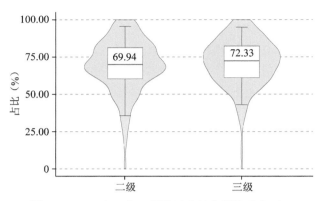

图 2-2-5-1　2023 年二级及以上综合医院综合 ICU
APACHE Ⅱ ≥ 15 分的患者占比

对入综合 ICU 24 小时内、APACHE Ⅱ ≥ 15 分的患者占比情况进行分析，2023 年二级综合医院综合 ICU APACHE Ⅱ ≥ 15 分患者占比的中位数为 69.94%（60.36%，81.33%），三级综合医院为 72.33%（61.14%，82.31%）（图 2-2-5-1）。二级及以上综合医院综合 ICU 患者不同 APAHCE Ⅱ 占比情况见图 2-2-5-2。

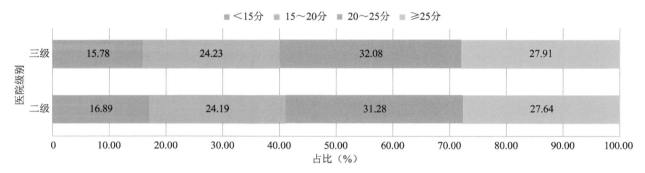

图 2-2-5-2　2023 年二级及以上综合医院综合 ICU 患者 APAHCE Ⅱ 占比

六、综合 ICU 护士离职率

综合 ICU 护士离职率，指统计周期内，某医疗机构综合 ICU 中执业护士自愿离职人数与执业护士人数的比例。2023 年二级综合医院综合 ICU 护士离职率为 3.93%（492/12 525），中位数为 0.00%（0.00%，5.71%）；三级综合医院综合 ICU 护士离职率为 2.88%（1529/53 002），中位数为 0.00%（0.00%，4.55%）（图 2-2-6-1）。

七、综合 ICU 住院患者身体约束率

综合 ICU 住院患者身体约束率，指统计周期内，综合 ICU 住院患者身体约束日数与综合 ICU 住院患者实际占用床日数的比例。2023 年二级综合医院综合 ICU 住院患者身体约束率中位数为 47.54%（31.63%，64.42%），三级综合医院为 48.90%（33.55%，65.49%）（图 2-2-7-1）。

八、综合 ICU 住院患者 2 期及以上院内压力性损伤发生率

综合 ICU 住院患者 2 期及以上院内压力性损伤发生率，指统计周期内，综合 ICU 住院患者 2 期及以上院内压力性损伤新发例数与同期综合 ICU 住院患者总数的百分比。

2023 年二级综合医院综合 ICU 住院患者发生 2 期及以上院内压力性损伤 766 例次，发生率为 0.24%，发生率中位数为 0.00%（0.00%，0.37%）；三级综合医院发生 2637 例次，发生率为 0.23%，发生率中位数为 0.08%（0.00%，0.32%）（图 2-2-8-1）。

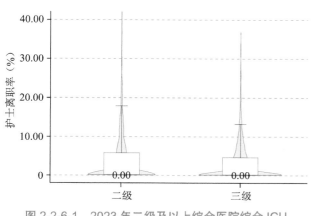

图 2-2-6-1 2023 年二级及以上综合医院综合 ICU 护士离职率

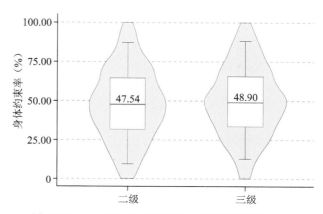

图 2-2-7-1 2023 年二级及以上综合医院综合 ICU 住院患者身体约束率

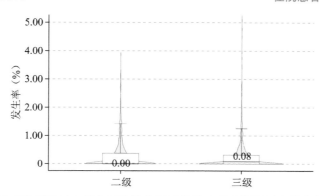

图 2-2-8-1 2023 年二级及以上综合医院综合 ICU 住院患者 2 期及以上院内压力性损伤发生率

九、综合 ICU 置管患者非计划拔管率

综合 ICU 置管患者非计划拔管率，指统计周期内，综合 ICU 住院患者发生某导管非计划拔管例次数与该类导管留置总日数的千分比。2023 年二级、三级综合医院 ICU 置管患者五类导管非计划拔管例次数、发生率中位数及上、下四分位数 $[M(P_{25}，P_{75})]$ 汇总统计见表 2-2-9-1。

表 2-2-9-1 2023 年综合 ICU 置管患者非计划拔管发生情况

非计划拔管类型	二级综合医院			三级综合医院		
	例数（例次）	发生率（‰）	发生率 $M(P_{25}，P_{75})$（‰）	例数（例次）	发生率（‰）	发生率 $M(P_{25}，P_{75})$（‰）
气管导管非计划拔管	291	0.32	0.00（0.00，0.42）	833	0.19	0.00（0.00，0.34）
胃肠导管非计划拔管	209	0.17	0.00（0.00，0.00）	635	0.10	0.00（0.00，0.11）
导尿管非计划拔管	133	0.09	0.00（0.00，0.00）	231	0.04	0.00（0.00，0.00）
CVC 非计划拔管	156	0.21	0.00（0.00，0.00）	436	0.12	0.00（0.00，0.00）
PICC 非计划拔管	14	0.16	0.00（0.00，0.00）	79	0.14	0.00（0.00，0.00）

（一）综合 ICU 住院患者气管导管非计划拔管率

2023 年二级综合医院综合 ICU 住院患者气管导管非计划拔管发生 291 例次，非计划拔管率为 0.32‰，中位数为 0.00‰（0.00‰，0.42‰）；三级综合医院综合 ICU 住院患者气管导管非计划拔管发生 833 例次，非计划拔管率为 0.19‰，中位数为 0.00‰（0.00‰，0.34‰）（图 2-2-9-1）。

二级综合医院综合 ICU 住院患者气管导管非计划拔管后 24 小时内再插管 147 例次，再插管率为 50.52%，中位数为 50.00%（0.00%，100.00%）；三级综合医院气管导管非计划拔管后 24 小时内再插管 410 例次，再插管率为 49.22%，中位数为 50.00%（0.00%，100.00%）（图 2-2-9-2）。

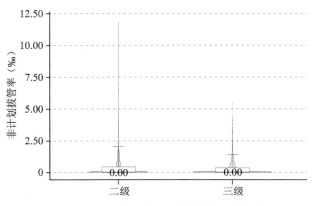

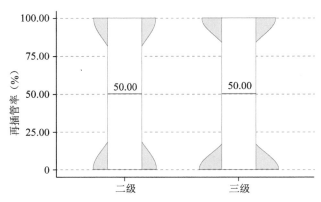

图 2-2-9-1　2023 年二级及以上综合医院综合 ICU 住院患者气管导管非计划拔管率

图 2-2-9-2　2023 年二级及以上综合医院综合 ICU 住院患者气管导管非计划拔管后 24 小时内再插管率

（二）综合 ICU 住院患者胃肠导管非计划拔管率

2023 年二级综合医院综合 ICU 中发生胃肠导管非计划拔管 209 例次，非计划拔管率为 0.17‰，中位数为 0.00‰（0.00‰，0.00‰）；三级综合医院综合 ICU 中发生胃肠导管非计划拔管 635 例次，非计划拔管率为 0.10‰，中位数为 0.00‰（0.00‰，0.11‰）（图 2-2-9-3）。

（三）综合 ICU 住院患者导尿管非计划拔管率

2023 年二级综合医院综合 ICU 住院患者导尿管非计划拔管发生 133 例次，非计划拔管率为 0.09‰，中位数为 0.00‰（0.00‰，0.00‰）；三级综合医院综合 ICU 住院患者导尿管非计划拔管发生 231 例次，非计划拔管率为 0.04‰，中位数为 0.00‰（0.00‰，0.00‰）（图 2-2-9-4）。

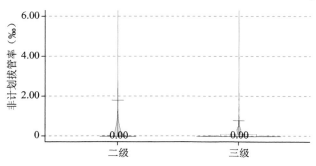

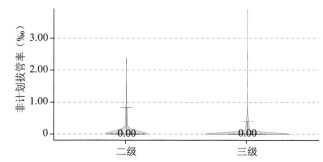

图 2-2-9-3　2023 年二级及以上综合医院综合 ICU 住院患者胃肠导管非计划拔管率

图 2-2-9-4　2023 年二级及以上综合医院综合 ICU 住院患者导尿管非计划拔管率

（四）综合 ICU 住院患者 CVC 非计划拔管率

2023 年二级综合医院综合 ICU 住院患者 CVC 非计划拔管发生 156 例次，非计划拔管率为 0.21‰，中位数为 0.00‰（0.00‰，0.00‰）；三级综合医院综合 ICU 住院患者 CVC 非计划拔管发生 436 例次，非计划拔管率为 0.12‰，中位数为 0.00‰（0.00‰，0.00‰）（图 2-2-9-5）。

（五）综合 ICU 住院患者 PICC 非计划拔管率

2023 年二级综合医院综合 ICU 住院患者 PICC 非计划拔管发生 14 例次，非计划拔管率为 0.16‰，中位数为 0.00‰（0.00‰，0.00‰）；三级综合医院综合 ICU 住院患者 PICC 非计划拔管发生 79 例次，非计划拔管率为 0.14‰，中位数为 0.00‰（0.00‰，0.00‰）（图 2-2-9-6）。

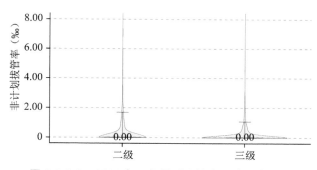

图 2-2-9-5　2023 年二级及以上综合医院综合 ICU
住院患者 CVC 非计划拔管率

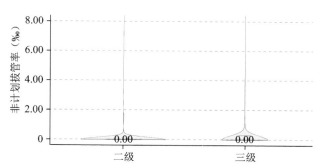

图 2-2-9-6　2023 年二级及以上综合医院综合 ICU
住院患者 PICC 非计划拔管率

十、综合 ICU 住院患者 CAUTI 发生率

综合 ICU 住院患者 CAUTI 发生率，指统计周期内，综合 ICU 中住院患者导尿管相关感染例次数与住院患者导尿管留置总日数的千分比。

2023 年二级综合医院综合 ICU 住院患者 CAUTI 发生 1342 例次，发生率为 0.90‰，发生率中位数为 0.25‰（0.00‰，1.19‰）；三级综合医院综合 ICU 住院患者 CAUTI 发生 5024 例次，发生率为 0.80‰，发生率中位数为 0.46‰（0.00‰，1.12‰）（图 2-2-10-1）。

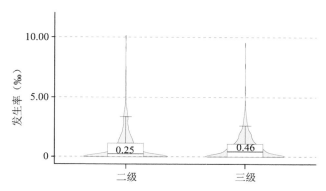

图 2-2-10-1　2023 年二级及以上综合医院综合 ICU
住院患者 CAUTI 发生率

十一、综合 ICU 住院患者中心血管导管相关血流感染发生率

（一）综合 ICU 住院患者 CVC 相关血流感染发生率

综合 ICU 住院患者 CVC 相关血流感染发生率，指统计周期内，综合 ICU 中住院患者 CVC 相关血流感染例次数与住院患者 CVC 留置总日数的千分比。

2023 年二级综合医院综合 ICU 住院患者 CVC 相关血流感染发生 340 例次，发生率为 0.45‰，发生率中位数为 0.00‰（0.00‰，0.39‰）；三级综合医院综合 ICU 住院患者 CVC 相关血流感染发生 1857 例次，发生率为 0.51‰，发生率中位数为 0.00‰（0.00‰，0.72‰）（图 2-2-11-1）。

（二）综合 ICU 住院患者 PICC 相关血流感染发生率

综合 ICU 住院患者 PICC 相关血流感染发生率，指统计周期内，综合 ICU 中住院患者 PICC 相关血流感染例次数与住院患者 PICC 留置总日数的千分比。

2023 年二级综合医院综合 ICU 住院患者 PICC 相关血流感染发生 30 例次，发生率为 0.34‰，发生率中位数为 0.00‰（0.00‰，0.00‰）；三级综合医院综合 ICU 住院患者 PICC 相关血流感染发生 145 例次，发生率为 0.26‰，发生率中位数为 0.00‰（0.00‰，0.00‰）（图 2-2-11-2）。

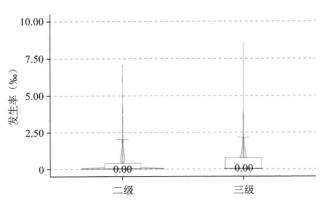

图 2-2-11-1　2023 年二级及以上综合医院综合 ICU 住院患者 CVC 相关血流感染发生率

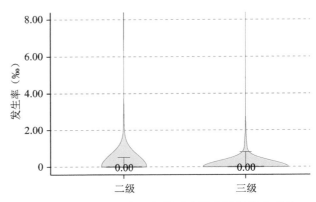

图 2-2-11-2　2023 年二级及以上综合医院综合 ICU 住院患者 PICC 相关血流感染发生率

（三）综合 ICU 住院患者血液净化用中心静脉导管相关血流感染发生率

综合 ICU 住院患者血液净化用中心静脉导管相关血流感染发生率，指统计周期内，综合 ICU 中住院患者血液净化用中心静脉导管相关血流感染例次数与住院患者血液净化用中心静脉导管留置总日数的千分比。

2023 年二级综合医院综合 ICU 住院患者血液净化用中心静脉导管相关血流感染发生 9 例次，发生率为 0.13‰，发生率中位数为 0.00‰（0.00‰，0.00‰）；三级综合医院综合 ICU 住院患者血液净化用中心静脉导管相关血流感染发生 95 例次，发生率为 0.15‰，发生率中位数为 0.00‰（0.00‰，0.00‰）（图 2-2-11-3）。

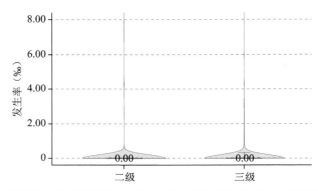

图 2-2-11-3　2023 年二级及以上综合医院综合 ICU 住院患者血液净化用中心静脉导管相关血流感染发生率

十二、综合 ICU 住院患者 VAP 发生率

综合 ICU 住院患者 VAP 发生率，指统计周期内，综合 ICU 中住院患者发生呼吸机相关性肺炎例次数与住院患者有创机械通气总日数的千分比。

2023 年二级综合医院综合 ICU 住院患者 VAP 发生 2011 例次，发生率为 2.72‰，发生率中位数为 0.97‰（0.00‰，3.36‰）；三级综合医院综合 ICU 住院患者 VAP 发生 9783 例次，发生率为 2.72‰，发生率中位数为 1.55‰（0.00‰，3.81‰）（图 2-2-12-1）。

十三、综合 ICU 护士锐器伤发生率

综合 ICU 护士锐器伤发生率，指统计周期内，综合 ICU 中护理人员发生锐器伤的例次数与综合 ICU 执业护士人数的百分比。

2023年二级综合医院综合ICU中护士锐器伤发生192例次，发生率为1.53%，发生率中位数为0.00%（0.00%，0.00%）；三级综合医院综合 ICU 中护士锐器伤发生 664 例次，发生率为 1.25%，发生率中位数为 0.00%（0.00%，1.89%）（图 2-2-13-1）。

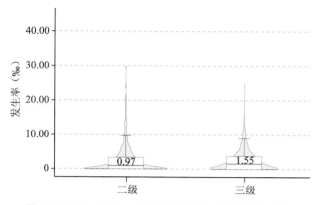

图 2-2-12-1　2023 年二级及以上综合医院综合 ICU 住院患者 VAP 发生率

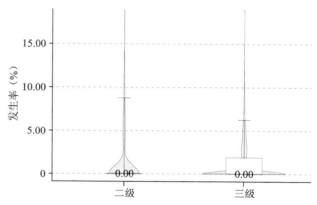

图 2-2-13-1　2023 年二级及以上综合医院综合 ICU 护士锐器伤发生率

第三节　2023年综合医院神经外科数据分析

本节对 CNDNQ 2023 年全国二级及以上综合医院的 1542 个神经外科病区的指标数据进行分析，其中二级综合医院神经外科病区占 25.23%（389 个），三级综合医院神经外科病区占 74.77%（1153 个）。

一、神经外科床护比

神经外科床护比，指统计周期内，医疗机构神经外科病区实际开放床位数与该病区执业护士人数之比。2023 年二级综合医院神经外科床护比的中位数为 1:0.32（1:0.28，1:0.39），三级综合医院为 1:0.41（1:0.33，1:0.50）（图 2-3-1-1）。

二、神经外科护患比

神经外科白班平均护患比，指统计周期内，神经外科病区每天白班责任护士数与其负责照护的住院患者数的比例；神经外科夜班平均护患比，指统计周期内，神经外科病区每天夜班责任护士数与其负责照护的住院患者数之的比例；神经外科平均每天护患比，指统计周期内，神经外科病区每天白班、夜班责任护士数之和与其负责照护的住院患者数之和的比例。

2023 年二级综合医院神经外科白班平均护患比、夜班平均护患比、平均每天护患比中位数分别为 1:9.40（1:7.33，1:11.75）、1:19.06（1:13.44，1:24.79）和 1:13.39（1:10.25，1:16.66），三级综合医院分别为 1:7.89（1:6.37，1:9.86）、1:17.01（1:12.00，1:22.48）和 1:11.68（1:8.82，1:14.47）（图 2-3-2-1）。

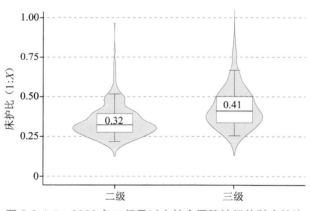

图 2-3-1-1　2023 年二级及以上综合医院神经外科床护比

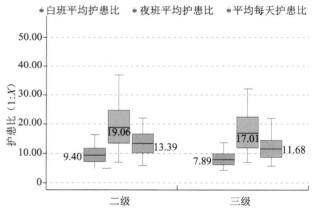

图 2-3-2-1　2023 年二级及以上综合医院神经外科护患比

三、神经外科每住院患者 24 小时平均护理时数

神经外科每住院患者 24 小时平均护理时数，指统计周期内，医疗机构神经外科病区执业护士实际上班小时数与住院患者实际占用床日数之比。2023 年二级综合医院神经外科每住院患者 24 小时平均护理时数中位数为 2.22（1.85，2.84）小时，三级综合医院为 2.51（2.03，3.10）小时（图 2-3-3-1）。

四、神经外科不同级别护士配置

（一）神经外科主管护师及以上职称护士占比

神经外科主管护师及以上职称护士占比，指统计周期内，神经外科病区中专业技术职称为主管护师及以上职称的执业护士在神经外科病区执业护士中所占的比例。2023 年二级综合医院神经外科主管护师及以上职称护士占比的中位数为 27.59%（18.37%，37.14%），三级综合医院为 33.33%（21.62%，44.12%）（图 2-3-4-1）。二级及以上综合医院神经外科护士职称占比详见图 2-3-4-2。

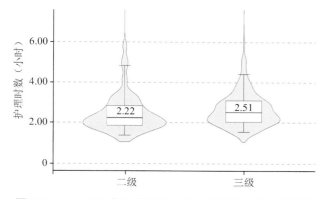

图 2-3-3-1 2023 年二级及以上综合医院神经外科每住院患者 24 小时平均护理时数

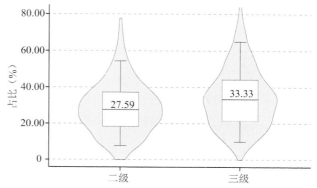

图 2-3-4-1 2023 年二级及以上综合医院神经外科主管护师及以上职称护士占比

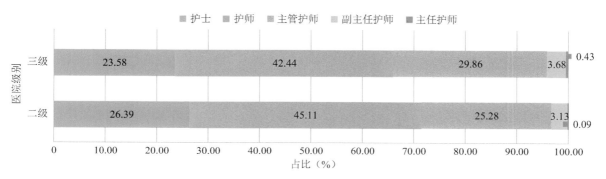

图 2-3-4-2 2023 年二级及以上综合医院神经外科护士职称占比

（二）神经外科本科及以上学历护士占比

神经外科本科及以上学历护士占比，指统计周期内，神经外科病区中本科及以上学历的执业护士在神经外科病区执业护士中所占的比例。2023 年二级综合医院神经外科本科及以上学历护士占比的中位数为 63.16%（46.15%，76.47%），三级综合医院为 76.47%（61.90%，89.36%），三级综合医院本科及以上学历护士占比明显高于二级综合医院（图 2-3-4-3）。二级及以上综合医院神经外科护士学历占比详见图 2-3-4-4。

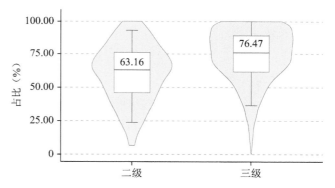

图 2-3-4-3 2023 年二级及以上综合医院神经外科本科及以上学历护士占比

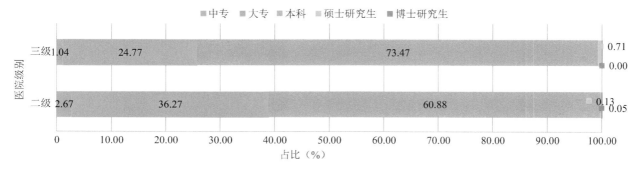

图 2-3-4-4 2023 年二级及以上综合医院神经外科护士学历占比

（三）神经外科 5 年及以上年资护士占比

神经外科 5 年及以上年资护士占比，指统计周期内，神经外科病区中工作年限≥5 年的执业护士在神经外科病区执业护士中所占的比例。2023 年二级综合医院神经外科 5 年及以上年资护士占比的中位数为 69.44%（56.52%，80.00%），三级综合医院为 70.00%（59.52%，80.65%）（图 2-3-4-5）。二级及以上综合医院神经外科护士工作年限占比详见图 2-3-4-6。

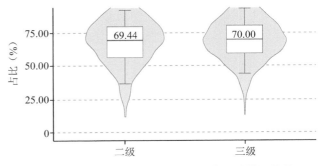

图 2-3-4-5　2023 年二级及以上综合医院神经外科 5 年及以上年资护士占比

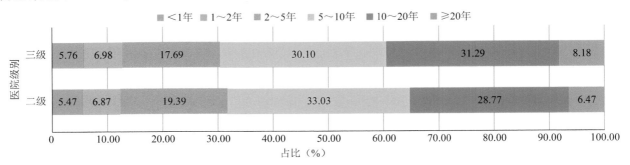

图 2-3-4-6　2023 年二级及以上综合医院神经外科护士工作年限占比

五、神经外科护士离职率

神经外科护士离职率，指统计周期内，某医疗机构神经外科病区中执业护士自愿离职人数与执业护士人数的比例。2023 年二级综合医院神经外科护士离职率为 3.23%（180/5567），中位数为 0.00%（0.00%，6.06%）；三级综合医院神经外科护士离职率为 2.86%（654/22 901），中位数为 0.00%（0.00%，5.00%）（图 2-3-5-1）。

六、神经外科住院患者身体约束率

神经外科住院患者身体约束率，指统计周期内，神经外科病区住院患者身体约束日数与神经外科病区住院患者实际占用床日数的比例。2023 年二级综合医院神经外科住院患者身体约束率的中位数为 4.82%（1.11%，10.09%），三级综合医院为 7.51%（2.79%，14.52%）（图 2-3-6-1）。

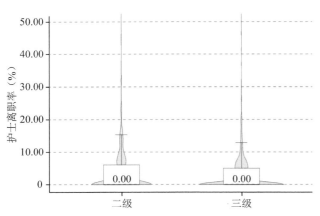

图 2-3-5-1　2023 年二级及以上综合医院神经外科护士离职率

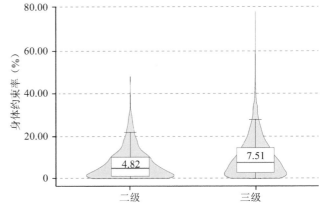

图 2-3-6-1　2023 年二级及以上综合医院神经外科住院患者身体约束率

七、神经外科护理级别占比

神经外科护理级别占比，指统计周期内，神经外科病区中某级别护理患者占用床日数与神经外科病区住院患者实际占用床日数的百分比，包含 4 个指标：神经外科特级护理占比、神经外科一级护理占比、神经外科二级护理占比、神经外科三级护理占比。

2023 年二级综合医院神经外科特级护理占比的中位数为 0.00%（0.00%，0.45%），一级护理占比的中位数为 43.27%（26.30%，65.77%），二级护理占比的中位数为 49.53%（29.16%，69.22%），三级护理占比的中位数为 0.06%（0.00%，1.10%）；三级综合医院神经外科特级护理占比的中位数为 0.00%（0.00%，9.97%），一级护理占比的中位数为 59.06%（36.10%，78.02%），二级护理占比的中位数为 31.28%（14.65%，57.27%），三级护理占比的中位数为 0.00%（0.00%，0.51%）（图 2-3-7-1）。

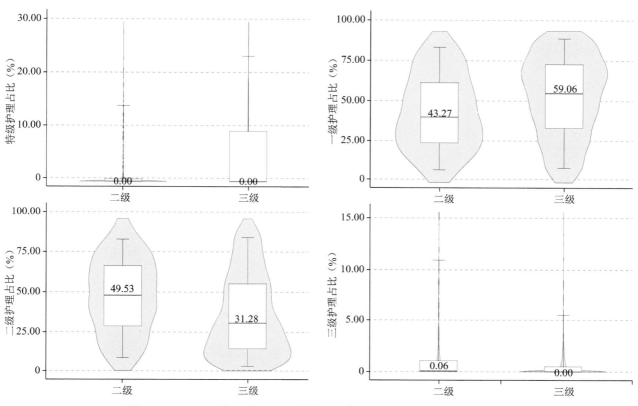

图 2-3-7-1　2023 年二级及以上综合医院神经外科住院患者护理级别占比

八、神经外科住院患者跌倒发生率

神经外科住院患者跌倒发生率，指统计周期内，神经外科病区住院患者发生跌倒的例次数（包括造成或未造成伤害）与同期神经外科病区住院患者实际占用床日数的千分比。神经外科住院患者跌倒伤害占比，指统计周期内，神经外科病区住院患者发生跌倒伤害的总例次数占同期神经外科病区住院患者发生跌倒例次数的百分比。

2023 年二级综合医院神经外科中住院患者跌倒发生 354 例次，跌倒发生率为 0.07‰，跌倒发生率的中位数为 0.00‰（0.00‰，0.11‰），其中，跌倒伤害发生 195 例次，跌倒伤害占比为 55.08%，跌倒伤害占比的中位数为 63.33%（20.00%，100.00%）；三级综合医院神经外科住院患者跌倒发生 949 例次，跌倒发生率为 0.06‰，跌倒发生率的中位数为 0.00‰（0.00‰，0.09‰），其中，跌倒伤害发生 509 例次，跌倒伤害占比为 53.64%，跌倒伤害占比的中位数为 66.67%（0.00%，100.00%）（图 2-3-8-1、图 2-3-8-2）。

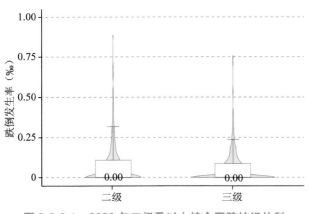

图 2-3-8-1　2023 年二级及以上综合医院神经外科
住院患者跌倒发生率

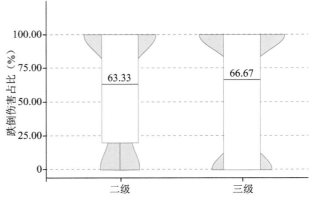

图 2-3-8-2　2023 年二级及以上综合医院神经外科
住院患者跌倒伤害占比

九、神经外科 2 期及以上院内压力性损伤发生率

神经外科住院患者 2 期及以上院内压力性损伤发生率，指统计周期内，神经外科病区住院患者 2 期及以上院内压力性损伤新发例数与同期神经外科病区住院患者总数的百分比。

2023 年二级综合医院神经外科住院患者发生 2 期及以上院内压力性损伤 215 例次，发生率为 0.04%，发生率中位数为 0.00%（0.00%，0.06%）；三级综合医院神经外科住院患者发生 2 期及以上院内压力性损伤 676 例次，发生率为 0.05%，发生率中位数为 0.00%（0.00%，0.05%）（图 2-3-9-1）。

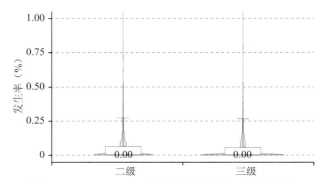

图 2-3-9-1　2023 年二级及以上综合医院神经外科
住院患者 2 期及以上院内压力性损伤发生率

十、神经外科住院患者非计划拔管率

神经外科置管患者非计划拔管率，指统计周期内，神经外科病区住院患者发生某导管非计划拔管例次数与该类导管留置总日数的千分比。

2023 年二级、三级综合医院神经外科置管患者五类非计划拔管例次数、发生率中位数及上、下四分位数［M（P_{25}，P_{75}）］汇总统计见表 2-3-10-1。

表 2-3-10-1　2023 年神经外科置管患者非计划拔管发生情况

非计划拔管类型	二级综合医院			三级综合医院		
	例数（例次）	发生率（‰）	发生率 M（P_{25}，P_{75}）（‰）	例数（例次）	发生率（‰）	发生率 M（P_{25}，P_{75}）（‰）
气管导管非计划拔管	8	0.21	0.00（0.00，0.00）	22	0.12	0.00（0.00，0.00）
胃肠导管非计划拔管	261	0.52	0.00（0.00，0.78）	649	0.20	0.00（0.00，0.21）
导尿管非计划拔管	147	0.20	0.00（0.00，0.23）	339	0.09	0.00（0.00，0.00）
CVC 非计划拔管	44	0.33	0.00（0.00，0.00）	121	0.12	0.00（0.00，0.00）
PICC 非计划拔管	13	0.19	0.00（0.00，0.00）	65	0.10	0.00（0.00，0.00）

（一）神经外科住院患者气管导管非计划拔管率

2023 年二级综合医院神经外科病区住院患者气管导管非计划拔管发生 8 例次，非计划拔管率为 0.21‰，中位数为 0.00‰（0.00‰，0.00‰）；三级综合医院神经外科病区住院患者气管导管非计划拔管发生 22 例次，非计划拔管率为 0.12‰，中位数为 0.00‰（0.00‰，0.00‰）（图 2-3-10-1）。

（二）神经外科住院患者胃肠导管（经口、经鼻）非计划拔管率

2023 年二级综合医院神经外科病区中发生胃肠导管非计划拔管 261 例次，非计划拔管率为 0.52‰，中位数为 0.00‰（0.00‰，0.78‰）；三级综合医院神经外科病区中发生胃肠导管非计划拔管 649 例次，非计划拔管率为 0.20‰，中位数为 0.00‰（0.00‰，0.21‰）（图 2-3-10-2）。

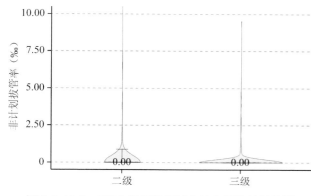

图 2-3-10-1　2023 年二级及以上综合医院神经外科
住院患者气管导管非计划拔管率

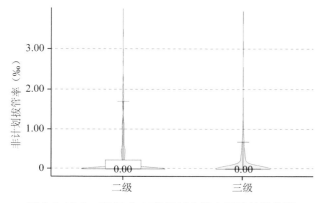

图 2-3-10-2　2023 年二级及以上综合医院神经外科
住院患者胃肠导管非计划拔管率

（三）神经外科住院患者导尿管非计划拔管率

2023 年二级综合医院神经外科病区住院患者导尿管非计划拔管发生 147 例次，非计划拔管率为 0.20‰，中位数为 0.00‰（0.00‰，0.23‰）；三级综合医院神经外科病区住院患者导尿管非计划拔管发生 339 例次，非计划拔管率为 0.09‰，中位数为 0.00‰（0.00‰，0.00‰）（图 2-3-10-3）。

（四）神经外科住院患者 CVC 非计划拔管率

2023 年二级综合医院神经外科病区住院患者 CVC 非计划拔管发生 44 例次，非计划拔管率为 0.33‰，中位数为 0.00‰（0.00‰，0.00‰）；三级综合医院神经外科病区住院患者 CVC 非计划拔管发生 121 例次，非计划拔管率为 0.12‰，中位数为 0.00‰（0.00‰，0.00‰）（图 2-3-10-4）。

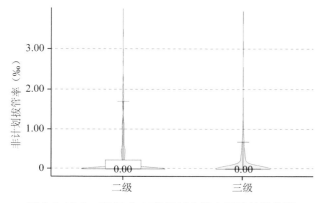

图 2-3-10-3　2023 年二级及以上综合医院神经外科
住院患者导尿管非计划拔管率

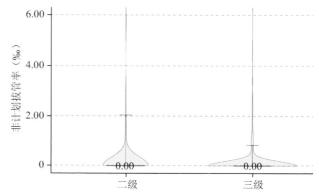

图 2-3-10-4　2023 年二级及以上综合医院神经外科
住院患者 CVC 非计划拔管率

（五）神经外科住院患者 PICC 非计划拔管率

2023 年二级综合医院神经外科病区住院患者 PICC 非计划拔管发生 13 例次，非计划拔管率为 0.19‰，

中位数为0.00‰（0.00‰，0.00‰）；三级综合医院神经外科病区住院患者PICC非计划拔管发生65例次，非计划拔管率为0.10‰，中位数为0.00‰（0.00‰，0.00‰）（图2-3-10-5）。

十一、神经外科住院患者CAUTI发生率

神经外科住院患者CAUTI发生率，指统计周期内，神经外科病区中住院患者导尿管相关感染例次数与住院患者导尿管留置总日数的千分比。

2023年二级综合医院神经外科病区住院患者CAUTI发生536例次，发生率为0.72‰，发生率中位数为0.00‰（0.00‰，0.72‰）；三级综合医院神经外科病区住院患者CAUTI发生2761例次，发生率为0.72‰，发生率中位数为0.00‰（0.00‰，0.97‰）（图2-3-11-1）。

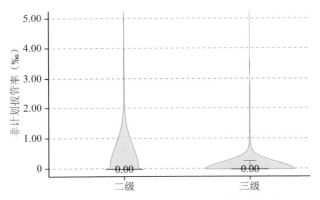

图2-3-10-5　2023年二级及以上综合医院神经外科
住院患者PICC非计划拔管率

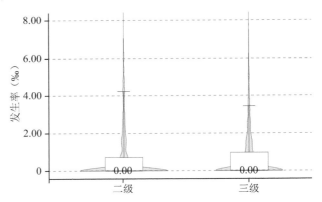

图2-3-11-1　2023年二级及以上综合医院神经外科
住院患者CAUTI发生率

十二、神经外科住院患者中心血管导管相关血流感染发生率

（一）神经外科住院患者CVC相关血流感染发生率

神经外科住院患者CVC相关血流感染发生率，指统计周期内，神经外科病区中住院患者CVC相关血流感染例次数与住院患者CVC留置总日数的千分比。

2023年二级综合医院神经外科病区住院患者CVC相关血流感染发生22例次，发生率为0.17‰，发生率中位数为0.00‰（0.00‰，0.00‰）；三级综合医院神经外科病区住院患者CVC相关血流感染发生187例次，发生率为0.19‰，发生率中位数为0.00‰（0.00‰，0.00‰）（图2-3-12-1）。

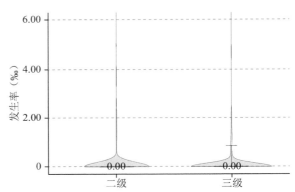

图2-3-12-1　2023年二级及以上综合医院神经外科
住院患者CVC相关血流感染发生率

（二）神经外科住院患者PICC相关血流感染发生率

神经外科住院患者PICC相关血流感染发生率，指统计周期内，神经外科病区中住院患者PICC相关血流感染例次数与住院患者PICC留置总日数的千分比。

2023年二级综合医院神经外科病区住院患者PICC相关血流感染发生3例次，发生率为0.04‰，发生率中位数为0.00‰（0.00‰，0.00‰）；三级综合医院神经外科病区住院患者PICC相关血流感染发生35例次，发生率为0.06‰，发生率中位数为0.00‰（0.00‰，0.00‰）（图2-3-12-2）。

（三）神经外科住院患者血液净化用中心静脉导管相关血流感染发生率

神经外科住院患者血液净化用中心静脉导管相关血流感染发生率，指统计周期内，神经外科病区中

住院患者血液净化用中心静脉导管相关血流感染例次数与住院患者血液净化用中心静脉导管留置总日数的千分比。

2023 年二级、三级综合医院神经外科病区住院患者血液净化用中心静脉导管留置总日数分别为 860 天和 13 595 天。二级综合医院神经外科住院患者未发生血液净化用中心静脉导管相关血流感染；三级综合医院神经外科病区住院患者血液净化用中心静脉导管相关血流感染发生 3 例次，发生率为 0.22‰，发生率中位数为 0.00‰（0.00‰，0.00‰）（图 2-3-12-3）。

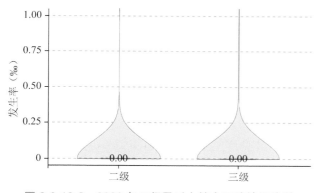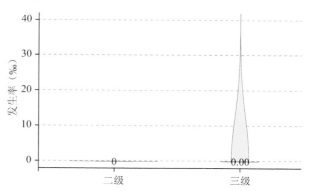

图 2-3-12-2　2023 年二级及以上综合医院神经外科
住院患者 PICC 相关血流感染发生率

图 2-3-12-3　2023 年二级及以上综合医院神经外科
住院患者血液净化用中心静脉导管相关血流感染发生率

十三、神经外科住院患者 VAP 发生率

神经外科住院患者 VAP 发生率，指统计周期内，神经外科病区中住院患者发生呼吸机相关性肺炎例次数与住院患者有创机械通气总日数的千分比。

2023 年二级综合医院神经外科病区住院患者 VAP 发生 56 例次，发生率为 2.11‰，发生率中位数为 0.00‰（0.00‰，0.00‰）；三级综合医院神经外科病区住院患者 VAP 发生 614 例次，发生率为 2.17‰，发生率中位数为 0.00‰（0.00‰，1.15‰）（图 2-3-13-1）。

十四、神经外科护士锐器伤发生率

神经外科护士锐器伤发生率，指统计周期内，神经外科病区中护理人员发生锐器伤的例次数与神经外科执业护士人数的百分比。

2023 年二级综合医院神经外科病区中护士锐器伤发生 149 例次，发生率为 2.68%，发生率中位数为 0.00%（0.00%，0.00%）；三级综合医院神经外科病区中护士锐器伤发生 389 例次，发生率为 1.70%，发生率中位数为 0.00%（0.00%，0.00%）（图 2-3-14-1）。

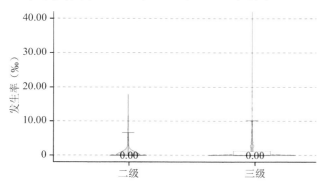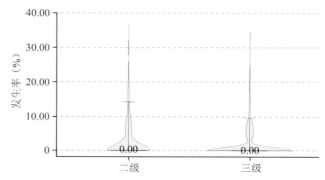

图 2-3-13-1　2023 年二级及以上综合医院神经外科
住院患者 VAP 发生率

图 2-3-14-1　2023 年二级及以上综合医院神经外科
护士锐器伤发生率

第四节   2023 年综合医院呼吸内科数据分析

本节对 CNDNQ 2023 年全国二级及以上综合医院的 1972 个呼吸内科病区指标数据进行分析，其中二级综合医院呼吸内科病区占 33.16%（654 个），三级综合医院呼吸内科病区占 66.84%（1318 个）。

一、呼吸内科床护比

呼吸内科床护比，指统计周期内，医疗机构呼吸内科病区实际开放床位数与该病区执业护士人数之比。2023 年二级综合医院呼吸内科床护比中位数为 1∶0.31（1∶0.26，1∶0.36），三级综合医院为 1∶0.37（1∶0.31，1∶0.45）（图 2-4-1-1）。

二、呼吸内科护患比

呼吸内科白班平均护患比，指统计周期内，呼吸内科病区每天白班责任护士数之和与其负责照护的住院患者数之和的比例；呼吸内科夜班平均护患比，指统计周期内，呼吸内科每天夜班责任护士数之和与其负责照护的住院患者数之和的比例；呼吸内科平均每天护患比，指统计周期内，呼吸内科每天白班、夜班责任护士数之和与其每天白班、夜班负责护理的住院患者数之和的比例。

2023 年二级综合医院呼吸内科白班平均护患比、夜班平均护患比、平均每天护患比中位数分别为 1∶11.46（1∶9.03，1∶13.50）、1∶26.23（1∶19.32，1∶33.77）和 1∶16.90（1∶13.24，1∶20.22），三级综合医院分别为 1∶10.27（1∶8.30，1∶12.58）、1∶24.28（1∶17.92，1∶31.46）和 1∶15.54（1∶12.18，1∶18.77）（图 2-4-2-1）。

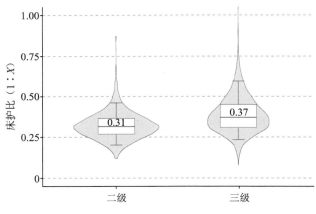

图 2-4-1-1   2023 年二级及以上综合医院呼吸内科床护比　　　图 2-4-2-1   2023 年二级及以上综合医院呼吸内科护患比

三、呼吸内科每住院患者 24 小时平均护理时数

呼吸内科每住院患者 24 小时平均护理时数，指统计周期内，医疗机构呼吸内科病区执业护士实际上班小时数与住院患者实际占用床日数的比例。2023 年二级综合医院呼吸内科每住院患者 24 小时平均护理时数中位数为 1.79（1.53，2.11）小时，三级综合医院为 1.89（1.59，2.31）小时（图 2-4-3-1）。

四、呼吸内科不同级别护士配置

（一）呼吸内科主管护师及以上职称护士占比

呼吸内科主管护师及以上职称护士占比，指统计周期内，呼吸内科病区中专业技术职称为主管护师及以上职称的执业护士在呼吸内科病区执业护士中所占的比例。2023 年二级综合医院呼吸内科主管护师及以上职称护士占比的中位数为 24.07%（15.15%，34.62%），三级综合医院为 30.27%（20.45%，41.67%）（图 2-4-4-1）。二级及以上综合医院呼吸内科护士职称占比详见图 2-4-4-2。

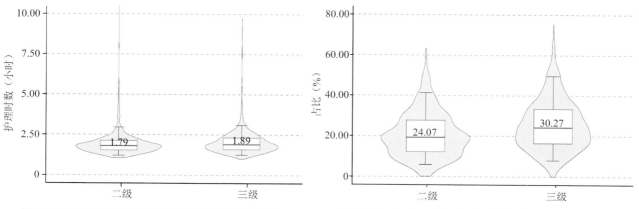

图 2-4-3-1　2023 年二级及以上综合医院呼吸内科每住院患者 24 小时平均护理时数

图 2-4-4-1　2023 年二级及以上综合医院呼吸内科主管护师及以上职称护士占比

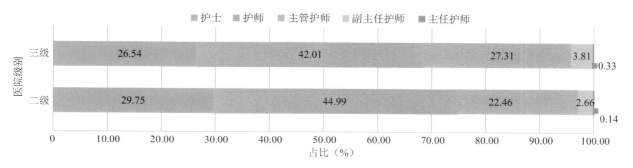

图 2-4-4-2　2023 年二级及以上综合医院呼吸内科护士职称占比

（二）呼吸内科本科及以上学历护士占比

呼吸内科本科及以上学历护士占比，指统计周期内，呼吸内科病区中本科及以上学历的执业护士在呼吸内科病区执业护士中所占的比例。2023 年二级综合医院呼吸内科本科及以上学历护士占比的中位数为 58.72%（41.03%，73.08%），三级综合医院为 74.83%（58.97%，88.42%），三级综合医院显著高于二级综合医院（图 2-4-4-3）。二级及以上综合医院呼吸内科护士学历占比详见图 2-4-4-4。

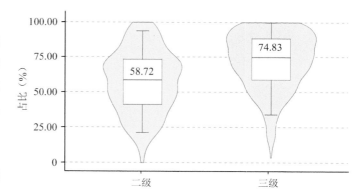

图 2-4-4-3　2023 年二级及以上综合医院呼吸内科本科及以上学历护士占比

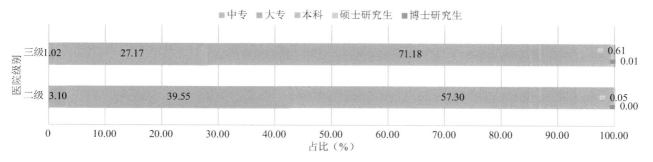

图 2-4-4-4　2023 年二级及以上综合医院呼吸内科护士学历占比

（三）呼吸内科 5 年及以上年资护士占比

呼吸内科 5 年及以上年资护士占比，指统计周期内，呼吸内科病区中工作年限≥5年的执业护士在呼吸内科病区执业护士中所占的比例。2023 年二级综合医院呼吸内科 5 年及以上年资护士占比的中位数为 63.94%（52.17%，75.00%），三级综合医院为 67.74%（57.53%，78.57%）（图 2-4-4-5）。二级及以上综合医院呼吸内科护士工作年限占比详见图 2-4-4-6。

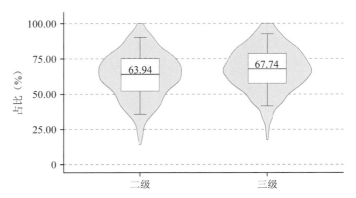

图 2-4-4-5 2023 年二级及以上综合医院呼吸内科
5 年及以上年资护士占比

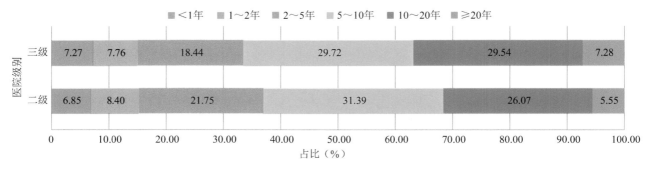

图 2-4-4-6 2023 年二级及以上综合医院呼吸内科护士工作年限占比

五、呼吸内科护士离职率

呼吸内科护士离职率，指统计周期内，某医疗机构呼吸内科病区中执业护士自愿离职人数与执业护士人数的比例。2023 年二级综合医院呼吸内科护士离职率为 3.52%（359/10 200），中位数为 0.00%（0.00%，6.06%）；三级综合医院呼吸内科护士离职率为 2.76%（771/27 969），中位数为 0.00%（0.00%，5.00%）（图 2-4-5-1）。

六、呼吸内科住院患者身体约束率

呼吸内科住院患者身体约束率，指统计周期内呼吸内，科病区住院患者身体约束日数与呼吸内科病区住院患者实际占用床日数的比例。2023 年二级综合医院呼吸内科住院患者身体约束率中位数为 0.09%（0.00%，1.06%），三级综合医院为 0.81%（0.05%，3.00%）（图 2-4-6-1）。

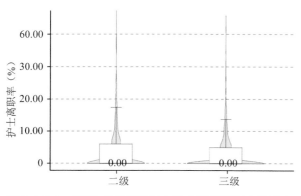

图 2-4-5-1 2023 年二级及以上综合医院呼吸内科护士
离职率中位数

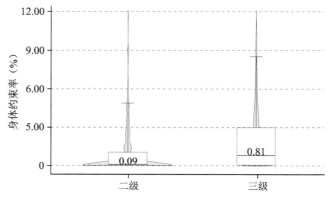

图 2-4-6-1 2023 年二级及以上综合医院呼吸内科
住院患者身体约束率

七、呼吸内科护理级别占比

呼吸内科护理级别占比，指统计周期内，呼吸内科病区中某级别护理患者占用床日数与呼吸内科病区住院患者实际占用床日数的百分比，包含 4 个指标：呼吸内科特级护理占比、呼吸内科一级护理占比、呼吸内科二级护理占比、呼吸内科三级护理占比。

2023 年二级综合医院呼吸内科特级护理占比中位数为 0.00%（0.00%，0.00%），一级护理占比中位数为 41.58%（21.68%，68.14%），二级护理占比中位数为 55.58%（30.16%，76.23%），三级护理占比中位数为 0.00%（0.00%，0.35%）；三级综合医院呼吸内科特级护理占比中位数为 0.00%（0.00%，1.60%），一级护理占比中位数为 54.00%（30.80%，76.88%），二级护理占比中位数为 41.21%（18.81%，65.13%），三级护理占比中位数为 0.00%（0.00%，0.08%）（图 2-4-7-1）。

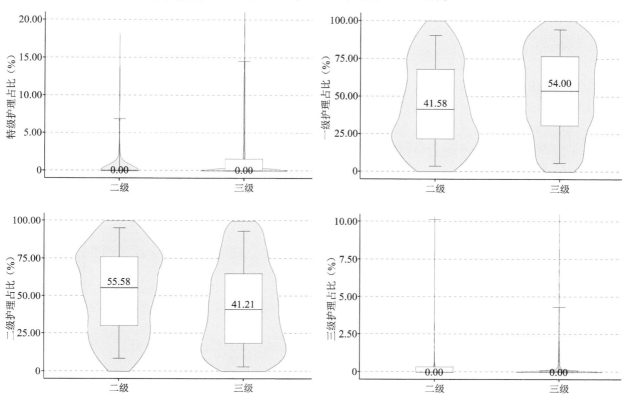

图 2-4-7-1 2023 年二级及以上综合医院呼吸内科住院患者护理级别占比

八、呼吸内科住院患者跌倒发生率

呼吸内科住院患者跌倒发生率，指统计周期内，呼吸内科病区住院患者发生跌倒的例次数（包括造成或未造成伤害）与同期呼吸内科病区住院患者实际占用床日数的千分比。呼吸内科住院患者跌倒伤害占比，指统计周期内呼吸内科病区住院患者发生跌倒伤害的总例次数占同期呼吸内科病区住院患者发生跌倒例次数的百分比。

2023 年二级综合医院呼吸内科中住院患者跌倒发生 1120 例次，跌倒发生率为 0.10‰，跌倒发生率中位数为 0.07‰（0.00‰，0.15‰），其中，跌倒伤害发生 735 例次，跌倒伤害占比为 65.63%，跌倒伤害占比中位数为 100.00%（50.00%，100.00%）；三级综合医院呼吸内科中住院患者跌倒发生 1907 例次，跌倒发生率为 0.07‰，跌倒发生率中位数为 0.05‰（0.00‰，0.11‰），其中，跌倒伤害发生 1247 例次，跌倒伤害占比为 65.39%，跌倒伤害占比中位数为 100.00%（50.00%，100.00%）（图 2-4-8-1、图 2-4-8-2）。

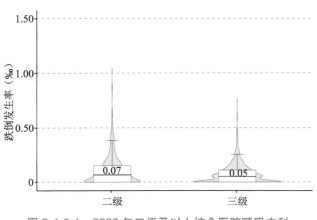

图 2-4-8-1　2023 年二级及以上综合医院呼吸内科
住院患者跌倒发生率

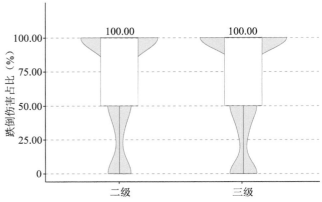

图 2-4-8-2　2023 年二级及以上综合医院呼吸内科
住院患者跌倒伤害占比

九、呼吸内科住院患者 2 期及以上院内压力性损伤发生率

呼吸内科住院患者 2 期及以上院内压力性损伤发生率，指统计周期内，呼吸内科病区住院患者 2 期及以上院内压力性损伤新发例数与同期呼吸内科病区住院患者总数的百分比。

2023 年二级综合医院呼吸内科住院患者发生 2 期及以上院内压力性损伤 272 例次，发生率为 0.02%，发生率中位数为 0.00%（0.00%，0.00%）；三级综合医院呼吸内科住院患者发生 2 期及以上院内压力性损伤 541 例次，发生率为 0.02%，发生率中位数为 0.00%（0.00%，0.00%）（图 2-4-9-1）。

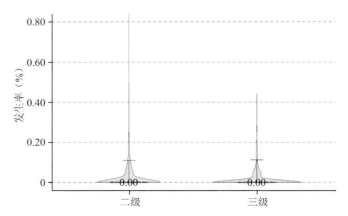

图 2-4-9-1　2023 年二级及以上综合医院呼吸内科
住院患者 2 期及以上院内压力性损伤发生率

十、呼吸内科住院患者非计划拔管率

呼吸内科置管患者非计划拔管率，指统计周期内，呼吸内科病区住院患者发生某导管非计划拔管例次数与该类导管留置总日数的千分比。

2023 年二级、三级综合医院呼吸内科住院患者五类导管非计划拔管发生例次数、发生率、发生率中位数及上、下四分位数 $[M(P_{25}, P_{75})]$ 汇总统计见表 2-4-10-1。

表 2-4-10-1　2023 年呼吸内科住院患者非计划拔管发生情况

非计划拔管类型	二级综合医院			三级综合医院		
	例数（例次）	发生率（‰）	$M(P_{25}, P_{75})$（‰）	例数（例次）	发生率（‰）	$M(P_{25}, P_{75})$（‰）
气管导管非计划拔管	4	0.49	0.00（0.00，0.00）	21	0.36	0.00（0.00，0.00）
胃肠导管非计划拔管	245	0.92	0.00（0.00，0.00）	705	0.51	0.00（0.00，0.00）
导尿管非计划拔管	101	0.27	0.00（0.00，0.00）	177	0.13	0.00（0.00，0.00）
CVC 非计划拔管	47	0.60	0.00（0.00，0.00）	118	0.27	0.00（0.00，0.00）
PICC 非计划拔管	16	0.27	0.00（0.00，0.00）	47	0.14	0.00（0.00，0.00）

（一）呼吸内科住院患者气管导管非计划拔管率

2023年二级综合医院呼吸内科病区住院患者气管导管非计划拔管发生4例次，非计划拔管率为0.49‰，中位数为0.00‰（0.00‰，0.00‰）；三级综合医院呼吸内科病区住院患者气管导管非计划拔管发生21例次，非计划拔管率为0.36‰，中位数为0.00‰（0.00‰，0.00‰）（图2-4-10-1）。

（二）呼吸内科住院患者胃肠导管非计划拔管率

2023年二级综合医院呼吸内科病区住院患者胃肠导管非计划拔管发生245例次，非计划拔管率为0.92‰，中位数为0.00‰（0.00‰，0.00‰）；三级综合医院呼吸内科病区住院患者胃肠导管非计划拔管发生705例次，非计划拔管率为0.51‰，中位数为0.00‰（0.00‰，0.00‰）（图2-4-10-2）。

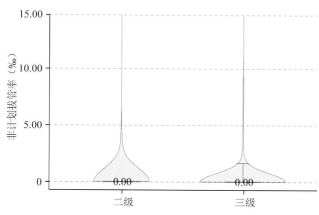

图 2-4-10-1　2023 年二级及以上综合医院呼吸内科住院患者气管导管非计划拔管率

图 2-4-10-2　2023 年二级及以上综合医院呼吸内科住院患者胃肠导管非计划拔管率

（三）呼吸内科住院患者导尿管非计划拔管率

2023年二级综合医院呼吸内科病区住院患者导尿管非计划拔管发生101例次，非计划拔管率为0.27‰，中位数为0.00‰（0.00‰，0.00‰）；三级综合医院呼吸内科病区住院患者导尿管非计划拔管发生177例次，非计划拔管率为0.13‰，中位数为0.00‰（0.00‰，0.00‰）（图2-4-10-3）。

（四）呼吸内科住院患者 CVC 非计划拔管率

2023年二级综合医院呼吸内科病区住院患者CVC非计划拔管发生47例次，非计划拔管率为0.60‰，中位数为0.00‰（0.00‰，0.00‰）；三级综合医院呼吸内科病区住院患者CVC非计划拔管发生118例次，非计划拔管率为0.27‰，中位数为0.00‰（0.00‰，0.00‰）（图2-4-10-4）。

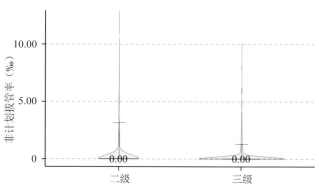
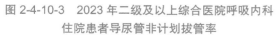
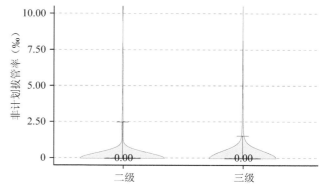

图 2-4-10-3　2023 年二级及以上综合医院呼吸内科住院患者导尿管非计划拔管率

图 2-4-10-4　2023 年二级及以上综合医院呼吸内科住院患者 CVC 非计划拔管率

（五）呼吸内科住院患者 PICC 非计划拔管率

2023年二级综合医院呼吸内科病区住院患者PICC非计划拔管发生16例次，非计划拔管率为0.27‰，中位数为 0.00‰（0.00‰，0.00‰）；三级综合医院呼吸内科病区住院患者 PICC 非计划拔管发生 47 例次，非计划拔管率为 0.14‰，中位数为 0.00‰（0.00‰，0.00‰）（图 2-4-10-5）。

十一、呼吸内科住院患者 CAUTI 发生率

呼吸内科住院患者 CAUTI 发生率，指统计周期内，呼吸内科病区中住院患者导尿管相关感染例次数与住院患者导尿管留置总日数的千分比。

2023 年二级综合医院呼吸内科病区住院患者 CAUTI 发生 68 例次，发生率为 0.18‰，发生率中位数为 0.00‰（0.00‰，0.00‰）；三级综合医院呼吸内科病区住院患者 CAUTI 发生 553 例次，发生率为 0.39‰，发生率中位数为 0.00‰（0.00‰，0.00‰）（图 2-4-11-1）。

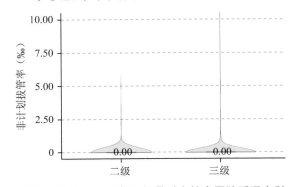

图 2-4-10-5　2023 年二级及以上综合医院呼吸内科住院患者 PICC 非计划拔管率

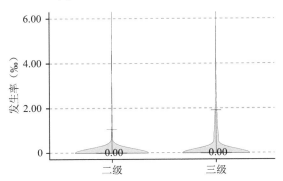

图 2-4-11-1　2023 年二级及以上综合医院呼吸内科住院患者 CAUTI 发生率

十二、呼吸内科住院患者中心血管导管相关血流感染发生率

（一）呼吸内科住院患者 CVC 相关血流感染发生率

呼吸内科住院患者 CVC 相关血流感染发生率，指统计周期内，呼吸内科病区中住院患者 CVC 相关血流感染例次数与住院患者 CVC 留置总日数的千分比。

2023 年二级综合医院呼吸内科病区住院患者 CVC 相关血流感染发生 4 例次，发生率为 0.05‰，发生率中位数为 0.00‰（0.00‰，0.00‰）；三级综合医院呼吸内科病区住院患者 CVC 相关血流感染发生 69 例次，发生率为 0.16‰，发生率中位数为 0.00‰（0.00‰，0.00‰）（图 2-4-12-1）。

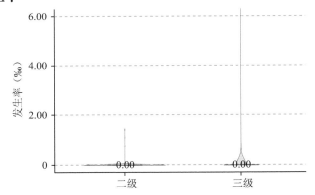

图 2-4-12-1　2023 年二级及以上综合医院呼吸内科住院患者 CVC 相关血流感染发生率

（二）呼吸内科住院患者 PICC 相关血流感染发生率

呼吸内科住院患者 PICC 相关血流感染发生率，指统计周期内，呼吸内科病区中住院患者 PICC 相关血流感染例次数与住院患者 PICC 留置总日数的千分比。

2023 年二级综合医院呼吸内科病区住院患者 PICC 相关血流感染发生 1 例次，发生率为 0.02‰，发生率中位数为 0.00‰（0.00‰，0.00‰）；三级综合医院呼吸内科病区住院患者 PICC 相关血流感染发生 8 例次，发生率为 0.02‰，发生率中位数为 0.00‰（0.00‰，0.00‰）（图 2-4-12-2）。

（三）呼吸内科住院患者血液净化用中心静脉导管相关血流感染发生率

呼吸内科住院患者血液净化用中心静脉导管相关血流感染发生率，指统计周期内，呼吸内科病区中住

院患者血液净化用中心静脉导管相关感染例次数与住院患者血液净化用中心静脉导管留置总日数的千分比。

2023 年二级综合医院呼吸内科病区住院患者血液净化用中心静脉导管相关血流感染发生 1 例次，发生率为 0.06‰，发生率中位数为 0.00‰（0.00‰，0.00‰）；三级综合医院呼吸内科病区住院患者血液净化用中心静脉导管相关血流感染发生 6 例次，发生率为 0.25‰，发生率中位数为 0.00‰（0.00‰，0.00‰）（图 2-4-12-3）。

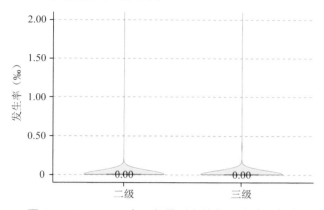

图 2-4-12-2　2023 年二级及以上综合医院呼吸内科
住院患者 PICC 相关血流感染发生率

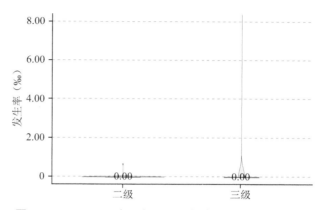

图 2-4-12-3　2023 年二级及以上综合医院呼吸内科住院
患者血液净化用中心静脉导管相关血流感染发生率

十三、呼吸内科住院患者 VAP 发生率

呼吸内科住院患者 VAP 发生率，指统计周期内，呼吸内科病区中住院患者呼吸机相关性肺炎例次数与住院患者有创机械通气总日数的千分比。

2023 年二级综合医院呼吸内科病区住院患者 VAP 发生 8 例次，发生率为 0.42‰，发生率中位数为 0.00‰（0.00‰，0.00‰）；三级综合医院呼吸内科病区住院患者 VAP 发生 227 例次，发生率为 0.96‰，发生率中位数为 0.00‰（0.00‰，0.00‰）（图 2-4-13-1）。

十四、呼吸内科护士锐器伤发生率

呼吸内科护士锐器伤发生率，指统计周期内，呼吸内科病区中护理人员发生锐器伤的例次数与呼吸内科执业护士人数的百分比。

2023 年二级综合医院呼吸内科病区中护士锐器伤发生 342 例次，发生率为 3.35%，发生率中位数为 0.00%（0.00%，5.13%）；三级综合医院呼吸内科病区中护士锐器伤发生 718 例次，发生率为 2.57%，发生率中位数为 0.00%（0.00%，4.30%）（图 2-4-14-1）。

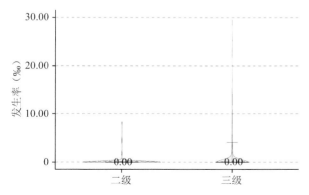

图 2-4-13-1　2023 年二级及以上综合医院呼吸内科
住院患者 VAP 发生率

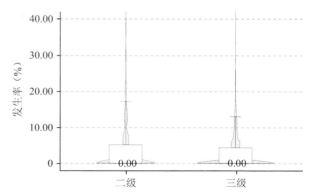

图 2-4-14-1　2023 年二级及以上综合医院呼吸内科
护士锐器伤发生率

第五节　2023年综合医院心血管内科数据分析

本节对 CNDNQ 2023 年全国二级及以上综合医院的 526 个心血管内科病区指标数据进行分析，其中二级综合医院心血管内科病区占 45.06%（237 个），三级综合医院心血管内科病区占 54.94%（289 个）。

一、心血管内科床护比

心血管内科床护比，指统计周期内，医疗机构心血管内科病区实际开放床位数与该病区执业护士人数的比例。2023 年二级综合医院心血管内科床护比中位数为 1 : 0.30（1 : 0.26，1 : 0.35），三级综合医院为 1 : 0.35（1 : 0.30，1 : 0.43）（图 2-5-1-1）。

二、心血管内科护患比

心血管内科白班平均护患比，指统计周期内，心血管内科病区每天白班责任护士数之和与其负责照护的住院患者数之和的比例；心血管内科夜班平均护患比，指统计周期内，心血管内科每天夜班责任护士数之和与其负责照护的住院患者数之和的比例；心血管内科平均每天护患比，指统计周期内，心血管内科每天白班、夜班责任护士数之和与其每天白班、夜班负责护理的住院患者数之和的比例。

2023 年二级综合医院心血管内科白班平均护患比、夜班平均护患比、平均每天护患比的中位数分别为 1 : 10.80（1 : 8.81，1 : 13.40）、1 : 25.80（1 : 19.10，1 : 32.56）和 1 : 16.15（1 : 13.25，1 : 19.66），三级综合医院分别为 1 : 9.83（1 : 7.93，1 : 12.81）、1 : 23.15（1 : 16.90，1 : 31.14）和 1 : 14.84（1 : 11.83，1 : 18.68）（图 2-5-2-1）。

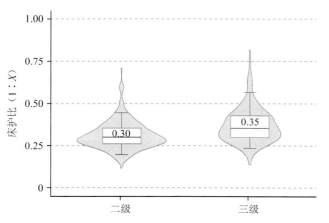

图 2-5-1-1　2023 年二级及以上综合医院心血管内科床护比

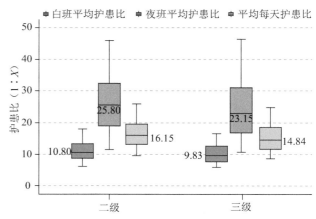

图 2-5-2-1　2023 年二级及以上综合医院心血管内科护患比

三、心血管内科每住院患者 24 小时平均护理时数

心血管内科每住院患者 24 小时平均护理时数，指统计周期内，医疗机构心血管内科病区执业护士实际上班小时数与住院患者实际占用床日数的比例。2023 年二级综合医院心血管内科每住院患者 24 小时平均护理时数中位数为 1.88（1.59，2.20）小时，三级综合医院为 1.99（1.64，2.41）小时（图 2-5-3-1）。

四、心血管内科不同级别护士配置

（一）心血管内科主管护师及以上职称护士占比

心血管内科主管护师及以上职称护士占比，指统计周期内，心血管内科病区中专业技术职称为主管护师及以上职称的执业护士在心血管内科病区执业护士中所占的比例。2023 年二级综合医院心血管内科主管护师及以上职称护士占比中位数为 23.08%（15.38%，36.00%），三级综合医院为 32.26%（22.86%，44.74%）（图 2-5-4-1）。二级及以上综合医院心血管内科护士职称占比详见图 2-5-4-2。

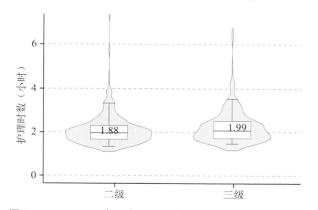

图 2-5-3-1 2023 年二级及以上综合医院心血管内科每住院患者 24 小时平均护理时数

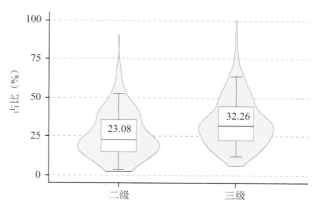

图 2-5-4-1 2023 年二级及以上综合医院心血管内科主管护师及以上职称护士占比

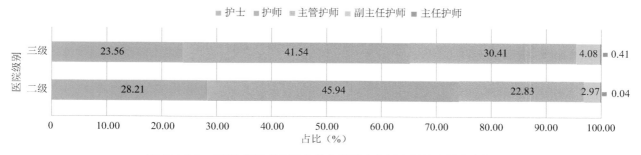

图 2-5-4-2 2023 年二级及以上综合医院心血管内科护士职称占比

（二）心血管内科本科及以上学历护士占比

心血管内科本科及以上学历护士占比，指统计周期内，心血管内科病区中本科及以上学历的执业护士在心血管内科病区执业护士中所占的比例。2023 年二级综合医院心血管内科本科及以上学历护士占比中位数为 59.26%（41.67%，75.86%），三级综合医院为 73.68%（55.17%，86.67%），三级综合医院显著高于二级综合医院（图 2-5-4-3）。二级及以上综合医院心血管内科护士学历占比详见图 2-5-4-4。

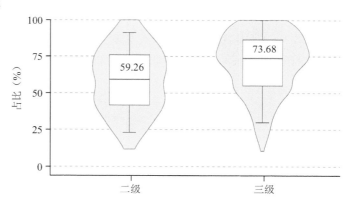

图 2-5-4-3 2023 年二级及以上综合医院心血管内科本科及以上学历护士占比

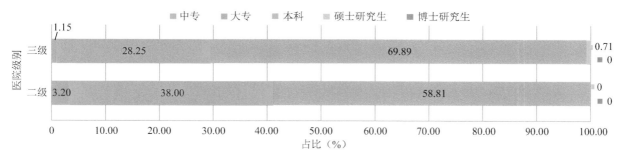

图 2-5-4-4 2023 年二级及以上综合医院心血管内科护士学历占比

（三）心血管内科5年及以上年资护士占比

心血管内科5年及以上年资护士占比，指统计周期内，心血管内科病区中工作年限≥5年的执业护士在心血管内科病区执业护士中所占的比例。2023年二级综合医院心血管内科5年及以上年资护士占比中位数为66.67%（56.00%，77.27%），三级综合医院为71.15%（61.22%，80.00%）（图2-5-4-5）。二级及以上综合医院心血管内科护士工作年限占比详见图2-5-4-6。

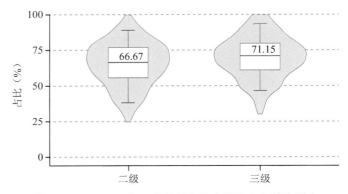

图 2-5-4-5　2023年二级及以上综合医院心血管内科中5年及以上年资护士占比

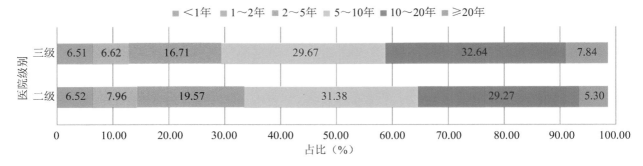

图 2-5-4-6　2023年二级及以上综合医院心血管内科护士工作年限占比

五、心血管内科护士离职率

心血管内科护士离职率，指统计周期内，某医疗机构心血管内科病区中执业护士自愿离职人数与执业护士人数的比例。

2023年二级综合医院心血管内科护士离职率为3.22%（114/3536），中位数为0.00%（0.00%，6.45%）；三级综合医院心血管内科护士离职率为2.62%（160/6118），中位数为0.00%（0.00%，5.26%）（图2-5-5-1）。

六、心血管内科住院患者身体约束率

心血管内科住院患者身体约束率，指统计周期内，心血管内科病区住院患者身体约束日数与心血管内科病区住院患者实际占用床日数的比例。2023年二级综合医院心血管内科住院患者身体约束率中位数为0.00%（0.00%，0.16%），三级综合医院为0.07%（0.00%，0.45%）（图2-5-6-1）。

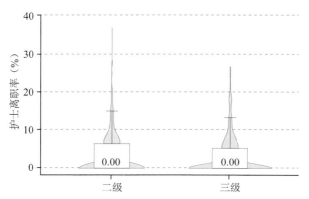

图 2-5-5-1　2023年二级及以上综合医院心血管内科护士离职率

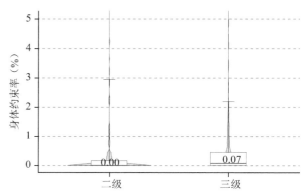

图 2-5-6-1　2023年二级及以上综合医院心血管内科住院患者身体约束率

七、心血管内科护理级别占比

心血管内科护理级别占比，指统计周期内，心血管内科病区中某级别护理患者占用床日数与心血管内科病区住院患者实际占用床日数的百分比，包含4个指标：心血管内科特级护理占比、心血管内科一级护理占比、心血管内科二级护理占比、心血管内科三级护理占比。

2023年二级综合医院心血管内科特级护理占比中位数为0.00%（0.00%，0.00%），一级护理占比中位数为54.27%（25.00%，73.91%），二级护理占比中位数为42.79%（22.34%，69.85%），三级护理占比中位数为0.00%（0.00%，0.40%）；三级综合医院心血管内科特级护理占比中位数为0.00%（0.00%，4.49%），一级护理占比中位数为64.48%（34.93%，84.76%），二级护理占比中位数为30.21%（11.55%，61.66%），三级护理占比中位数为0.00%（0.00%，0.02%）（图2-5-7-1）。

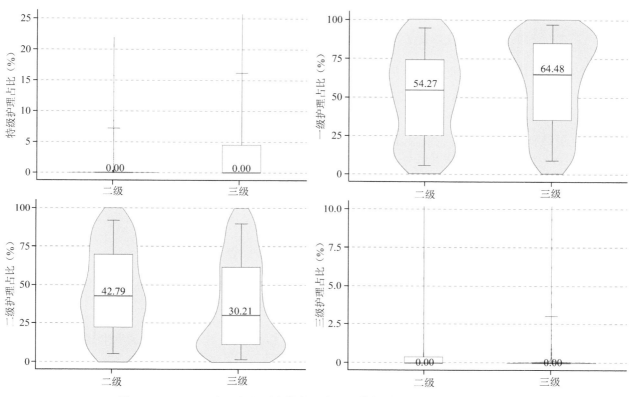

图 2-5-7-1　2023年二级及以上综合医院心血管内科住院患者护理级别占比

八、心血管内科住院患者跌倒发生率

心血管内科住院患者跌倒发生率，指统计周期内，心血管内科病区住院患者发生跌倒的例次数（包括造成或未造成伤害）与同期心血管内科病区住院患者实际占用床日数的千分比。心血管内科住院患者跌倒伤害占比，指统计周期内心血管内科病区住院患者发生跌倒伤害总例次数占同期心血管内科病区住院患者发生跌倒例次数的百分比。

2023年二级综合医院心血管内科中住院患者跌倒发生445例次，跌倒发生率为0.12‰，跌倒发生率中位数为0.08‰（0.00‰，0.18‰），其中，跌倒伤害发生333例次，跌倒伤害占比为74.83%，跌倒伤害占比中位数为100.00%（50.00%，100.00%）；三级综合医院心血管内科中住院患者跌倒发生472例次，跌倒发生率为0.09‰，跌倒发生率中位数为0.06‰（0.00‰，0.14‰），其中，跌倒伤害发生323例次，跌倒伤害占比为68.43%，跌倒伤害占比中位数为100.00%（50.00%，100.00%）（图2-5-8-1、图2-5-8-2）。

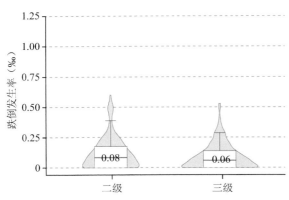

图 2-5-8-1　2023 年二级及以上综合医院心血管内科
住院患者跌倒发生率

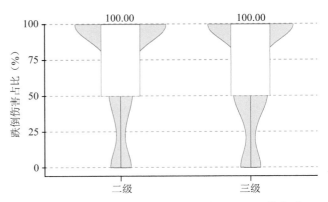

图 2-5-8-2　2023 年二级及以上综合医院心血管内科
住院患者跌倒伤害占比

九、心血管内科住院患者 2 期及以上院内压力性损伤发生率

心血管内科住院患者 2 期及以上院内压力性损伤发生率，指统计周期内，心血管内科病区住院患者 2 期及以上院内压力性损伤新发例数与同期心血管内科病区住院患者总数的百分比。

2023 年二级综合医院心血管内科住院患者发生 2 期及以上院内压力性损伤 104 例次，发生率为 0.02%，发生率中位数为 0.00%（0.00%，0.00%）；三级综合医院心血管内科住院患者发生 2 期及以上院内压力性损伤 100 例次，发生率为 0.01%，发生率中位数为 0.00%（0.00%，0.00%）（图 2-5-9-1）。

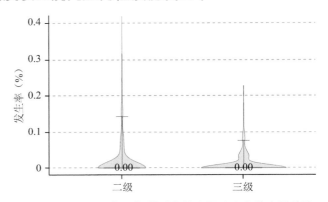

图 2-5-9-1　2023 年二级及以上综合医院心血管内科住院
患者 2 期及以上院内压力性损伤发生率

十、心血管内科住院患者非计划拔管率

心血管内科置管患者非计划拔管率，指统计周期内，心血管内科病区住院患者发生某导管非计划拔管例次数与该类导管留置总日数的千分比。

2023 年二级及以上综合医院心血管内科住院患者五类导管非计划拔管发生例次数、发生率、发生率中位数及上、下四分位数 $[M(P_{25}, P_{75})]$ 汇总统计见表 2-5-10-1。

表 2-5-10-1　2023 年心血管内科住院患者非计划拔管发生情况

非计划拔管类型	二级综合医院			三级综合医院		
	例数（例次）	发生率（‰）	$M(P_{25}, P_{75})$（‰）	例数（例次）	发生率（‰）	$M(P_{25}, P_{75})$（‰）
气管导管非计划拔管	1	1.35	0.00（0.00，0.00）	0	0.00	0.00（0.00，0.00）
胃肠导管非计划拔管	43	1.11	0.00（0.00，0.00）	33	0.88	0.00（0.00，0.00）
导尿管非计划拔管	47	0.53	0.00（0.00，0.00）	53	0.33	0.00（0.00，0.00）
CVC 非计划拔管	26	1.36	0.00（0.00，0.00）	22	0.44	0.00（0.00，0.00）
PICC 非计划拔管	3	0.47	0.00（0.00，0.00）	3	0.34	0.00（0.00，0.00）

（一）心血管内科住院患者气管导管非计划拔管率

2023 年二级综合医院心血管内科病区中发生气管导管非计划拔管 1 例次，非计划拔管率为 1.35‰，中位数为 0.00‰（0.00‰，0.00‰）；三级综合医院心血管内科病区气管导管置管患者留置气管导管总日数为 158 天，未发生住院患者气管导管非计划拔管（图 2-5-10-1）。

（二）心血管内科住院患者胃肠导管非计划拔管率

2023 年二级综合医院心血管内科病区中发生胃肠导管非计划拔管 43 例次，非计划拔管率为 1.11‰，中位数为 0.00‰（0.00‰，0.00‰）；三级综合医院心血管内科病区中发生胃肠导管非计划拔管 33 例次，非计划拔管率为 0.88‰，中位数为 0.00‰（0.00‰，0.00‰）（图 2-5-10-2）。

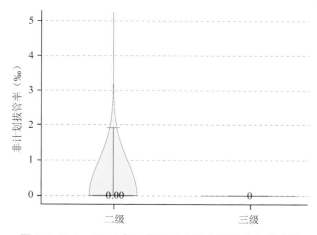

图 2-5-10-1　2023 年二级及以上综合医院心血管内科
住院患者气管导管非计划拔管率

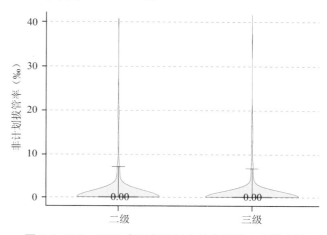

图 2-5-10-2　2023 年二级及以上综合医院心血管内科
住院患者胃肠导管非计划拔管率

（三）心血管内科住院患者导尿管非计划拔管率

2023 年二级综合医院心血管内科病区住院患者导尿管非计划拔管发生 47 例次，非计划拔管率为 0.53‰，中位数为 0.00‰（0.00‰，0.00‰）；三级综合医院心血管内科病区住院患者导尿管非计划拔管发生 53 例次，非计划拔管率为 0.33‰，中位数为 0.00‰（0.00‰，0.00‰）（图 2-5-10-3）。

（四）心血管内科住院患者 CVC 非计划拔管率

2023 年二级综合医院心血管内科病区住院患者 CVC 非计划拔管发生 26 例次，非计划拔管率为 1.36‰，中位数为 0.00‰（0.00‰，0.00‰）；三级综合医院心血管内科病区住院患者 CVC 非计划拔管发生 22 例次，非计划拔管率为 0.44‰，中位数为 0.00‰（0.00‰，0.00‰）（图 2-5-10-4）。

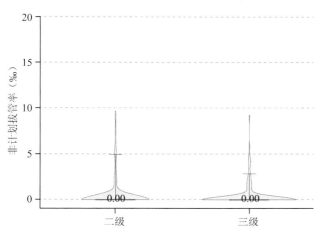

图 2-5-10-3　2023 年二级及以上综合医院心血管内科
住院患者导尿管非计划拔管率

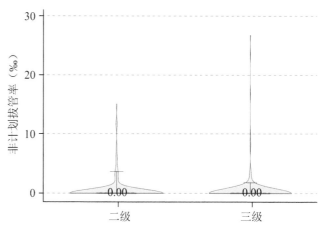

图 2-5-10-4　2023 年二级及以上综合医院心血管内科
住院患者 CVC 非计划拔管率

（五）心血管内科住院患者 PICC 非计划拔管率

2023 年二级综合医院心血管内科病区 PICC 置管患者 PICC 留置总日数为 6382 天，二级综合医院心血管内科病区住院患者 PICC 非计划拔管发生 3 例次，非计划拔管率为 0.47‰，中位数为 0.00‰（0.00‰，0.00‰）；三级综合医院心血管内科病区 PICC 置管患者 PICC 留置总日数为 8943 天，发生 PICC 非计划拔管 3 例次，非计划拔管率为 0.34‰，中位数为 0.00‰（0.00‰，0.00‰）（图 2-5-10-5）。

十一、心血管内科住院患者 CAUTI 发生率

心血管内科住院患者 CAUTI 发生率，指统计周期内，心血管内科病区中住院患者导尿管相关感染例次数与住院患者导尿管留置总日数的千分比。

2023 年二级综合医院心血管内科病区住院患者 CAUTI 发生 36 例次，发生率为 0.41‰，发生率中位数为 0.00‰（0.00‰，0.00‰）；三级综合医院心血管内科病区住院患者 CAUTI 发生 104 例次，发生率为 0.66‰，发生率中位数为 0.00‰（0.00‰，0.00‰）（图 2-5-11-1）。

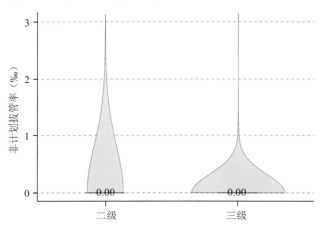

图 2-5-10-5　2023 年二级及以上综合医院心血管内科住院患者 PICC 非计划拔管率

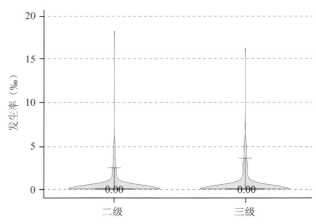

图 2-5-11-1　2023 年二级及以上综合医院心血管内科住院患者 CAUTI 发生率

十二、心血管内科住院患者中心血管导管相关血流感染发生率

（一）心血管内科住院患者 CVC 相关血流感染发生率

心血管内科住院患者 CVC 相关血流感染发生率，指统计周期内，心血管内科病区中住院患者 CVC 相关血流感染例次数与住院患者 CVC 留置总日数的千分比。

2023 年二级、三级综合医院心血管内科病区 CVC 置管患者 CVC 留置总日数分别为 19 094 天和 50 554 天。二级综合医院住院患者 CVC 相关血流感染发生 2 例次，发生率为 0.10‰，发生率中位数为 0.00‰（0.00‰，0.00‰）；三级综合医院住院患者 CVC 相关血流感染发生 5 例次，发生率为 0.10‰，发生率中位数为 0.00‰（0.00‰，0.00‰）（图 2-5-12-1）。

（二）心血管内科住院患者 PICC 相关血流感染发生率

心血管内科住院患者 PICC 相关血流感染发生率，指统计周期内，心血管内科病区中住院患者 PICC 相关血流感染的例次数与住院患者 PICC 留置总日数的千分比。

2023 年二级、三级综合医院心血管内科病区 PICC 置管患者 PICC 留置总日数分别为 6382 天和 8943 天。二级综合医院住院患者 PICC 相关血流感染发生 1 例次，发生率为 0.16‰，发生率中位数为 0.00‰（0.00‰，0.00‰）；三级综合医院心血管内科住院患者未发生 PICC 相关血流感染（图 2-5-12-2）。

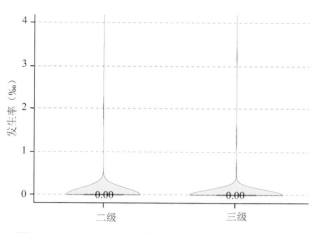

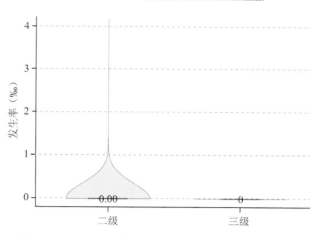

图 2-5-12-1　2023 年二级及以上综合医院心血管内科
住院患者 CVC 相关血流感染发生率

图 2-5-12-2　2023 年二级及以上综合医院心血管内科
住院患者 PICC 相关血流感染发生率

（三）心血管内科住院患者血液净化用中心静脉导管相关血流感染发生率

心血管内科住院患者血液净化用中心静脉导管相关血流感染发生率，指统计周期内，心血管内科病区中住院患者血液净化用中心静脉导管相关血流感染例次数与住院患者血液净化用中心静脉导管留置总日数的千分比。

2023 年二级、三级综合医院心血管内科病区血液净化用中心静脉导管置管患者血液净化用中心静脉导管留置总日数分别为 4072 天和 5777 天。二级综合医院住院患者血液净化用中心静脉导管相关血流感染发生 1 例次，发生率为 0.25‰，发生率中位数为 0.00‰（0.00‰，0.00‰）；三级综合医院住院患者血液净化用中心静脉导管相关血流感染发生 3 例次，发生率为 0.52‰，发生率中位数为 0.00‰（0.00‰，0.00‰）（图 2-5-12-3）。

十三、心血管内科住院患者 VAP 发生率

心血管内科住院患者 VAP 发生率，指统计周期内，心血管内科病区中住院患者发生呼吸机相关性肺炎例次数与住院患者有创机械通气总日数的千分比。

2023 年二级、三级综合医院心血管内科病区住院患者有创机械通气总日数分别为 1150 天和 3563 天。二级综合医院住院患者未发生 VAP；三级综合医院住院患者 VAP 发生 1 例次，发生率为 0.28‰，中位数为 0.00‰（0.00‰，0.00‰）（图 2-5-13-1）。

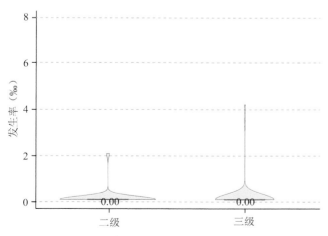

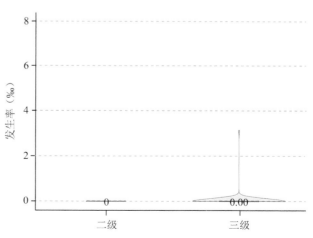

图 2-5-12-3　2023 年二级及以上综合医院心血管内科住院
患者血液净化用中心静脉导管相关血流感染发生率

图 2-5-13-1　2023 年二级及以上综合医院心血管内科
住院患者 VAP 发生率

十四、心血管内科护士锐器伤发生率

心血管内科护士锐器伤发生率，指统计周期内，心血管内科病区中护理人员发生锐器伤的例次数与心血管内科执业护士人数的百分比。

2023年二级综合医院心血管内科病区中护士锐器伤发生145例次，发生率为4.07%（145/3567），发生率中位数为0.00%（0.00%，7.41%）；三级综合医院心血管内科病区中护士锐器伤发生181例次，发生率为2.96%（181/6118），发生率中位数为0.00%（0.00%，5.19%）（图2-5-14-1）。

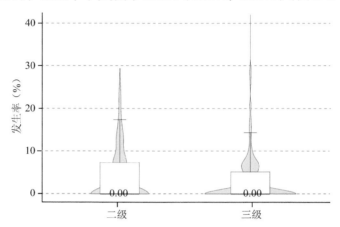

图 2-5-14-1　2023 年二级及以上综合医院心血管内科护士锐器伤发生率

第六节　2023 年综合医院小儿综合科数据分析

本节对 CNDNQ 2023 年全国二级及以上综合医院的 878 个小儿综合科病区指标数据进行分析，其中二级综合医院小儿综合科病区占 35.31%（310 个），三级综合医院小儿综合科病区占 64.69%（568 个）。

一、小儿综合科床护比

小儿综合科床护比，指统计周期内医疗机构小儿综合科病区实际开放床位数与该病区执业护士人数的比例。2023 年二级综合医院小儿综合科床护比中位数为 1∶0.35（1∶0.27，1∶0.45），三级综合医院为 1∶0.43（1∶0.35，1∶0.55）（图 2-6-1-1）。

二、小儿综合科护患比

小儿综合科白班平均护患比，指统计周期内，小儿综合科病区每天白班责任护士数之和与其负责照护的住院患者数之和的比例；小儿综合科夜班平均护患比，指统计周期内，小儿综合科每天夜班责任护士数之和与其负责照护的住院患者数之和的比例；小儿综合科平均每天护患比，指统计周期内，小儿综合科每天白班、夜班责任护士数之和与其每天白班、夜班负责护理的住院患者数之和的比例。

2023 年二级综合医院小儿综合科白班平均护患比、夜班平均护患比、平均每天护患比的中位数分别为 1∶10.44（1∶7.51，1∶13.15）、1∶19.30（1∶12.73，1∶27.62）和 1∶13.78（1∶9.68，1∶17.91），三级综合医院分别为 1∶9.36（1∶7.06，1∶12.23）、1∶19.03（1∶11.65，1∶27.97）和 1∶13.24（1∶9.47，1∶17.43）（图 2-6-2-1）。

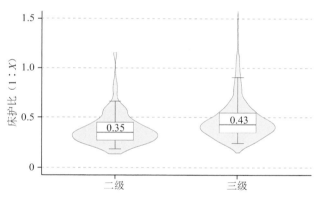

图 2-6-1-1　2023 年二级及以上综合医院小儿综合科床护比

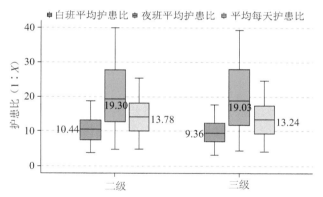

图 2-6-2-1　2023 年二级及以上综合医院小儿综合科护患比

三、小儿综合科每住院患者 24 小时平均护理时数

小儿综合科每住院患者 24 小时平均护理时数，指统计周期内，医疗机构小儿综合科病区执业护士实际上班小时数与住院患者实际占用床日数之比。2023 年二级综合医院小儿综合科每住院患者 24 小时平均护理时数中位数为 2.08（1.67，2.95）小时，三级综合医院为 2.23（1.76，3.22）小时（图 2-6-3-1）。

四、小儿综合科不同级别护士配置

（一）小儿综合科主管护师及以上职称护士占比

小儿综合科主管护师及以上职称护士占比，指统计周期内，小儿综合科病区中专业技术职称为主管护师及以上职称的执业护士在小儿综合科病区执业护士中所占的比例。2023 年二级综合医院小儿综合科主管护师及以上职称护士占比中位数为28.92%（20.00%，40.48%），三级综合医院为36.36%（24.43%，53.33%）（图2-6-4-1）。二级及以上综合医院小儿综合科护士职称占比详见图2-6-4-2。

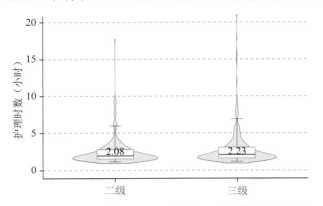

图2-6-3-1　2023年二级及以上综合医院小儿综合科每住院患者24小时平均护理时数　　图2-6-4-1　2023年二级及以上综合医院小儿综合科主管护师及以上职称护士占比

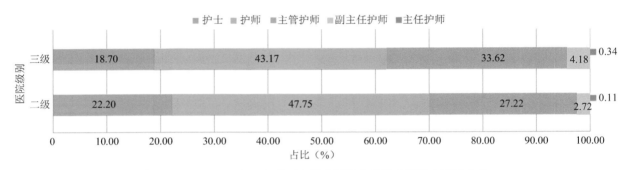

图2-6-4-2　2023年二级及以上综合医院小儿综合科护士职称占比

（二）小儿综合科本科及以上学历护士占比

小儿综合科本科及以上学历护士占比，指统计周期内，小儿综合科病区中本科及以上学历的执业护士在小儿综合科病区执业护士中所占的比例。2023年二级综合医院小儿综合科本科及以上学历护士占比中位数为60.83%（45.45%，79.31%），三级综合医院为78.98%（62.91%，91.58%），三级综合医院显著高于二级综合医院（图2-6-4-3）。二级及以上综合医院小儿综合科护士学历占比详见图2-6-4-4。

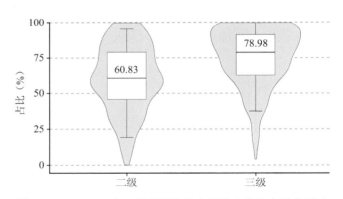

图2-6-4-3　2023年二级及以上综合医院小儿综合科本科及以上学历护士占比

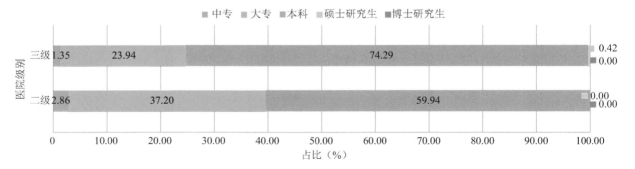

图2-6-4-4　2023年二级及以上综合医院小儿综合科护士学历占比

（三）小儿综合科 5 年及以上年资护士占比

小儿综合科 5 年及以上年资护士占比，指统计周期内小儿综合科病区中工作年限≥5 年的执业护士在小儿综合科病区执业护士中所占的比例。2023年二级综合医院小儿综合科 5 年及以上年资护士占比中位数为 75.00%（63.33%，86.67%），三级综合医院为 78.13%（67.92%，88.59%）（图 2-6-4-5）。二级及以上综合医院小儿综合科护士工作年限占比详见图 2-6-4-6。

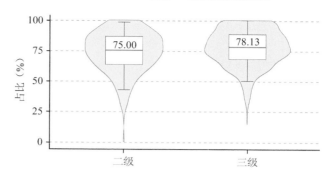

图 2-6-4-5　2023 年二级及以上综合医院小儿综合科
5 年及以上年资护士占比

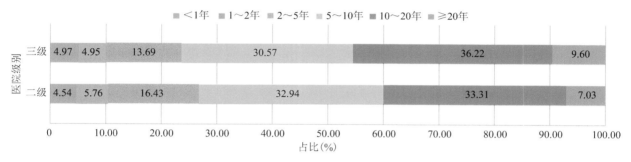

图 2-6-4-6　2023 年二级及以上综合医院小儿综合科护士工作年限占比

五、小儿综合科护士离职率

小儿综合科护士离职率，指统计周期内，某医疗机构小儿综合科病区中执业护士自愿离职人数与执业护士人数的比例。

2023 年二级综合医院小儿综合科护士离职率为 3.13%（152/4858），中位数为 0.00%（0.00%，6.06%），三级综合医院小儿综合科护士离职率为 2.01%（233/11 610），中位数为 0.00%（0.00%，0.00%）（图 2-6-5-1）。

六、小儿综合科住院患者身体约束率

小儿综合科住院患者身体约束率，指统计周期内，小儿综合科病区住院患者身体约束日数与小儿综合科病区住院患者实际占用床日数的比例。2023 年二级综合医院小儿综合科住院患者身体约束率中位数为 0.00%（0.00%，0.00%），三级综合医院为 0.00%（0.00%，0.00%）（图 2-6-6-1）。

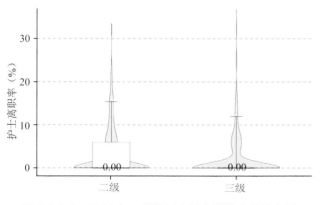

图 2-6-5-1　2023 年二级及以上综合医院小儿综合科
护士离职率

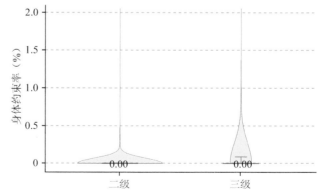

图 2-6-6-1　2023 年二级及以上综合医院小儿综合科
住院患者身体约束率

七、小儿综合科护理级别占比

小儿综合科护理级别占比，指统计周期内，小儿综合科病区中某级别护理患者占用床日数与小儿综合科病区住院患者实际占用床日数的百分比，包含4个指标：小儿综合科特级护理占比、小儿综合科一级护理占比、小儿综合科二级护理占比、小儿综合科三级护理占比。

2023年二级综合医院小儿综合科特级护理占比中位数为0.00%（0.00%，3.67%），一级护理占比中位数为37.54%（5.42%，71.02%），二级护理占比中位数为54.73%（18.20%，88.90%），三级护理占比中位数为0.00%（0.00%，0.00%）；三级综合医院小儿综合科特级护理占比中位数为0.08%（0.00%，7.39%），一级护理占比中位数为44.61%（8.67%，83.97%），二级护理占比中位数为37.50%（1.63%，75.73%），三级护理占比中位数为0.00%（0.00%，0.00%）（图2-6-7-1）。

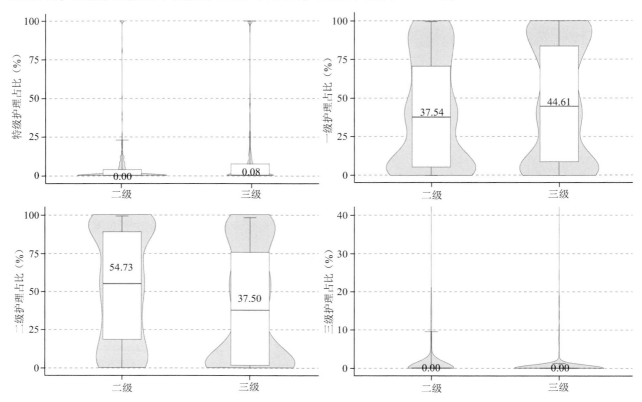

图 2-6-7-1　2023年二级及以上综合医院小儿综合科住院患者护理级别占比

八、小儿综合科住院患者跌倒发生率

小儿综合科住院患者跌倒发生率，指统计周期内，小儿综合科病区住院患者发生跌倒的例次数（包括造成或未造成伤害）与同期小儿综合科病区住院患者实际占用床日数的千分比。小儿综合科住院患者跌倒伤害占比，指统计周期内，小儿综合科病区住院患者发生跌倒伤害的总例次数占同期小儿综合科病区住院患者发生跌倒例次数的百分比。

2023年二级综合医院小儿综合科中住院患者跌倒发生149例次，跌倒发生率为0.03‰，跌倒发生率中位数为0.00‰（0.00‰，0.05‰），其中，跌倒伤害发生84例次，跌倒伤害占比为56.38%，跌倒伤害占比中位数为60.00%（0.00%，100.00%）；三级综合医院小儿综合科中住院患者跌倒发生270例次，跌倒发生率为0.03‰，跌倒发生率中位数为0.00‰（0.00‰，0.05‰），其中，跌倒伤害发生163例次，跌倒伤害占比为60.37%，跌倒伤害占比中位数为100.00%（0.00%，100.00%）（图2-6-8-1、图2-6-8-2）。

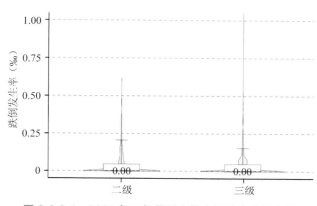

图 2-6-8-1 2023 年二级及以上综合医院小儿综合科
住院患者跌倒发生率

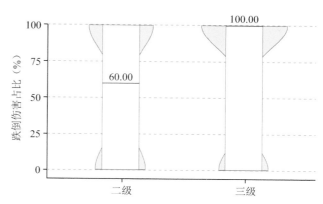

图 2-6-8-2 2023 年二级及以上综合医院小儿综合科
住院患者跌倒伤害占比

九、小儿综合科住院患者 2 期及以上院内压力性损伤发生率

小儿综合科住院患者 2 期及以上院内压力性损伤发生率，指统计周期内，小儿综合科病区住院患者 2 期及以上院内压力性损伤新发例数与同期小儿综合科病区住院患者总数的百分比。

2023 年二级综合医院小儿综合科住院患者发生 2 期及以上院内压力性损伤 4 例次，发生率为 0.0005%，发生率中位数为 0.00%（0.00%，0.00%）；三级综合医院小儿综合科住院患者发生 2 期及以上院内压力性损伤 14 例次，发生率为 0.0009%，中位数为 0.00%（0.00%，0.00%）（图 2-6-9-1）。

十、小儿综合科住院患者非计划拔管率

小儿综合科置管患者非计划拔管率，指统计周期内，小儿综合科病区住院患者发生某导管非计划拔管例次数与该类导管留置总日数的千分比。

（一）小儿综合科住院患者气管导管非计划拔管率

2023 年二级综合医院小儿综合科病区患者留置气管导管总日数为 0 天，无留置气管导管患者；三级综合医院小儿综合科病区患者留置气管导管总日数为 609 天，未发生住院患者气管导管非计划拔管。

（二）小儿综合科住院患者胃肠导管非计划拔管率

2023 年二级综合医院小儿综合科病区中发生胃肠导管非计划拔管 1 例次，非计划拔管率为 0.11‰，中位数为 0.00‰（0.00‰，0.00‰）；三级综合医院小儿综合科病区中发生胃肠导管非计划拔管 17 例次，非计划拔管率为 0.09‰，发生率中位数为 0.00‰（0.00‰，0.00‰）（图 2-6-10-1）。

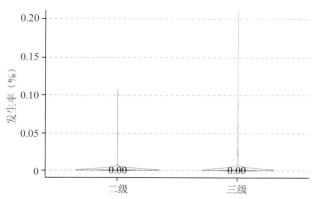

图 2-6-9-1 2023 年二级及以上综合医院小儿综合科
住院患者 2 期及以上院内压力性损伤发生率

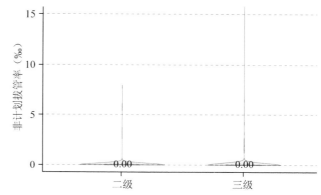

图 2-6-10-1 2023 年二级及以上综合医院小儿综合科
住院患者胃肠导管非计划拔管率

（三）小儿综合科住院患者导尿管非计划拔管率

2023 年二级、三级综合医院小儿综合科导尿管置管患者导尿管留置总日数分别为 687 天和 10 354 天，均未发生导尿管非计划拔管。

（四）小儿综合科住院患者 CVC 非计划拔管率

2023 年二级、三级综合医院小儿综合科 CVC 置管患者 CVC 留置总日数分别为 129 天和 17 635 天，均未发生 CVC 非计划拔管。

（五）小儿综合科住院患者 PICC 非计划拔管率

2023 年二级综合医院小儿综合科 PICC 置管患者 PICC 留置总日数为 1813 天，未发生 PICC 非计划拔管；三级综合医院小儿综合科病区 PICC 置管患者 PICC 留置总日数为 111 960 天，发生 PICC 非计划拔管 7 例次，非计划拔管率为 0.06‰，中位数为 0.00‰（0.00‰，0.00‰）（图 2-6-10-2）。

十一、小儿综合科住院患者 CAUTI 发生率

小儿综合科住院患者 CAUTI 发生率，指统计周期内，小儿综合科病区中住院患者导尿管相关感染例次数与住院患者导尿管留置总日数的千分比。

2023 年二级综合医院小儿综合科病区住院患者导尿管留置总日数为 687 天，未发生 CAUTI；三级综合医院小儿综合科病区住院患者导尿管留置总日数为 10 354 天，CAUTI 发生 6 例次，发生率为 0.58‰，发生率中位数为 0.00‰（0.00‰，0.00‰）（图 2-6-11-1）。

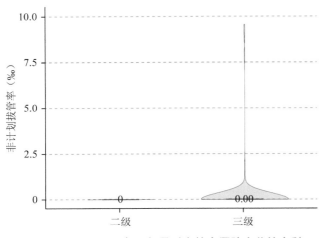

图 2-6-10-2　2023 年二级及以上综合医院小儿综合科住院患者 PICC 非计划拔管率

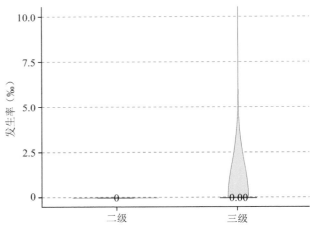

图 2-6-11-1　2023 年二级及以上综合医院小儿综合科住院患者 CAUTI 发生率

十二、小儿综合科住院患者中心血管导管相关血流感染发生率

（一）小儿综合科住院患者 CVC 相关血流感染发生率

小儿综合科住院患者 CVC 相关血流感染发生率，指统计周期内，小儿综合科病区中住院患者 CVC 相关血流感染例次数与住院患者 CVC 留置总日数的千分比。

2023 年二级、三级综合医院小儿综合科病区 CVC 置管患者 CVC 留置总日数分别为 129 天和 17 635 天。二级综合医院小儿综合科住院患者未发生 CVC 相关血流感染；三级综合医院小儿综合科住院患者 CVC 相关血流感染发生 2 例次，发生率为 0.11‰，发生率中位数为 0.00‰（0.00‰，0.00‰）（图 2-6-12-1）。

（二）小儿综合科住院患者 PICC 相关血流感染发生率

小儿综合科住院患者 PICC 相关血流感染发生率，指统计周期内，小儿综合科病区中住院患者 PICC 相关血流感染例次数与住院患者 PICC 留置总日数的千分比。

2023 年二级、三级综合医院小儿综合科病区 PICC 置管患者 PICC 留置总日数分别为 1813 天和 111 960 天。二级综合医院小儿综合科住院患者未发生 PICC 相关血流感染；三级综合医院小儿综合科住院患者 PICC 相关血流感染发生 13 例次，发生率为 0.12‰，发生率中位数为 0.00‰（0.00‰，0.00‰）（图 2-6-12-2）。

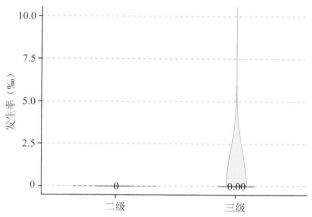

图 2-6-12-1　2023 年二级及以上综合医院小儿综合科住院患者 CVC 相关血流感染发生率

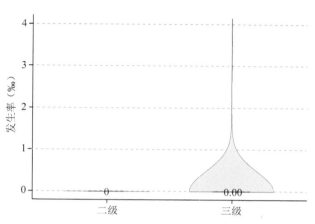

图 2-6-12-2　2023 年二级及以上综合医院小儿综合科住院患者 PICC 相关血流感染发生率

（三）小儿综合科住院患者血液净化用中心静脉导管相关血流感染发生率

小儿综合科住院患者血液净化用中心静脉导管相关血流感染发生率，指统计周期内，小儿综合科病区中住院患者血液净化用中心静脉导管相关血流感染例次数与住院患者血液净化用中心静脉导管留置总日数的千分比。

2023 年二级、三级综合医院小儿综合科病区血液净化用中心静脉导管置管患者血液净化用中心静脉导管留置总日数分别为 21 天和 11 210 天，均未发生血液净化用中心静脉导管相关血流感染。

十三、小儿综合科住院患者 VAP 发生率

小儿综合科住院患者 VAP 发生率，指统计周期内，小儿综合科病区中住院患者呼吸机相关性肺炎例次数与住院患者有创机械通气总日数的千分比。

2023 年二级、三级综合医院小儿综合科病区住院患者有创机械通气总日数分别为 890 天和 22 636 天。二级综合医院住院患者未发生 VAP；三级综合医院住院患者 VAP 发生 29 例次，发生率为 1.28‰，中位数为 0.00‰（0.00‰，0.00‰）（图 2-6-13-1）。

十四、小儿综合科护士锐器伤发生率

小儿综合科护士锐器伤发生率，指统计周期内，小儿综合科病区中护理人员发生锐器伤的例次数与小儿综合科执业护士人数的百分比。

2023 年二级综合医院小儿综合科病区中护士锐器伤发生 76 例次，发生率为 1.56%（76/4858），发生率中位数为 0.00%（0.00%，0.00%）；三级综合医院小儿综合科病区中护士锐器伤发生 127 例次，发生率为 1.09%（127/11 610），发生率中位数为 0.00%（0.00%，0.00%）（图 2-6-14-1）。

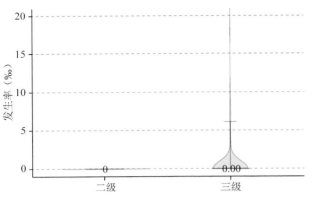

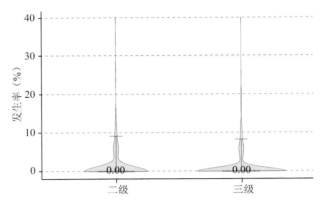

图 2-6-13-1　2023 年二级及以上综合医院小儿综合科
住院患者 VAP 发生率

图 2-6-14-1　2023 年二级及以上综合医院小儿综合科
护士锐器伤发生率

十五、小儿综合科新生儿院内尿布皮炎发生率

小儿综合科新生儿院内尿布皮炎发生率，指统计周期内，小儿综合科病区住院新生儿发生院内尿布皮炎的例次数与同期住院新生儿实际占用床日数的千分比。小儿综合科新生儿中度及以上院内尿布皮炎占比，指统计周期内，小儿综合科病区住院新生儿中度及以上院内尿布皮炎发生的例次数与同期小儿综合科病区住院新生儿院内尿布皮炎发生例次数的百分比。

2023 年二级综合医院小儿综合科中新生儿院内尿布皮炎发生 179 例次，发生率为 0.76‰，发生率中位数为 0.00‰（0.00‰，0.00‰），其中，新生儿中度及以上院内尿布皮炎发生 17 例次，占比为 9.50%，占比中位数为 0.00%（0.00%，22.22%）；三级综合医院小儿综合科中新生儿院内尿布皮炎发生 1507 例次，发生率为 1.46‰，发生率中位数为 0.00‰（0.00‰，0.80‰），其中，新生儿中度及以上院内尿布皮炎发生 123 例次，占比为 8.16%，占比中位数为 0.00%（0.00%，16.67%）（图 2-6-15-1、图 2-6-15-2）。

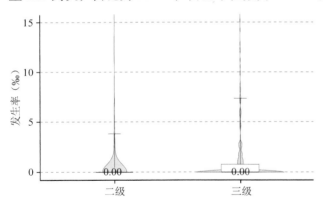

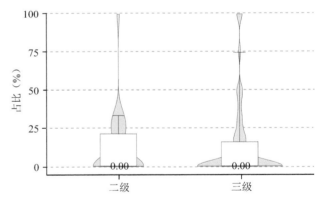

图 2-6-15-1　2023 年二级及以上综合医院小儿综合科
新生儿院内尿布皮炎发生率

图 2-6-15-2　2023 年二级及以上综合医院小儿综合科
新生儿中度及以上院内尿布皮炎占比

十六、小儿综合科住院患儿外周静脉输液渗出/外渗发生率

药物渗出，指在外周静脉输液过程中，非腐蚀性药液进入静脉管腔以外的周围组织；药物外渗，指在外周静脉输液过程中，腐蚀性药液进入静脉管腔以外的周围组织。相关监测指标有 2 个：患儿外周静脉输液渗出/外渗发生率、患儿外周静脉输液外渗占比。

小儿综合科住院患儿外周静脉输液渗出/外渗发生率，指统计周期内，小儿综合科病区住院患儿发生外周静脉输液渗出和外渗的例次数与同期小儿综合科病区住院患儿外周静脉通路留置总日数的千分比。小儿综合科住院患儿外周静脉输液外渗占比，指统计周期内，小儿综合科病区住院患儿外周静脉输液外渗发生例次数占同期小儿综合科病区住院患儿外周静脉输液渗出和外渗发生总例次数的百分比。

2023 年二级综合医院小儿综合科中住院患儿外周静脉输液渗出 / 外渗发生 2637 例次，发生率为 1.04‰，发生率中位数为 0.00‰（0.00‰，0.60‰），其中，外周静脉输液外渗发生 509 例次，占比为 19.30%，占比中位数为 0.00%（0.00%，100.00%）；三级综合医院小儿综合科中住院患儿外周静脉输液渗出 / 外渗发生 7010 例次，发生率为 0.98‰，发生率中位数为 0.00‰（0.00‰，0.63‰），其中，外周静脉输液外渗发生 553 例次，占比为 7.89%，占比中位数为 0.00%（0.00%，28.17%）（图 2-6-16-1、图 2-6-16-2）。

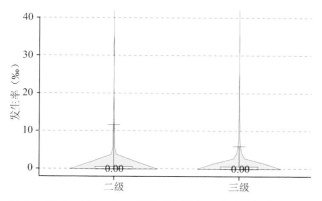

图 2-6-16-1　2023 年二级及以上综合医院小儿综合科住院患儿外周静脉输液渗出 / 外渗发生率

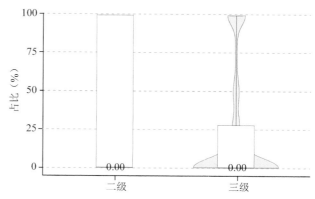

图 2-6-16-2　2023 年二级及以上综合医院小儿综合科住院患儿外周静脉输液外渗占比

十七、小儿综合科 6 月龄内患儿母乳喂养维持率

小儿综合科 6 月龄内患儿母乳喂养维持率，指统计周期内，月龄 ≤ 6 个月的小儿综合科病区患儿出院时继续母乳喂养的人数与入院时母乳喂养人数的百分比，反映 6 月龄内母乳喂养的婴儿虽然发生住院行为但仍继续母乳喂养的比例。

2023 年二级综合医院小儿综合科出院患儿中持续母乳喂养的 6 月龄内患儿数为 80 160 例，维持率为 99.94%，中位数为 100.00%（100.00%，100.00%）；三级综合医院小儿综合科出院患儿中持续母乳喂养的 6 月龄内患儿数为 173 585 例，维持率为 99.66%，中位数为 100.00%（100.00%，100.00%）。

第七节 2021—2023 年三级综合医院数据分析

本节针对 2021—2023 年连续 3 年均在 CNDNQ 上报数据的 1306 家三级综合医院的护理专业医疗质量控制指标数据进行分析。各省（自治区、直辖市）连续 3 年填报数据的三级综合医院数量分布情况见图 2-7-0-1。

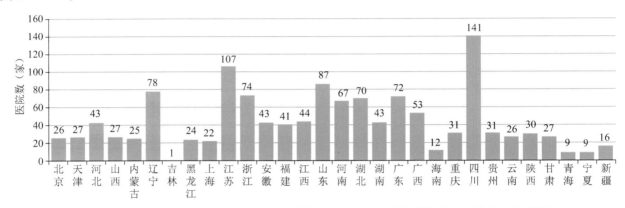

图 2-7-0-1 2021—2023 年各省（自治区、直辖市）连续 3 年填报数据的三级综合医院数量分布

一、床护比

如图 2-7-1-1 所示，2021—2023 年三级综合医院床护比中位数分别是 1∶0.59（1∶0.51，1∶0.67）、1∶0.60（1∶0.52，1∶0.68）和 1∶0.60（1∶0.53，1∶0.68），病区床护比中位数分别是 1∶0.41（1∶0.36，1∶0.48）、1∶0.42（1∶0.37，1∶0.48）和 1∶0.42（1∶0.37，1∶0.48），与《全国护理事业发展规划（2021—2025 年）》提出的三级综合医院床护比达到 1∶0.85、病区床护比达到 1∶0.65 的约束性要求尚有差距。2021—2023 年各省（自治区、直辖市）床护比与病区床护比变化情况见图 2-7-1-2、图 2-7-1-3 和附表 44、附表 45。

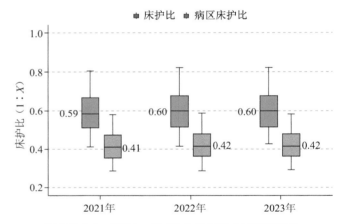

图 2-7-1-1 2021—2023 年三级综合医院床护比

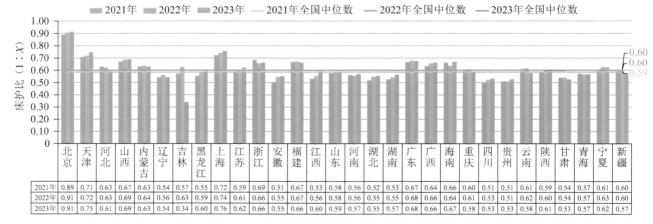

	北京	天津	河北	山西	内蒙古	辽宁	吉林	黑龙江	上海	江苏	浙江	安徽	福建	江西	山东	河南	湖北	湖南	广东	广西	海南	重庆	四川	贵州	云南	陕西	甘肃	青海	宁夏	新疆
2021年	0.89	0.71	0.63	0.67	0.63	0.54	0.57	0.55	0.72	0.59	0.69	0.51	0.67	0.53	0.58	0.56	0.52	0.53	0.67	0.64	0.66	0.60	0.51	0.51	0.61	0.59	0.54	0.57	0.61	0.60
2022年	0.91	0.72	0.63	0.69	0.64	0.56	0.63	0.59	0.74	0.61	0.66	0.55	0.67	0.56	0.60	0.56	0.55	0.54	0.68	0.66	0.64	0.61	0.53	0.51	0.62	0.60	0.54	0.57	0.63	0.60
2023年	0.91	0.75	0.61	0.69	0.63	0.54	0.34	0.60	0.76	0.62	0.66	0.55	0.66	0.60	0.59	0.57	0.55	0.55	0.68	0.66	0.62	0.58	0.53	0.53	0.58	0.61	0.53	0.57	0.62	0.57

图 2-7-1-2 2021—2023 年各省（自治区、直辖市）三级综合医院床护比

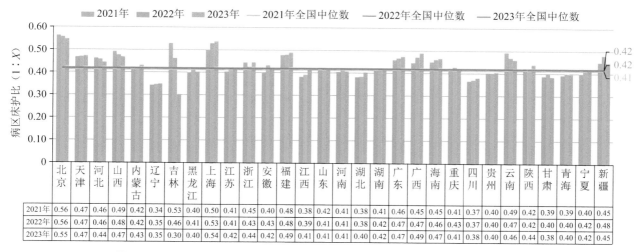

图 2-7-1-3　2021—2023 年各省（自治区、直辖市）三级综合医院病区床护比

	北京	天津	河北	山西	内蒙古	辽宁	吉林	黑龙江	上海	江苏	浙江	安徽	福建	江西	山东	河南	湖北	湖南	广东	广西	海南	重庆	四川	贵州	云南	陕西	甘肃	青海	宁夏	新疆
2021年	0.56	0.47	0.46	0.49	0.42	0.34	0.53	0.40	0.50	0.41	0.45	0.40	0.48	0.38	0.42	0.41	0.38	0.41	0.46	0.45	0.45	0.41	0.37	0.40	0.49	0.42	0.39	0.39	0.40	0.45
2022年	0.56	0.47	0.46	0.48	0.42	0.35	0.46	0.41	0.53	0.41	0.43	0.43	0.48	0.39	0.41	0.41	0.38	0.42	0.47	0.47	0.46	0.43	0.37	0.40	0.47	0.42	0.40	0.40	0.42	0.48
2023年	0.55	0.47	0.44	0.47	0.43	0.35	0.30	0.40	0.54	0.42	0.44	0.42	0.49	0.41	0.41	0.41	0.40	0.42	0.47	0.49	0.47	0.41	0.38	0.40	0.46	0.44	0.38	0.40	0.42	0.45

二、护患比

2021—2023 年三级综合医院白班平均护患比中位数分别是 1∶8.87（1∶7.46，1∶10.48）、1∶8.96（1∶7.51，1∶10.55）和 1∶9.44（1∶7.99，1∶11.02）；夜班平均护患比中位数分别是 1∶18.35（1∶14.92，1∶22.73）、1∶17.96（1∶14.43，1∶21.94）和 1∶19.86（1∶16.09，1∶23.85）；平均每天护患比中位数分别是 1∶12.67（1∶10.75，1∶15.07）、1∶12.57（1∶10.54，1∶14.85）和 1∶13.68（1∶11.50，1∶15.73）。2023 年三级综合医院白班平均护患比、夜班平均护患比和平均每天护患比的四分位距较 2021 年、2022 年均有所提升（图 2-7-2-1），说明医院之间护患比配置的差距仍较大。各省（自治区、直辖市）白班平均护患比、夜班平均护患比、平均每天护患比的中位数变化情况见图 2-7-2-2 ～图 2-7-2-4 和附表 46 ～附表 48。

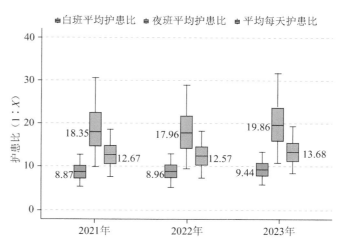

图 2-7-2-1　2021—2023 年三级综合医院护患比

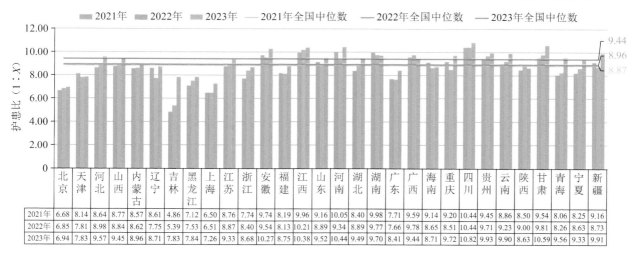

图 2-7-2-2　2021—2023 年各省（自治区、直辖市）三级综合医院白班平均护患比

	北京	天津	河北	山西	内蒙古	辽宁	吉林	黑龙江	上海	江苏	浙江	安徽	福建	江西	山东	河南	湖北	湖南	广东	广西	海南	重庆	四川	贵州	云南	陕西	甘肃	青海	宁夏	新疆
2021年	6.68	8.14	8.64	8.77	8.29	8.61	4.86	7.12	6.50	8.76	7.74	9.74	8.19	9.96	9.16	10.05	8.40	9.98	7.71	9.59	9.14	9.20	10.44	9.45	8.86	8.50	9.54	8.06	8.25	9.16
2022年	6.85	7.81	8.98	8.84	8.62	7.75	5.39	7.53	6.51	8.87	8.40	9.54	8.13	10.21	8.89	9.34	8.89	9.77	7.66	9.78	8.65	8.51	10.44	9.71	9.23	9.00	9.81	8.26	8.63	8.73
2023年	6.94	7.83	9.57	9.45	8.96	8.71	7.83	7.84	7.26	9.33	8.68	10.27	8.75	10.38	9.52	10.44	9.49	9.72	9.70	8.41	9.44	8.71	10.82	9.93	9.90	8.63	10.59	9.56	9.33	9.91

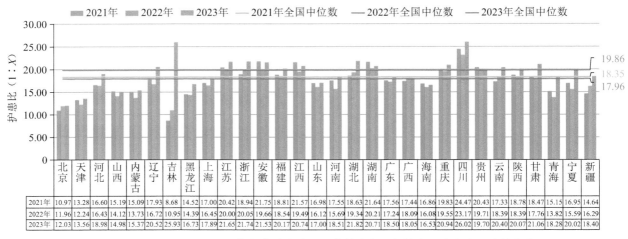

图例：2021年　2022年　2023年　2021年全国中位数　2022年全国中位数　2023年全国中位数

右侧标注：19.86　18.35　17.96

	北京	天津	河北	山西	内蒙古	辽宁	吉林	黑龙江	上海	江苏	浙江	安徽	福建	江西	山东	河南	湖北	湖南	广东	广西	海南	重庆	四川	贵州	云南	陕西	甘肃	青海	宁夏	新疆
2021年	10.97	13.28	16.60	15.19	15.09	17.93	8.68	14.52	17.00	20.42	18.94	21.75	18.81	21.57	16.98	17.55	18.63	21.64	17.56	17.44	16.86	19.83	24.47	20.43	17.33	18.78	18.47	15.15	16.95	14.64
2022年	11.96	12.24	16.43	14.12	13.73	16.72	10.95	14.39	16.45	20.00	20.05	18.54	18.34	17.24	16.12	16.08	19.55	23.17	19.71	17.24	17.76	18.39	17.76	19.70	18.39	18.39	21.06	13.82	15.59	16.29
2023年	12.03	13.56	18.98	14.98	15.37	20.52	25.93	16.73	17.89	21.65	21.74	21.53	20.17	20.74	17.00	18.51	18.51	21.82	20.71	18.50	18.05	16.53	20.94	26.02	19.70	20.40	20.07	21.06	20.02	18.40

图 2-7-2-3　2021—2023 年各省（自治区、直辖市）三级综合医院夜班平均护患比

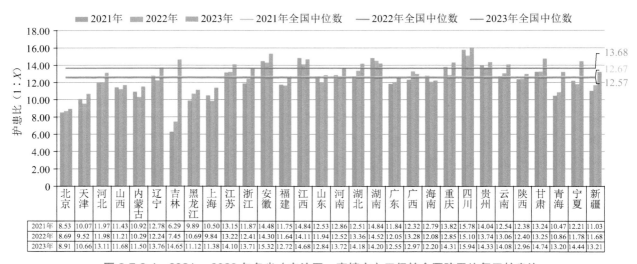

图例：2021年　2022年　2023年　2021年全国中位数　2022年全国中位数　2023年全国中位数

右侧标注：13.68　12.67　12.57

	北京	天津	河北	山西	内蒙古	辽宁	吉林	黑龙江	上海	江苏	浙江	安徽	福建	江西	山东	河南	湖北	湖南	广东	广西	海南	重庆	四川	贵州	云南	陕西	甘肃	青海	宁夏	新疆
2021年	8.53	10.07	11.97	11.43	10.92	12.78	6.29	9.89	10.50	13.15	11.87	14.48	11.75	14.84	12.53	12.86	12.51	14.84	11.84	12.32	12.79	13.82	15.78	14.04	12.54	12.38	13.24	10.47	12.21	11.03
2022年	8.69	9.52	11.98	11.21	10.29	12.24	7.45	10.69	9.84	13.22	12.41	14.30	11.64	14.11	11.94	12.52	13.36	14.52	12.05	13.28	12.08	12.85	15.10	13.74	13.06	12.40	13.25	10.86	11.78	11.68
2023年	8.91	10.66	13.11	11.68	11.50	13.76	14.65	11.12	11.38	14.10	13.71	15.32	12.72	14.68	12.84	13.72	14.18	14.20	12.55	12.97	12.20	14.31	15.94	14.33	14.08	12.96	14.74	13.20	14.44	13.21

图 2-7-2-4　2021—2023 年各省（自治区、直辖市）三级综合医院平均每天护患比

三、每住院患者 24 小时平均护理时数

2021—2023 年每住院患者 24 小时平均护理时数中位数分别为 2.33（2.02，2.69）、2.41（2.06，2.77）和 2.21（1.93，2.56）（图 2-7-3-1）。从全国各省（自治区、直辖市）情况来看，每住院患者 24 小时平均护理时数存在差异，详见图 2-7-3-2 和附表 49。

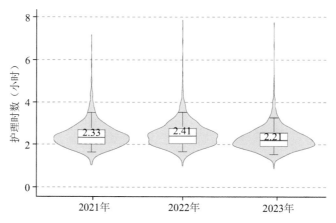

图 2-7-3-1　2021—2023 年三级综合医院每住院患者 24 小时平均护理时数

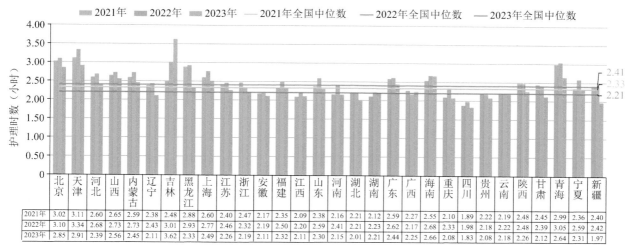

	北京	天津	河北	山西	内蒙古	辽宁	吉林	黑龙江	上海	江苏	浙江	安徽	福建	江西	山东	河南	湖北	湖南	广东	广西	海南	重庆	四川	贵州	云南	陕西	甘肃	青海	宁夏	新疆
2021年	3.02	3.11	2.60	2.65	2.59	2.38	2.48	2.88	2.60	2.40	2.47	2.17	2.35	2.09	2.38	2.16	2.21	2.12	2.59	2.27	2.55	2.10	1.89	2.22	2.19	2.48	2.45	2.99	2.36	2.40
2022年	3.10	3.34	2.68	2.73	2.73	2.43	3.01	2.93	2.77	2.46	2.32	2.19	2.50	2.20	2.59	2.41	2.21	2.23	2.62	2.17	2.68	2.33	1.98	2.18	2.22	2.48	2.39	3.05	2.59	2.42
2023年	2.85	2.91	2.39	2.56	2.45	2.11	3.62	2.33	2.49	2.26	2.19	2.11	2.32	2.11	2.30	2.15	2.01	2.21	2.44	2.25	2.66	2.08	1.83	2.08	2.18	2.26	2.12	2.64	2.31	1.97

图 2-7-3-2 2021—2023 年各省（自治区、直辖市）三级综合医院每住院患者 24 小时平均护理时数

四、不同级别护士配置

（一）职称结构

2021—2023 年三级综合医院主管护师及以上职称护士占比的中位数由 32.56%（24.97%，40.49%）增长到 39.48%（31.17%，47.89%）（图 2-7-4-1）。各省（自治区、直辖市）二级及以上综合医院主管护师及以上职称护士占比变化情况见图 2-7-4-2 和附表 50。

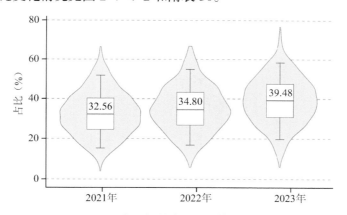

图 2-7-4-1 2021—2023 年三级综合医院主管护师及以上职称护士占比

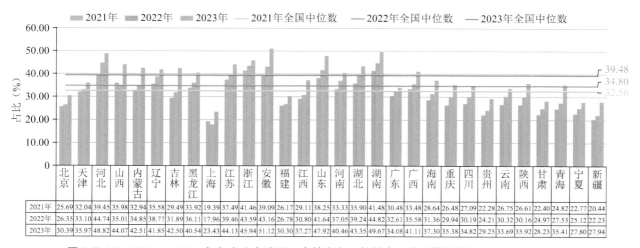

	北京	天津	河北	山西	内蒙古	辽宁	吉林	黑龙江	上海	江苏	浙江	安徽	福建	江西	山东	河南	湖北	湖南	广东	广西	海南	重庆	四川	贵州	云南	陕西	甘肃	青海	宁夏	新疆
2021年	25.69	32.04	39.45	35.98	32.94	35.58	29.49	33.92	19.39	37.49	41.46	39.09	26.17	29.11	38.25	33.33	35.90	41.48	30.48	33.48	28.64	26.48	27.09	22.28	26.75	26.61	22.40	24.82	22.77	20.44
2022年	26.35	33.10	44.74	35.01	34.85	38.77	31.89	36.11	17.96	39.46	43.59	43.16	26.78	30.80	41.64	37.05	39.24	44.82	32.61	35.58	31.36	29.94	30.19	24.21	30.32	30.16	24.97	27.53	25.12	22.23
2023年	30.39	35.97	48.82	44.07	42.51	41.85	42.50	40.54	23.43	44.13	45.94	51.12	30.30	37.27	47.92	40.46	43.35	49.67	34.08	41.11	37.30	35.38	34.82	29.25	33.69	35.92	28.23	35.41	27.80	27.94

图 2-7-4-2 2021—2023 年各省（自治区、直辖市）三级综合医院主管护师及以上职称护士占比

（二）学历结构

2021—2023 年本科及以上学历护士占比逐年增长，2023 年三级综合医院本科及以上学历护士占比中位数由 2021 年的 64.48%（51.18%，75.98%）增长到 71.85%（59.71%，81.77%），3 年增长了 7.37%（图 2-7-4-3）。从区域层面看，各省（自治区、直辖市）本科及以上学历护士占比均呈现增长趋势，详见图 2-7-4-4 和附表 51。

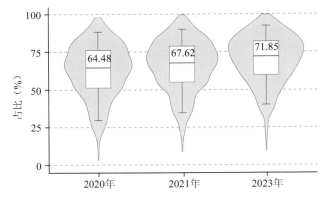

图 2-7-4-3　2021—2023 年三级综合医院本科及以上学历护士占比

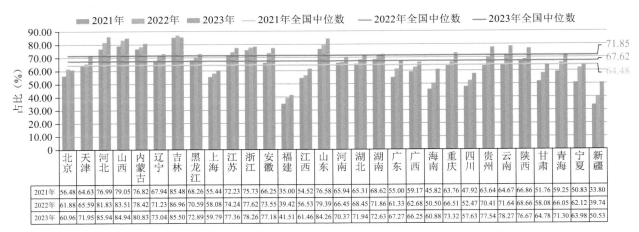

	北京	天津	河北	山西	内蒙古	辽宁	吉林	黑龙江	上海	江苏	浙江	安徽	福建	江西	山东	河南	湖北	湖南	广东	广西	海南	重庆	四川	贵州	云南	陕西	甘肃	青海	宁夏	新疆
2021年	56.48	64.63	76.99	79.05	76.82	67.94	85.48	68.26	55.44	72.23	75.73	66.25	35.00	54.52	76.58	65.94	65.31	68.62	55.00	59.17	45.82	63.76	47.92	63.64	64.67	66.86	51.76	59.25	50.83	33.80
2022年	61.88	65.59	81.83	83.51	78.42	71.23	86.96	70.59	58.08	74.24	77.62	73.55	39.42	56.53	79.39	66.45	68.45	71.86	61.33	62.68	50.50	66.51	52.47	70.41	71.64	68.66	58.08	66.05	62.12	39.74
2023年	60.96	71.95	85.94	84.94	80.83	73.04	85.50	72.89	59.79	77.36	78.26	77.18	41.51	61.46	84.26	70.37	71.94	72.63	67.27	66.25	60.88	73.32	57.63	77.54	78.27	76.67	64.78	71.30	63.98	50.53

图 2-7-4-4　2021—2023 年各省（自治区、直辖市）三级综合医院本科及以上学历护士占比

（三）年资结构

2021—2023 年三级综合医院 5 年及以上年资护士占比逐年提升，由 2021 年的 73.18%（66.86%，79.73%）增长到 76.82%（69.69%，82.77%），3 年增长了 3.64%（图 2-7-4-5）。从区域层面看，各省（自治区、直辖市）5 年及以上年资护士占比基本呈现增长趋势，详见图 2-7-4-6 和附表 52。

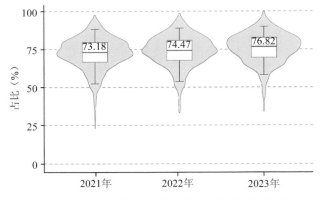

图 2-7-4-5　2021—2023 年三级综合医院 5 年及以上年资护士占比

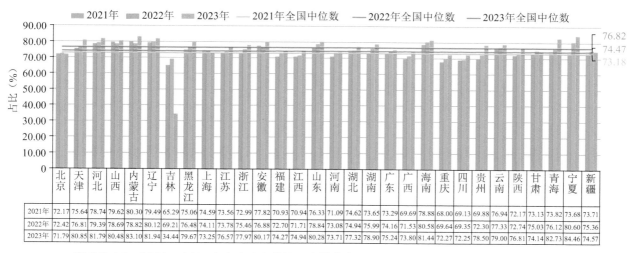

图 2-7-4-6　2021—2023 年各省（自治区、直辖市）三级综合医院 5 年及以上年资护士占比

五、护士离职率

如图 2-7-5-1 所示，2021—2023 年三级综合医院护士离职率中位数分别为 1.67%（0.85%，2.94%）、1.48%（0.78%，2.68%）和 1.55%（0.81%，2.82%）。各省（自治区、直辖市）三级综合医院离职率的变化情况见图 2-7-5-2 和附表 53。

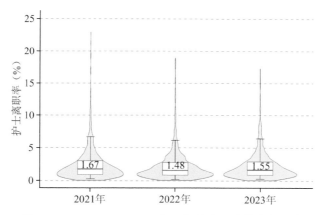

图 2-7-5-1　2021—2023 年三级综合医院护士离职率

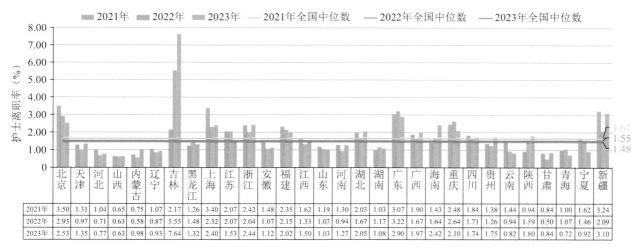

	北京	天津	河北	山西	内蒙古	辽宁	吉林	黑龙江	上海	江苏	浙江	安徽	福建	江西	山东	河南	湖北	湖南	广东	广西	海南	重庆	四川	贵州	云南	陕西	甘肃	青海	宁夏	新疆
2021年	3.50	1.31	1.04	0.65	0.75	1.07	2.17	1.26	3.40	2.07	2.42	1.48	2.35	1.62	1.19	1.30	2.03	1.03	3.07	1.90	1.43	2.48	1.84	1.38	1.44	0.94	0.84	1.00	1.62	3.24
2022年	2.93	0.97	0.71	0.63	0.58	0.87	5.55	1.48	2.32	2.07	2.04	1.07	2.15	1.33	1.07	0.94	1.67	1.17	3.22	1.67	1.64	2.64	1.71	1.26	0.94	1.59	0.50	1.07	1.46	2.09
2023年	2.53	1.35	0.77	0.63	0.98	0.93	7.64	1.32	2.40	1.53	2.44	1.12	2.02	1.50	1.03	1.27	2.05	1.08	2.90	1.97	2.42	2.10	1.74	1.75	0.82	1.80	0.84	0.72	0.92	3.10

图 2-7-5-2　2021—2023 年各省（自治区、直辖市）三级综合医院护士离职率

六、护士执业环境

（一）医院护士执业环境得分

2021—2023 年均参加护士执业环境测评的三级综合医院共 1018 家。2021—2023 年三级综合医院护士执业环境得分平均值分别为（81.32±6.74）、（83.83±6.52）及（84.68±6.30）分；护士执业环境得分中位数分别为 81.58（76.99，86.11）、84.18（79.79，88.22）及 85.17（80.78，89.00）分，呈逐年上升趋势，3 年间护士执业环境得分变化情况详见图 2-7-6-1。从地区分布来看，2023 年各省（自治区、直辖市）三级综合医院护士执业环境测评得分均有所提升，详见图 2-7-6-2 和附表 54。

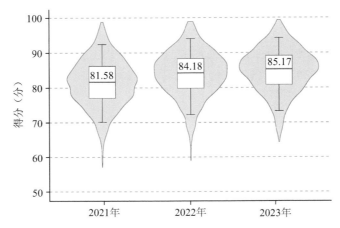

图 2-7-6-1　2021—2023 年三级综合医院护士执业环境得分

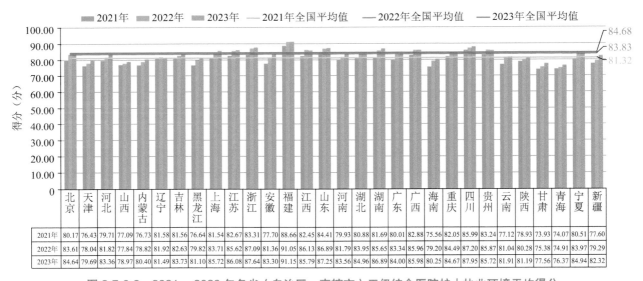

	北京	天津	河北	山西	内蒙古	辽宁	吉林	黑龙江	上海	江苏	浙江	安徽	福建	江西	山东	河南	湖北	湖南	广东	广西	海南	重庆	四川	贵州	云南	陕西	甘肃	青海	宁夏	新疆
2021年	80.17	76.43	79.71	77.09	76.73	81.58	81.56	76.64	81.54	82.67	83.31	77.70	88.66	82.45	84.41	79.93	80.88	81.69	80.01	82.88	75.56	82.05	85.99	83.24	77.12	78.93	73.93	74.07	80.51	77.60
2022年	83.61	78.04	81.82	77.84	78.82	81.92	82.63	79.82	83.71	85.62	87.09	81.36	91.05	86.13	86.89	81.79	83.95	85.65	83.34	85.96	79.20	84.49	87.20	85.87	81.04	80.28	75.38	74.91	83.97	79.29
2023年	84.64	79.69	83.36	78.97	80.40	81.49	83.73	81.10	85.72	86.08	87.64	83.30	91.15	85.79	87.25	83.56	84.96	86.89	84.00	85.98	80.25	84.67	87.95	85.72	81.91	81.19	77.56	76.37	84.94	82.32

图 2-7-6-2　2021—2023 年各省（自治区、直辖市）三级综合医院护士执业环境平均得分

（二）医院护士执业环境各维度和条目得分

2021—2023 年护士执业环境测评在 10 个维度和 36 个条目中的平均得分均有所提升。从 10 个维度测评结果来看，均在"医护合作""质量管理""临床护理专业性"维度得分较高，在"医院管理参与度""薪酬待遇""社会地位"维度得分较低，3 年间在"医院管理参与度""薪酬待遇""社会地位"维度得分增长幅度相对较大。2021—2023 年三级综合医院护士执业环境各维度、条目平均得分变化情况见图 2-7-6-3 和图 2-7-6-4。

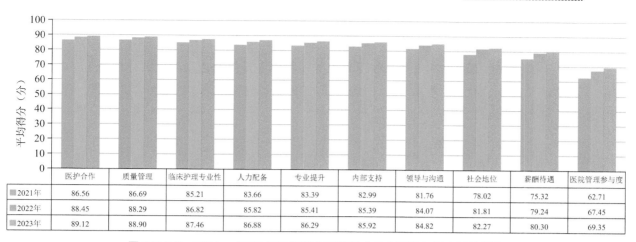

	医护合作	质量管理	临床护理专业性	人力配备	专业提升	内部支持	领导与沟通	社会地位	薪酬待遇	医院管理参与度
2021年	86.56	86.69	85.21	83.66	83.39	82.99	81.76	78.02	75.32	62.71
2022年	88.45	88.29	86.82	85.82	85.41	85.39	84.07	81.81	79.24	67.45
2023年	89.12	88.90	87.46	86.88	86.29	85.92	84.82	82.27	80.30	69.35

图 2-7-6-3　2021—2023 年三级综合医院护士执业环境各维度平均得分

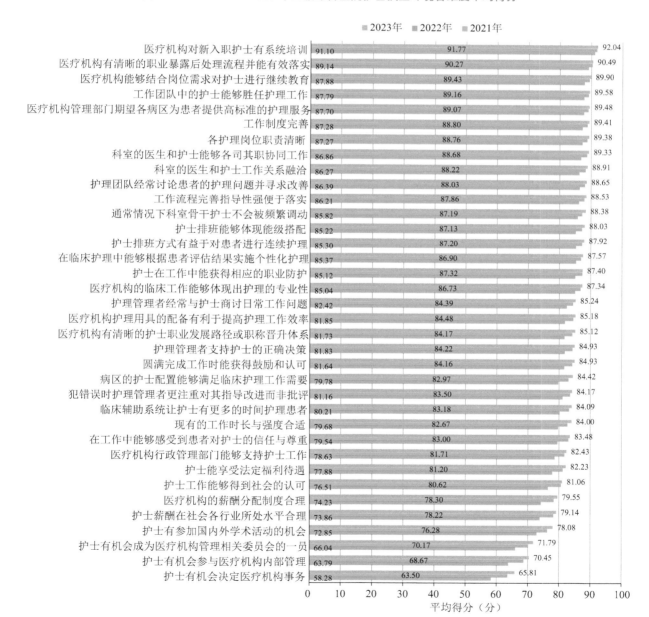

图 2-7-6-4　2021—2023 年三级综合医院护士执业环境各条目平均得分

七、住院患者身体约束率

如图 2-7-7-1 所示，2021—2023 年三级综合医院住院患者身体约束率中位数分别是 1.93%（1.17%，2.93%）、2.06%（1.23%，3.04%）和 1.74%（1.08%，2.74%）。各省（自治区、直辖市）三级综合医院住院患者身体约束率变化情况见图 2-7-7-2 和附表 55。

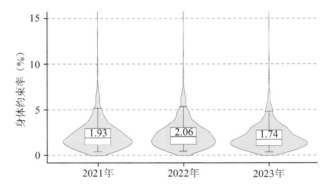

图 2-7-7-1　2021—2023 年三级综合医院住院患者身体约束率

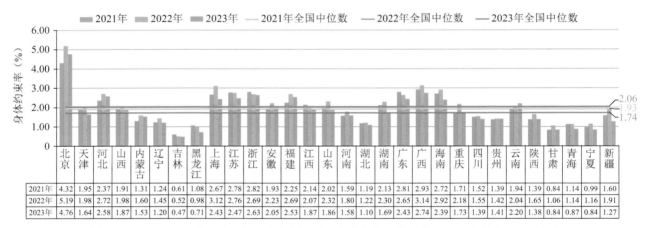

	北京	天津	河北	山西	内蒙古	辽宁	吉林	黑龙江	上海	江苏	浙江	安徽	福建	江西	山东	河南	湖北	湖南	广东	广西	海南	重庆	四川	贵州	云南	陕西	甘肃	青海	宁夏	新疆
2021年	4.32	1.95	2.37	1.91	1.31	1.24	0.61	1.08	2.67	2.78	2.82	1.93	2.25	2.14	2.02	1.59	1.19	2.13	2.81	2.93	2.72	1.71	1.52	1.39	1.94	1.39	0.84	1.14	0.99	1.60
2022年	5.19	1.98	2.72	1.98	1.60	1.45	0.52	0.98	3.12	2.76	2.69	2.23	2.69	2.07	2.32	1.80	1.22	2.30	2.65	3.14	2.92	2.18	1.55	1.42	2.04	1.65	1.06	1.14	1.16	1.91
2023年	4.76	1.64	2.58	1.87	1.53	1.20	0.47	0.71	2.43	2.47	2.63	2.05	2.53	1.87	1.86	1.58	1.10	1.69	2.43	2.74	2.39	1.73	1.39	1.41	2.20	1.38	0.84	0.87	0.84	1.27

图 2-7-7-2　2021—2023 年度各省（自治区、直辖市）三级综合医院住院患者身体约束率

八、住院患者跌倒发生率

2021—2023 年三级综合医院住院患者跌倒发生率无明显变化，2021—2023 年跌倒发生率中位数分别为 0.06‰（0.04‰，0.10‰）、0.06‰（0.03‰，0.09‰）和 0.05‰（0.04‰，0.08‰）（图 2-7-8-1）。各省（自治区、直辖市）三级综合医院住院患者跌倒发生率变化情况见图 2-7-8-2 和附表 56。

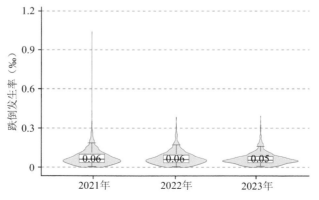

图 2-7-8-1　2021—2023 年三级综合医院住院患者跌倒发生率

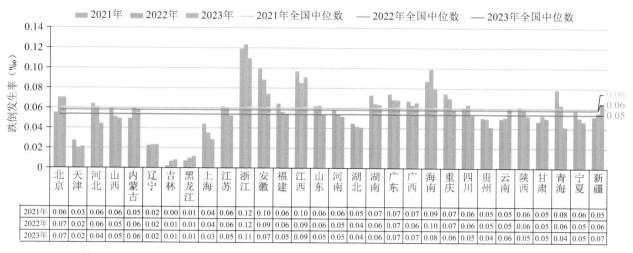

	北京	天津	河北	山西	内蒙古	辽宁	吉林	黑龙江	上海	江苏	浙江	安徽	福建	江西	山东	河南	湖北	湖南	广东	广西	海南	重庆	四川	贵州	云南	陕西	甘肃	青海	宁夏	新疆
2021年	0.06	0.03	0.06	0.06	0.05	0.02	0.00	0.01	0.04	0.06	0.12	0.10	0.06	0.10	0.06	0.06	0.05	0.07	0.07	0.07	0.09	0.07	0.06	0.05	0.05	0.06	0.05	0.08	0.06	0.05
2022年	0.07	0.02	0.06	0.05	0.06	0.02	0.01	0.01	0.04	0.06	0.12	0.09	0.06	0.09	0.06	0.06	0.04	0.06	0.07	0.06	0.10	0.07	0.06	0.05	0.05	0.06	0.05	0.06	0.05	0.06
2023年	0.07	0.02	0.04	0.05	0.06	0.02	0.01	0.01	0.03	0.05	0.11	0.07	0.05	0.09	0.05	0.06	0.04	0.06	0.07	0.07	0.08	0.06	0.05	0.04	0.06	0.05	0.05	0.04	0.05	0.07

图 2-7-8-2　2021—2023 年度各省（自治区、直辖市）三级综合医院住院患者跌倒发生率

2021—2023 年住院患者跌倒伤害占比为 63.33%（51.19%，76.92%）、64.85%（52.28%，77.14%）和 63.64%（52.00%，76.19%），医疗机构在发现跌倒事件和跌倒事件发生后填报工作方面有待加强（图 2-7-8-3）。各省（自治区、直辖市）三级综合医院住院患者跌倒伤害占比变化情况见图 2-7-8-4 和附表 57。

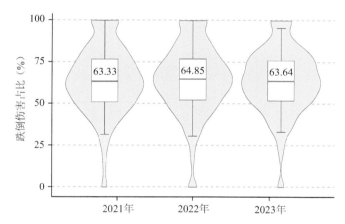

图 2-7-8-3　2021—2023 年三级综合医院住院患者跌倒伤害占比

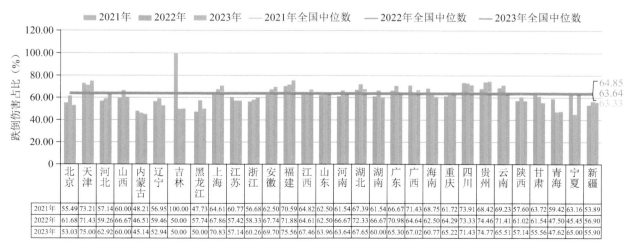

	北京	天津	河北	山西	内蒙古	辽宁	吉林	黑龙江	上海	江苏	浙江	安徽	福建	江西	山东	河南	湖北	湖南	广东	广西	海南	重庆	四川	贵州	云南	陕西	甘肃	青海	宁夏	新疆
2021年	55.49	73.21	57.14	60.00	48.21	56.95	100.00	47.73	64.61	60.77	56.68	62.50	70.59	64.82	62.50	61.54	67.39	61.54	66.67	71.43	68.75	73.91	68.42	69.23	57.60	63.72	59.42	63.16	53.89
2022年	61.68	71.43	59.26	66.67	46.51	59.46	50.00	57.74	67.86	57.42	58.33	67.74	71.88	64.61	62.50	66.67	72.33	66.67	70.98	64.64	62.96	64.29	73.33	74.46	71.41	61.02	61.54	47.50	45.45	56.90
2023年	53.03	75.00	62.92	60.00	45.14	52.94	50.00	50.00	70.83	57.14	60.20	69.70	75.56	67.46	63.96	63.64	67.65	60.00	65.30	67.02	60.77	65.22	71.43	74.77	65.51	57.14	55.56	47.62	65.00	55.90

图 2-7-8-4　2021—2023 年各省（自治区、直辖市）三级综合医院住院患者跌倒伤害占比

九、住院患者 2 期及以上院内压力性损伤发生率

如图 2-7-9-1 所示，2021—2023 年三级综合医院住院患者 2 期及以上院内压力性损伤发生率无明显变化，2021 年 2 期及以上院内压力性损伤发生率中位数为 0.01%（0.00%，0.03%），2022 年、2023 年均为 0.01%（0.00%，0.02%）。从压力性损伤发生率的分布来看，3 年期间 2 期及以上院内压力性损伤发生率差距在逐渐减小。各省（自治区、直辖市）三级综合医院住院患者 2 期及以上院内压力性损伤发生率变化见图 2-7-9-2 和附表 58。

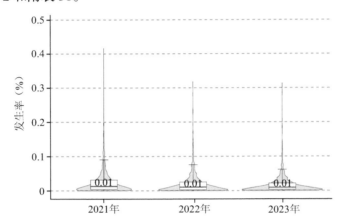

图 2-7-9-1　2021—2023 年三级综合医院住院患者院内 2 期及以上院内压力性损伤发生率

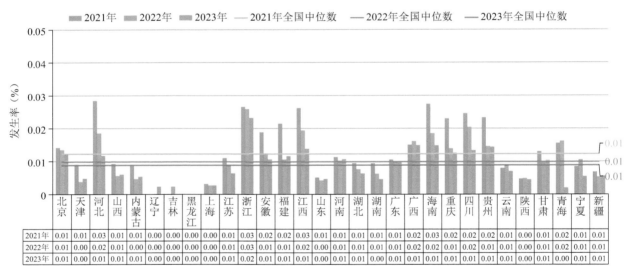

	北京	天津	河北	山西	内蒙古	辽宁	吉林	黑龙江	上海	江苏	浙江	安徽	福建	江西	山东	河南	湖北	湖南	广东	广西	海南	重庆	四川	贵州	云南	陕西	甘肃	青海	宁夏	新疆
2021年	0.01	0.01	0.03	0.01	0.01	0.00	0.00	0.00	0.00	0.01	0.03	0.02	0.02	0.03	0.01	0.01	0.01	0.01	0.01	0.02	0.03	0.02	0.02	0.02	0.01	0.01	0.01	0.02	0.01	0.01
2022年	0.01	0.00	0.02	0.01	0.00	0.00	0.00	0.00	0.01	0.01	0.03	0.01	0.01	0.03	0.01	0.01	0.01	0.01	0.01	0.02	0.02	0.01	0.02	0.01	0.01	0.01	0.01	0.02	0.01	0.01
2023年	0.01	0.00	0.01	0.01	0.01	0.00	0.00	0.00	0.01	0.01	0.02	0.01	0.01	0.02	0.01	0.01	0.01	0.01	0.01	0.01	0.01	0.01	0.01	0.01	0.01	0.01	0.01	0.01	0.01	0.01

图 2-7-9-2　2021—2023 年各省（自治区、直辖市）三级综合医院院内 2 期及以上院内压力性损伤发生率

十、住院患者非计划拔管率

2021—2023 年三级综合医院住院患者气管导管非计划拔管率中位数由 2021 年的 0.11‰（0.00‰，0.36‰）下降到 2023 年的 0.07‰（0.00‰，0.25‰）（图 2-7-10-1）。胃肠导管非计划拔管率中位数由 0.41‰（0.15‰，0.92‰）下降到 0.31‰（0.11‰，0.66‰）（图 2-7-10-2）。导尿管非计划拔管率中位数由 0.11‰（0.03‰，0.24‰）下降到 0.08‰（0.03‰，0.18‰）（图 2-7-10-3）。CVC 非计划拔管率中位数由 0.13‰（0.00‰，0.33‰）下降到 0.09‰（0.00‰，0.26‰）（图 2-77-10-4）。PICC 非计划拔管率的中位数无明显变化（图 2-7-10-5）。各省（自治区、直辖市）各类置管患者非计划拔管率的中位数变化情况见图 2-7-10-6～图 2-7-10-10 和附表 59～附表 63。

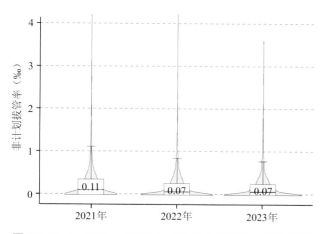

图 2-7-10-1　2021—2023 年三级综合医院住院患者气管
导管非计划拔管率

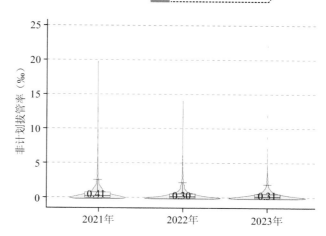

图 2-7-10-2　2021—2023 年三级综合医院住院患者胃肠
导管非计划拔管率

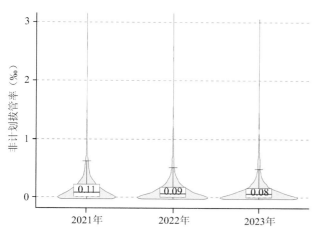

图 2-7-10-3　2021—2023 年三级综合医院住院患者导尿
管非计划拔管率

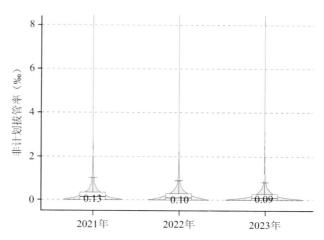

图 2-7-10-4　2021—2023 年三级综合医院住院患者 CVC
非计划拔管率

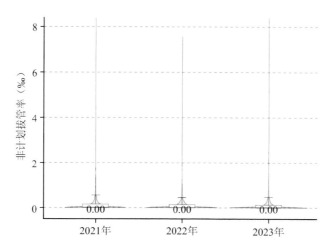

图 2-7-10-5　2021—2023 年三级综合医院住院患者 PICC 非计划拔管率

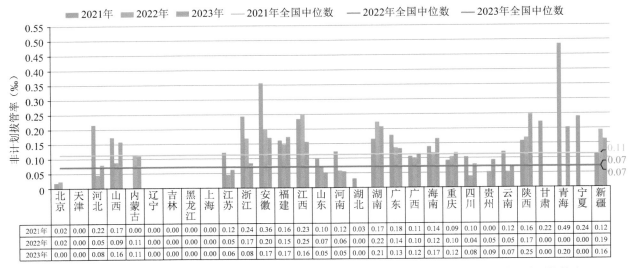

图 2-7-10-6　2021—2023 年各省（自治区、直辖市）三级综合医院住院患者气管导管非计划拔管率

	北京	天津	河北	山西	内蒙古	辽宁	吉林	黑龙江	上海	江苏	浙江	安徽	福建	江西	山东	河南	湖北	湖南	广东	广西	海南	重庆	四川	贵州	云南	陕西	甘肃	青海	宁夏	新疆
2021年	0.02	0.00	0.22	0.17	0.00	0.00	0.00	0.00	0.00	0.12	0.24	0.36	0.16	0.23	0.10	0.12	0.03	0.17	0.18	0.11	0.14	0.09	0.10	0.00	0.12	0.16	0.22	0.49	0.24	0.12
2022年	0.02	0.00	0.05	0.09	0.11	0.00	0.00	0.00	0.00	0.05	0.17	0.20	0.15	0.25	0.07	0.06	0.00	0.22	0.14	0.10	0.12	0.10	0.04	0.05	0.05	0.17	0.00	0.00	0.00	0.19
2023年	0.00	0.00	0.08	0.16	0.11	0.00	0.00	0.00	0.00	0.06	0.08	0.17	0.17	0.16	0.05	0.00	0.00	0.21	0.13	0.12	0.17	0.12	0.08	0.09	0.07	0.25	0.00	0.20	0.00	0.16

(右侧标注：0.11、0.07、0.07)

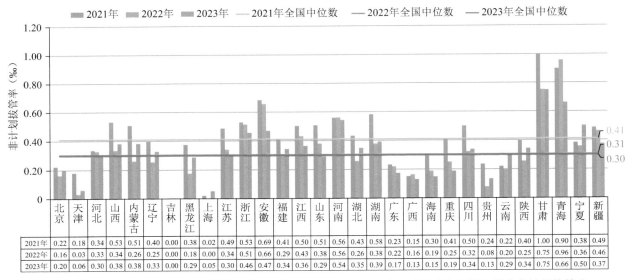

图 2-7-10-7　2021—2023 年度各省（自治区、直辖市）三级综合医院住院患者胃肠导管非计划拔管率

	北京	天津	河北	山西	内蒙古	辽宁	吉林	黑龙江	上海	江苏	浙江	安徽	福建	江西	山东	河南	湖北	湖南	广东	广西	海南	重庆	四川	贵州	云南	陕西	甘肃	青海	宁夏	新疆
2021年	0.22	0.18	0.34	0.53	0.51	0.40	0.00	0.38	0.02	0.49	0.53	0.69	0.41	0.50	0.51	0.56	0.43	0.58	0.23	0.15	0.30	0.41	0.50	0.24	0.22	0.40	1.00	0.90	0.38	0.49
2022年	0.16	0.03	0.33	0.34	0.26	0.25	0.00	0.18	0.00	0.34	0.51	0.66	0.34	0.43	0.38	0.56	0.26	0.38	0.22	0.16	0.19	0.25	0.32	0.08	0.20	0.25	0.75	0.96	0.36	0.46
2023年	0.20	0.06	0.30	0.38	0.38	0.33	0.00	0.29	0.05	0.30	0.46	0.47	0.34	0.36	0.29	0.54	0.35	0.39	0.17	0.13	0.15	0.19	0.34	0.13	0.29	0.34	0.75	0.66	0.50	0.37

(右侧标注：0.41、0.31、0.30)

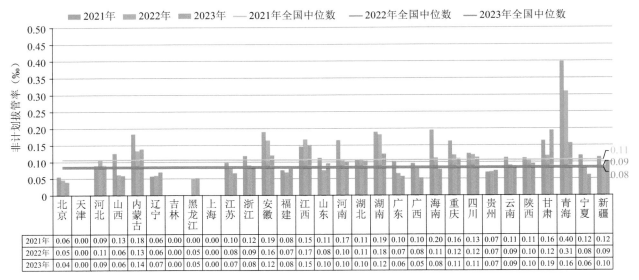

图 2-7-10-8　2021—2023 年各省（自治区、直辖市）三级综合医院住院患者导尿管非计划拔管率

	北京	天津	河北	山西	内蒙古	辽宁	吉林	黑龙江	上海	江苏	浙江	安徽	福建	江西	山东	河南	湖北	湖南	广东	广西	海南	重庆	四川	贵州	云南	陕西	甘肃	青海	宁夏	新疆
2021年	0.06	0.00	0.09	0.13	0.18	0.06	0.00	0.00	0.00	0.10	0.12	0.19	0.08	0.15	0.11	0.17	0.11	0.19	0.10	0.10	0.20	0.16	0.13	0.07	0.11	0.11	0.16	0.40	0.12	0.12
2022年	0.05	0.00	0.11	0.06	0.13	0.06	0.00	0.05	0.00	0.08	0.09	0.16	0.07	0.17	0.08	0.10	0.11	0.18	0.07	0.08	0.11	0.12	0.12	0.07	0.09	0.10	0.12	0.31	0.08	0.09
2023年	0.04	0.00	0.09	0.06	0.14	0.07	0.00	0.05	0.00	0.07	0.08	0.12	0.08	0.15	0.10	0.10	0.12	0.12	0.06	0.05	0.08	0.11	0.11	0.07	0.09	0.09	0.19	0.16	0.06	0.10

(右侧标注：0.11、0.09、0.08)

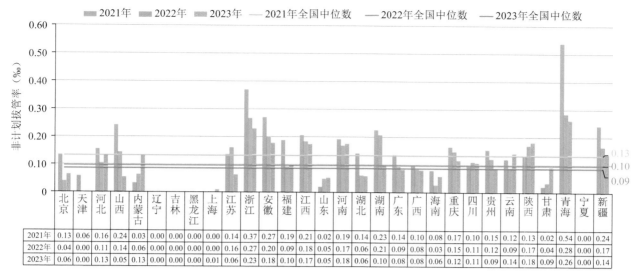

	北京	天津	河北	山西	内蒙古	辽宁	吉林	黑龙江	上海	江苏	浙江	安徽	福建	江西	山东	河南	湖北	湖南	广东	广西	海南	重庆	四川	贵州	云南	陕西	甘肃	青海	宁夏	新疆
2021年	0.13	0.06	0.16	0.24	0.03	0.00	0.00	0.00	0.00	0.14	0.37	0.27	0.19	0.21	0.02	0.19	0.14	0.23	0.14	0.10	0.08	0.17	0.10	0.15	0.12	0.13	0.02	0.54	0.00	0.24
2022年	0.04	0.00	0.11	0.14	0.06	0.00	0.00	0.00	0.00	0.16	0.27	0.20	0.09	0.18	0.05	0.17	0.06	0.21	0.09	0.08	0.03	0.15	0.11	0.12	0.09	0.17	0.04	0.28	0.00	0.17
2023年	0.06	0.00	0.13	0.05	0.13	0.00	0.00	0.00	0.01	0.06	0.23	0.18	0.10	0.17	0.05	0.14	0.06	0.10	0.08	0.08	0.06	0.12	0.11	0.09	0.14	0.18	0.09	0.26	0.00	0.14

图 2-7-10-9 2021—2023 年各省（自治区、直辖市）三级综合医院住院患者 CVC 非计划拔管率

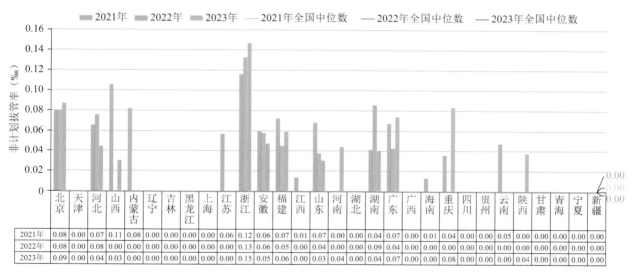

	北京	天津	河北	山西	内蒙古	辽宁	吉林	黑龙江	上海	江苏	浙江	安徽	福建	江西	山东	河南	湖北	湖南	广东	广西	海南	重庆	四川	贵州	云南	陕西	甘肃	青海	宁夏	新疆
2021年	0.08	0.00	0.07	0.11	0.08	0.00	0.00	0.00	0.00	0.06	0.12	0.06	0.07	0.01	0.07	0.00	0.00	0.04	0.07	0.00	0.01	0.04	0.00	0.00	0.05	0.00	0.00	0.00	0.00	0.00
2022年	0.08	0.00	0.08	0.00	0.00	0.00	0.00	0.00	0.00	0.13	0.06	0.05	0.00	0.04	0.00	0.00	0.09	0.04	0.00	0.00	0.00	0.00	0.00	0.00	0.00	0.00	0.00	0.00	0.00	0.00
2023年	0.09	0.00	0.04	0.03	0.00	0.00	0.00	0.00	0.00	0.15	0.05	0.06	0.00	0.03	0.04	0.00	0.04	0.07	0.00	0.00	0.08	0.00	0.00	0.04	0.00	0.00	0.00	0.00	0.00	0.00

图 2-7-10-10 2021—2023 年各省（自治区、直辖市）三级综合医院住院患者 PICC 非计划拔管率

十一、住院患者 CAUTI 发生率

2021—2023 年三级综合医院住院患者 CAUTI 发生率中位数分别为 0.32‰（0.07‰，0.87‰）、0.31‰（0.06‰，0.81‰）和 0.38‰（0.09‰，0.86‰），2023 年与 2021 年、2022 年相比有所增加（图 2-7-11-1）。各省（自治区、直辖市）CAUTI 发生率变化情况见图 2-7-11-2 和附表 64。

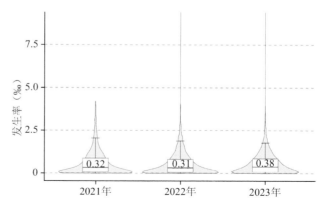

图 2-7-11-1 2021—2023 年三级综合医院住院患者 CAUTI 发生率

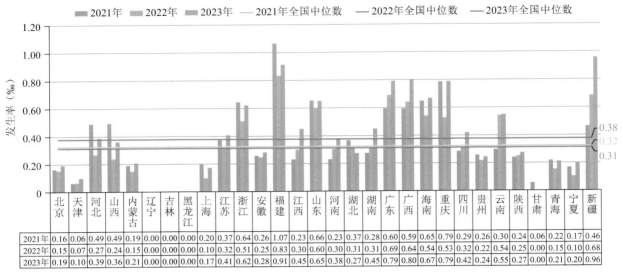

	北京	天津	河北	山西	内蒙古	辽宁	吉林	黑龙江	上海	江苏	浙江	安徽	福建	江西	山东	河南	湖北	湖南	广东	广西	海南	重庆	四川	贵州	云南	陕西	甘肃	青海	宁夏	新疆
2021年	0.16	0.06	0.49	0.49	0.19	0.00	0.00	0.00	0.20	0.37	0.64	0.26	1.07	0.23	0.66	0.23	0.37	0.28	0.60	0.59	0.65	0.79	0.29	0.26	0.30	0.24	0.06	0.22	0.17	0.46
2022年	0.15	0.07	0.27	0.24	0.15	0.00	0.00	0.00	0.10	0.32	0.51	0.25	0.83	0.30	0.60	0.30	0.31	0.31	0.69	0.64	0.54	0.53	0.32	0.22	0.54	0.25	0.00	0.15	0.10	0.68
2023年	0.19	0.10	0.39	0.36	0.21	0.00	0.00	0.00	0.17	0.41	0.62	0.28	0.91	0.45	0.65	0.38	0.27	0.45	0.79	0.80	0.67	0.79	0.42	0.24	0.55	0.27	0.00	0.21	0.20	0.96

图 2-7-11-2 2021—2023 年各省（自治区、直辖市）三级综合医院住院患者 CAUTI 发生率

十二、住院患者中心血管导管相关血流感染发生率

2021—2023 年三级综合医院住院患 CVC 相关血流感染发生率中位数逐年下降，分别为 0.15‰（0.00‰，0.37‰）、0.14‰（0.00‰，0.36‰）和 0.13‰（0.00‰，0.31‰）（图 2-7-12-1）。各省（自治区、直辖市）三级综合医院 CVC 相关血流感染发生率变化情况见图 2-7-12-2 和附表 65。

2021—2023 年三级综合医院住院患者 PICC 相关血流感染发生率中位数变化不显著，2021 年、2023 年均为 0.00‰（0.00‰，0.03‰），2022 年为 0.00‰（0.00‰，0.04‰）（图 2-7-12-3）。各省（自治区、直辖市）三级综合医院 PICC 相关血流感染发生率变化情况见图 2-7-12-4 和附表 66。

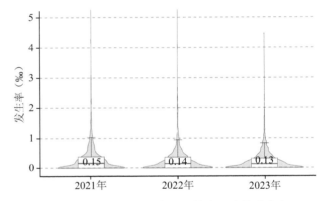

图 2-7-12-1 2021—2023 年三级综合医院住院患者 CVC 相关血流感染发生率

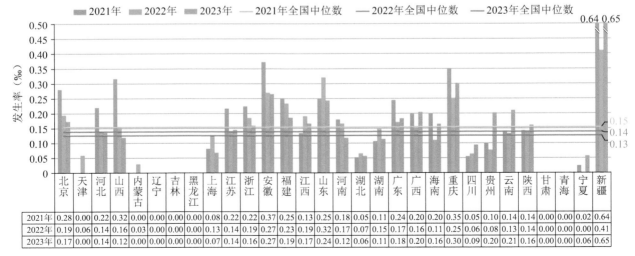

	北京	天津	河北	山西	内蒙古	辽宁	吉林	黑龙江	上海	江苏	浙江	安徽	福建	江西	山东	河南	湖北	湖南	广东	广西	海南	重庆	四川	贵州	云南	陕西	甘肃	青海	宁夏	新疆
2021年	0.28	0.00	0.22	0.32	0.00	0.00	0.00	0.00	0.08	0.22	0.22	0.37	0.25	0.13	0.25	0.18	0.05	0.11	0.24	0.20	0.20	0.35	0.05	0.10	0.14	0.14	0.00	0.00	0.02	0.64
2022年	0.19	0.06	0.14	0.16	0.03	0.00	0.00	0.00	0.13	0.14	0.19	0.27	0.23	0.14	0.32	0.17	0.07	0.15	0.17	0.28	0.16	0.25	0.06	0.09	0.20	0.16	0.00	0.00	0.06	0.41
2023年	0.17	0.00	0.14	0.12	0.00	0.00	0.00	0.00	0.07	0.14	0.16	0.27	0.19	0.11	0.24	0.12	0.06	0.11	0.18	0.20	0.19	0.30	0.09	0.20	0.22	0.16	0.00	0.00	0.06	0.65

图 2-7-12-2 2021—2023 年各省（自治区、直辖市）三级综合医院住院患者 CVC 相关血流感染发生率

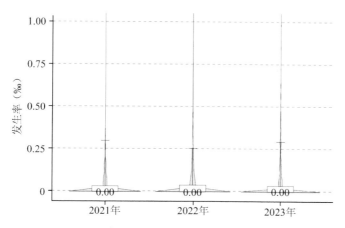

图 2-7-12-3　2021—2023 年三级综合医院住院患者 PICC 相关血流感染发生率

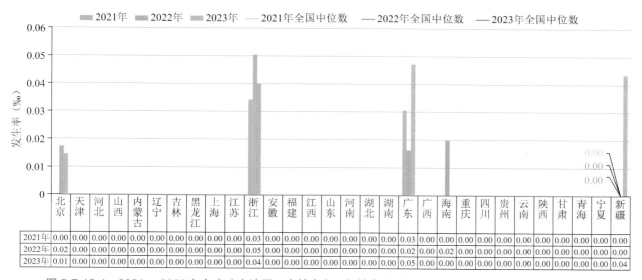

	北京	天津	河北	山西	内蒙古	辽宁	吉林	黑龙江	上海	江苏	浙江	安徽	福建	江西	山东	河南	湖北	湖南	广东	广西	海南	重庆	四川	贵州	云南	陕西	甘肃	青海	宁夏	新疆
2021年	0.00	0.00	0.00	0.00	0.00	0.00	0.00	0.00	0.00	0.00	0.03	0.00	0.00	0.00	0.00	0.00	0.00	0.00	0.03	0.00	0.00	0.00	0.00	0.00	0.00	0.00	0.00	0.00	0.00	0.00
2022年	0.02	0.00	0.00	0.00	0.00	0.00	0.00	0.00	0.00	0.00	0.05	0.00	0.00	0.00	0.00	0.00	0.00	0.00	0.05	0.00	0.02	0.00	0.00	0.00	0.00	0.00	0.00	0.00	0.00	0.00
2023年	0.01	0.00	0.00	0.00	0.00	0.00	0.00	0.00	0.00	0.00	0.04	0.00	0.00	0.00	0.00	0.00	0.00	0.00	0.05	0.00	0.00	0.00	0.00	0.00	0.00	0.00	0.00	0.00	0.00	0.04

图 2-7-12-4　2021—2023 年各省（自治区、直辖市）三级综合医院住院患者 PICC 相关血流感染发生率

十三、住院患者 VAP 发生率

2021—2023 年三级综合医院住院患者 VAP 发生率中位数逐年下降，分别为 2.29‰（0.55‰，4.71‰）、1.57‰（0.34‰，3.49‰）和 1.55‰（0.40‰，3.30‰）（图 2-7-13-1）。各省（自治区、直辖市）三级综合医院 VAP 发生率变化情况见图 2-7-13-2 和附表 67。

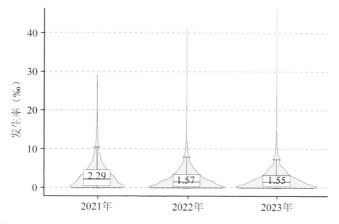

图 2-7-13-1　2021—2023 年三级综合医院住院患者 VAP 发生率

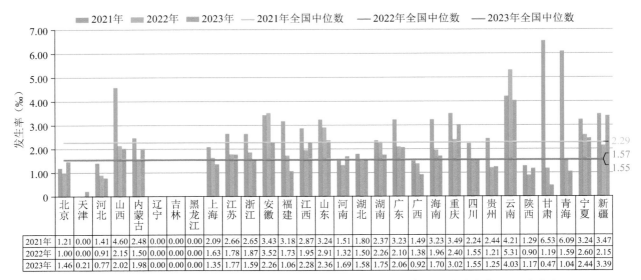

图 2-7-13-2　2021—2023 年各省（自治区、直辖市）三级综合医院住院患者 VAP 发生率

	北京	天津	河北	山西	内蒙古	辽宁	吉林	黑龙江	上海	江苏	浙江	安徽	福建	江西	山东	河南	湖北	湖南	广东	广西	海南	重庆	四川	贵州	云南	陕西	甘肃	青海	宁夏	新疆
2021年	1.21	0.00	1.41	4.60	2.48	0.00	0.00	0.00	2.09	2.66	2.65	3.43	3.18	2.87	3.24	1.51	1.80	2.37	3.23	1.49	3.23	3.49	2.24	2.44	4.21	1.29	6.53	6.09	3.24	3.47
2022年	1.00	0.00	0.91	2.15	1.50	0.00	0.00	0.00	1.63	1.78	1.87	3.52	1.73	1.95	2.91	1.32	1.50	2.26	2.10	1.38	1.96	2.40	1.55	1.21	5.31	0.90	1.19	1.59	2.60	2.15
2023年	1.46	0.21	0.77	2.02	1.98	0.00	0.00	0.00	1.35	1.77	1.59	2.26	1.06	2.28	2.36	1.69	1.58	1.75	2.06	0.92	1.70	3.02	1.55	1.25	4.03	1.17	0.47	1.04	2.44	3.39

第三章

我国护理专业质控管理工作

第一节 《国家医疗质量安全改进目标》落实情况

从 2021 年起，国家卫生健康委连续 4 年发布《国家医疗质量安全改进目标》（以下简称《目标》），引领行业以目标为导向，开展医疗质量安全改进工作。

按照国家卫生健康委的工作部署要求，国家护理管理专业医疗质量质控中心基于护理质量数据平台（CNDNQ）的数据分析、广泛征集听取护理行业的意见，提出了年度护理专业质控工作改进目标（附录3），经国家卫生健康委审核并下发，由国家护理管理专业医疗质量控制中心牵头组织推动改善。经过几年的推动，取得了显著的成效。

一、"降低血管内导管相关血流感染发生率"工作开展情况与成效

1. 工作开展情况

（1）开展现状调研：以《目标》为指导，采用问卷调查和实地调研相结合的方式，在全国范围内调研血管内导管相关血流感染临床现状、改进工作开展中存在问题与难点。

（2）围绕过程质控：以临床实际现状为依据，把握薄弱环节和问题难点，修订并完善《预防血管内导管相关血流感染质控工具包》（以下简称《工具包》），指导重点过程质控管理。

（3）培训及推广：分层、分类别、分片区举办《工具包》解读培训，累计培训 80 名省级质控管理人员和 500 余名临床业务骨干，促进工具包推广落地。

（4）联动省级质控中心：将改进目标作为各省质控工作重点，对各省落实的情况定期跟进，对各级质控中心在工作开展过程中遇到的问题或难题讨论交流。

（5）加强数据监测：通过对 CNDNQ 监测目标相关数据变化，以此分析改善措施成效、积极反馈与调整。

（6）分享优秀案例经验：征集优秀改进案例，分享可复制经验，以点带面促改进。

2. 成效

2021—2023 年三级综合医院住院患者经外周静脉置入中心静脉导管（PICC）相关血流感染发生率中位数均为 0.00‰，住院患者中心静脉导管（CVC）相关血流感染发生率中位数分别为 0.15‰、0.14‰、0.13‰，呈下降趋势。通过持续改进，CVC 及 PICC 相关血流感染问题得到重视和改善，目标管理引导全行业凝聚力量持续改进的作用已经逐渐显现。

2023 年改善重点开始关注血液净化用中心静脉导管相关血流感染发生率。首次在全国范围内监测血液净化用中心静脉导管相关血流感染情况，获得基线数据。2023 年三级综合医院住院患者血液净化用中心静脉导管相关血流感染发生 1335 例次，住院患者血液净化用中心静脉导管相关血流感染发生率为 0.20‰，发生率中位数为 0.00‰（0.00‰，0.41‰）。基线数据的获取为数据分析和对比提供标准，为后续过程质控、干预效果的评估提供客观依据。

二、"降低 2 期及以上压力性损伤发生率" 工作开展情况与成效

1. 工作开展情况

（1）开展重点科室现状调研：以《目标》为指导，选取院内压力性损伤发生的高风险护理单元（ICU 和手术室），采用问卷调查和实地调研相结合的方式，在全国范围内调研压力性损伤管理现状、改进工作开展中存在问题与难点。

（2）完善质控工具包：根据现状调研发现的问题，以循证为依据，通过专家研讨和临床试用，修订并完善《预防压力性损伤过程质控工具包》，聚焦重点科室和关键环节，指导过程质控管理。

（3）联动省级质控中心：将改进目标作为各省质控工作重点，对各省落实的情况定期跟进，并召开工作例会，对各级质控中心在工作开展过程中遇到的问题或难题讨论交流。

（4）加强数据监测：通过 CNDNQ 监测目标相关数据变化，以此分析改善措施成效、积极反馈与调整。

（5）分享优秀案例经验：征集优秀改进案例，分享可复制经验，发挥先进带动和示范引领作用，以点带面促改进。

2. 成效

总体上看，2021—2023 年三级综合医院住院患者 2 期及以上院内压力性损伤发生率无明显变化，2021 年 2 期及以上院内压力性损伤发生率中位数为 0.01%（0.00%，0.03%），2022 年及 2023 年均为 0.01%（0.00%，0.02%）。但从压力性损伤发生率的分布来看，3 年来医院间压力性损伤发生率差异幅度在逐渐减小。通过持续改进，院内压力性损伤问题得到重视和改善，不同区域不同级别医院间差距在缩小。

从科室层面看，以综合 ICU 为例，2023 年三级综合医院综合 ICU 住院患者 2 期及以上院内压力性损伤发生 2637 例次，发生率为 0.23%，发生率中位数为 0.08%（0.00%，0.32%）。2023 年二级综合医院综合 ICU 住院患者 2 期及以上院内压力性损伤发生 766 例次，发生率为 0.24%，发生率中位数为 0.00%（0.00%，0.37%）。可以看出，不管是三级还是二级综合医院，综合 ICU 住院患者 2 期及以上院内压力性损伤发生率均高于全院平均水平。未来院内压力性损伤的管理仍需持续关注高风险护理单元。

第二节 提升护理质量专项行动开展情况

2023 年 5 月 26 日国家卫生健康委联合国家中医药局印发《全面提升医疗质量行动计划（2023—2025 年）》（国卫医政发〔2023〕12 号）（以下简称《行动计划》），从基础质量安全管理、关键环节和行为管理、质量安全管理体系建设等维度提出了 28 项具体措施和 5 个专项行动。

为落实《行动计划》工作部署，紧紧围绕护理工作"十四五"时期面临的新形势、新任务，找准提升护理质量工作切入点，国家护理质控中心组织制定并实施护理质控专项行动。

一、专项行动一：护理质控"织网"行动

为推进落实护理质控"织网"专项行动，促进达成 2025 年质控组织地市级全覆盖、县域 50% 以上覆盖的任务目标，国家护理质控中心遵照工作职责和要求，从完善落实护理质控组织体系、制度体系、工作机制等方面发力，以年度为周期部署专项行动任务，分解明确阶段目标，细化工作举措，逐步推进区域护理质控中心建设工作，扩大质控工作覆盖范围，提升区域质控中心工作的规范化、科学化、专业化水平。截止到 2024 年 11 月工作开展情况如下。

1. 地市级护理质控中心建设情况

全国共建有地市级护理质控中心 345 个，总覆盖率为 97.18%，较 2023 年同比增长 5.63%（图 3-2-1-1）。30 个省（自治区、直辖市）已完成地市级护理质控中心全覆盖，占比为 93.75%。

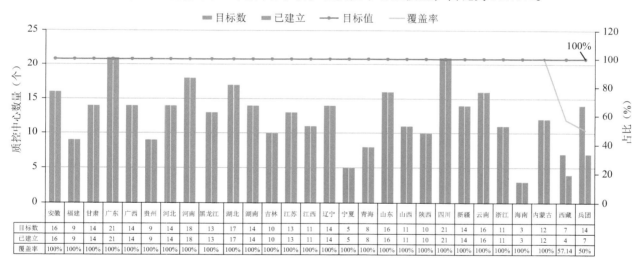

	安徽	福建	甘肃	广东	广西	贵州	河北	河南	黑龙江	湖北	湖南	吉林	江苏	江西	辽宁	宁夏	青海	山东	山西	陕西	四川	新疆	云南	浙江	海南	内蒙古	西藏	兵团
目标数	16	9	14	21	14	9	14	18	13	17	14	10	13	11	14	5	8	16	11	10	21	14	16	11	3	12	7	14
已建立	16	9	14	21	14	9	14	18	13	17	14	10	13	11	14	5	8	16	11	10	21	14	16	11	3	12	4	7
覆盖率	100%	100%	100%	100%	100%	100%	100%	100%	100%	100%	100%	100%	100%	100%	100%	100%	100%	100%	100%	100%	100%	100%	100%	100%	100%	100%	57.14	50%

图 3-2-1-1 2024 年地市级护理质控中心建设情况

2. 县级护理质控中心建设情况

全国共建有县级护理质控中心 1834 个，总覆盖率为 70.03%，较 2023 年同比增长 17.40%。已有 26 个省（自治区、直辖市）达到"50% 以上县域建有县级质控中心"的目标，其中 8 个省（自治区、直辖市）达到县域全覆盖，分别是北京、天津、上海、重庆、河北、四川、浙江和海南（图 3-2-1-2）。

二、专项行动二：降低住院患者非计划拔管率

非计划拔管是临床常见且高危的患者安全事件，一旦发生，可能会给患者造成伤害，甚至威胁患者生命。在国家卫生健康委印发的《护理专业医疗质量控制指标（2020 年版）》中，"置管患者非计划拔管率"被列为质控监测指标之一。

1. 工作开展情况

国家护理质控中心遵照工作职责和要求，以"规范置管患者非计划拔管过程质控"为切入点，选择临床常见且高危的四类导管（气管导管、导尿管、CVC、PICC），在征求临床一线工作人员意见、反复讨论、循证的基础上，组织起草了《预防置管患者非计划拔管过程质控工具包》。通过开展培训、指导落实、效果评价、分享经验等举措，推动护理质量持续改善，助力提升我国非计划拔管预防与管理水平。

2. 成效

经过努力，住院患者气管导管、导尿管、CVC 和 PICC 非计划拔管问题得到重视和改善。根据 CNDNQ 数据，2021—2023 年三级综合医院住院患者气管导管非计划拔管率中位数由 2021 年的 0.11‰（0.00‰，0.36‰）下降到 2023 年的 0.07‰（0.00‰，0.25‰）。导尿管非计划拔管率中位数由 0.11‰（0.03‰，0.24‰）下降到 0.08‰（0.0‰，0.18‰）。CVC 非计划拔管率中位数由 0.13‰（0.00‰，0.33‰）下降到 0.09‰（0.00‰，0.26‰）。

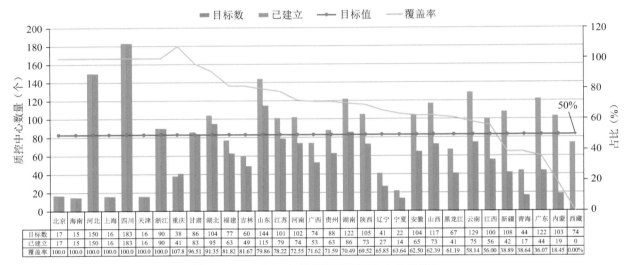

	北京	海南	河北	上海	四川	天津	浙江	重庆	甘肃	湖北	福建	吉林	山东	江苏	河南	广西	贵州	湖南	陕西	辽宁	宁夏	安徽	山西	黑龙江	云南	江西	新疆	青海	广东	内蒙	西藏
目标数	17	15	150	16	183	16	90	104	72	88	74	88	104	101	102	74	88	122	105	41	22	65	117	60	129	100	108	44	122	44	74
已建立	17	15	150	16	183	16	90	41	83	95	63	49	115	79	74	53	63	85	73	27	14	65	73	41	75	56	42	17	44	19	0
覆盖率	100.0	100.0	100.0	100.0	100.0	100.0	100.0	107.8	96.51	91.35	81.82	81.67	79.86	78.22	72.55	71.62	71.59	70.49	69.52	65.85	63.64	62.50	62.39	61.19	58.14	56.00	38.89	38.64	36.07	18.45	0.00%

图 3-2-1-2　2024 年县级护理质控中心建设情况

三、专项行动三："规范围术期护理质控管理，筑牢手术质量安全"专项行动

2023 年 8 月 22 日国家卫生健康委印发《手术质量安全提升行动方案（2023—2025 年）》（国卫办医政发〔2023〕10 号），从术前、术中、术后风险管理和系统持续改进等 4 个方面提出 15 条具体举措。为贯彻落实《手术质量安全提升行动方案（2023—2025 年）》，国家护理质控中心于 2024 年组织开展"规范围术期护理质控管理，筑牢手术质量安全"专项行动，旨在进一步强化以患者为中心的手术质量安全意识，探索建立完善围术期护理质量安全管理的科学方法和工作机制，形成规范化、科学化的围术期护理质控管理规范，提升围术期医疗质量安全管理效率。截止到 2024 年 11 月工作开展情况如下。

1. 专题调查情况

聚焦围术期护理质量管理的关键环节，通过查阅文献、专家研讨、人员访谈等方式，设计并完善调查问卷，对全国 395 家医疗机构的术前、术中和术后护理情况开展专题调查，了解目前医疗机构围术期手术室护理质量管理现状。

2. 专题研究情况

在充分了解行业现状和需求的基础上，以手术室护理质量与安全、手术室护士岗位管理与人力资源配置、手术室护理信息化建设等为重点研究方向，在全国范围内组织开展以手术室为重点目标的"围术期护理质控管理"专题研究工作。

第三节　护理质控信息化平台建设情况

2016 年建立并运行的 CNDNQ，从 1.0 版到 2.0 版再到目前的 3.0 版，持续在数据上报、信息存储、数据分析、信息反馈、用户体验等方面不断改进与完善。

一、总体目标

坚持"统筹兼顾、分步实施；统一标准、多层级管理；资源共享、安全保密"的原则，以现有能力和条件结合不断完善系统服务功能为重点，持续建成上下贯通、便捷高效、服务临床的信息化平台，集信息采集、分析、应用、反馈、管理与服务于一体。

二、基本功能架构和主要任务

1. 功能架构

CNDNQ 功能架构详细情况如图 3-3-2-1 所示。

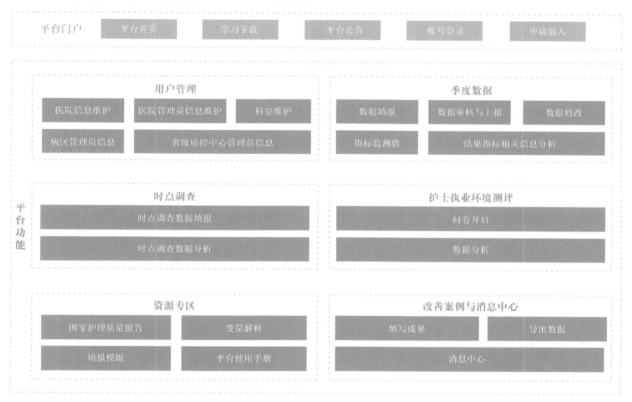

图 3-3-2-1　CNDNQ 功能架构

2. 主要任务

（1）数据收集：通过统一的标准和规则，收集各医疗机构的碎片化护理质量数据。

（2）数据分析：对收集到的数据进行分析，形成分析报告。

（3）信息反馈：向卫生行政部门、医院管理者、护理管理者及临床护理人员反馈护理质量现状及在行业中所处水平，帮助识别和解决护理质量管理中的问题。

（4）决策支持：利用数据结果为制定护理质量改善目标和措施提供客观、科学依据。

（5）数据管理：确保数据的完整性、准确性和利用率，提供决策支持。

（6）资源共享：促进数据的共享和利用，提升护理服务质量和效率。

三、保障措施

1. 标准化数据元素

对护理质量指标的基本数据元名称、数据元标识、编码、数据元值的数据类型、允许值、数据格式等属性进行标准化建设与处理，为全行业利用信息技术监测质量数据奠定基础。

2. 设置逻辑校验

研究并设置统计数据相互之间的逻辑关系，通过后台系统检查录入数据是否符合预期的逻辑条件，保证各类数据的可靠性、时效性、完整性和安全性。

3. 分层级管理

CNDNQ 数据采集实行国家—省—医院—病区四级管理，分层级明确责任分工和权限，落实数据的采集、录入、审核、处理、应用和管理。

4. 安全保密管理制度

制定和完善用户准入、数据应用管理、安全保密等有关工作程序、工作制度、要求，使信息化建设工作逐步走上科学化、规范化、制度化的轨道。设置访问控制、身份认证、防火墙配置等，保障系统的安全性，防止数据泄露和攻击。实施强密码策略，实施细粒度的权限控制，确保用户只能访问与管理其权限范围内的数据。

5. 分层分类培训

分层次地对各级数据管理员进行指标标准、平台操作、数据应用以及保密知识培训，提高数据质量。

四、应用成效

1. 医院数量持续增加

2015 年国务院印发《促进大数据发展行动纲要》，其中明确提出：建立用数据说话，用数据决策，用数据管理，用数据创新的管理机制，实现基于数据的科学决策。经过国家护理管理专业医疗质量中心不懈的引导与推进，截止到 2024 年 CNDNQ 注册加入的医院数量已增长到 4545 家，和建立之初 2016 年的 747 家相比增长幅度高达 508.43%（图 3-3-4-1）。这一结果说明通过科学的数据分析来引导决策的管理理念得到医疗机构与护理管理人员的普遍认同。

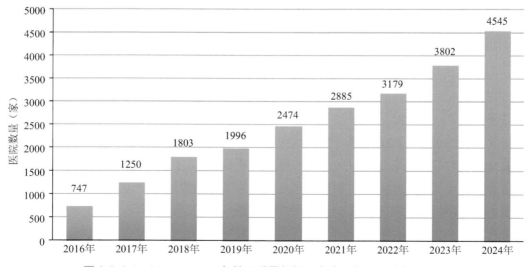

图 3-3-4-1 2016—2024 年护理质量数据平台注册加入医院数量变化

2. CNDNQ 数据逐渐成为行业数据参照系

CNDNQ 通过展示全国质控信息数据分析结果为行业提供参考。整体数据的最小值、十分位数、下四分位数、中位数、上四分位数、九十分位数、最大值等描述数据的分布展示形成一个参照轴，可以帮助各级卫生行政部门、质控中心更好地了解护理质量整体情况，帮助医疗机构评估本院在整体分布中的位置，从而判断所处水平，精准发现医疗机构或某个科室存在的短板或差距，为质量改进提供科学依据。

附录 1

CNDNQ 护理专业医疗质量控制指标及相关信息

附录 1-1　2023 年 CNDNQ 护理专业医疗质量控制指标采集变量及解释说明表

分类名称	序号	变量名称	变量定义	变量解释说明	采集范围
护士数量配置相关数据	1	本季度实际开放床位数	本季度医疗机构实际长期固定开放的床位数（不论该床是否被患者占用，都应计算在内）	**实际开放床位数** **定义**：医疗机构实际长期固定开放的床位数（不论该床是否被患者占用，都应计算在内） **包含**：编制床位数；除编制床位外，经医疗机构确认、可以常规收治患者的床位数；开放时间≥统计周期 1/2 的加床位数 **排除**：急诊抢救床位、急诊观察床位、手术室床位、麻醉恢复室床位、血液透析室床位、接产室的待产床和接产床、母婴同室新生儿床、检查床、治疗床、临时加床 **举例**：如某医疗机构注册编制床位数 500，实际长期固定开放 1000 张床位，其实际开放床位数为 1000	全院范围
	2	季初全院执业护士总人数	全院执业护士总人数，指医疗机构内，取得护士执业资格、在本院注册并在护理岗位工作的护士数量	**全院执业护士总人数** **定义**：医疗机构内，取得护士执业资格、在本院注册并在护理岗位工作的护士数量 **包含**：临床护理岗位护士、护理管理岗位护士、其他护理岗位护士、护理岗位的返聘护士、护理岗位的休假（含病产假）护士 **排除**：医疗机构职能部门、后勤部门、医保审核等非护理岗位护士、未取得护士执业资格人员、未在本院注册的护士	全院范围
	3	季末全院执业护士总人数	全院执业护士总人数，指医疗机构内，取得护士执业资格、在本院注册并在护理岗位工作的护士数量	**全院执业护士总人数** **定义**：医疗机构内，取得护士执业资格、在本院注册并在护理岗位工作的护士数量 **包含**：临床护理岗位护士、护理管理岗位护士、其他护理岗位护士、护理岗位的返聘护士、护理岗位的休假护士 **排除**：医疗机构职能部门、后勤部门、医保审核等非护理岗位护士、未取得护士执业资格人员、未在本院注册的护士	全院范围

分类名称	序号	变量名称	变量定义	变量解释说明	采集范围
护士数量配置相关数据	4	季初住院病区执业护士总人数	病区，指医疗机构有实际住院床位病区的总称（包含重症医学科）。病区执业护士总人数，指医疗机构住院病区中取得护士执业资格，在本院注册并在护理岗位工作的护士数量	**住院病区执业护士总人数** **定义**：医疗机构住院病区中取得护士执业资格，在本院注册并在护理岗位工作的护士数量 **病区**：医疗机构有实际住院床位病区的总称（包含重症医学科） **包含**：临床护理岗位护士、护理管理岗位护士、其他护理岗位护士、护理岗位的返聘护士、护理岗位的休假护士 **排除**：医疗机构职能部门、后勤部门、医保审核等非护理岗位护士、未取得护士执业资格人员、未在本院注册的护士、非住院病区护士	有住院床位的科室
	5	季末住院病区执业护士总人数	病区，指医疗机构有实际住院床位病区的总称（包含重症医学科）。病区执业护士总人数，指医疗机构住院病区中取得护士执业资格，在本院注册并在护理岗位工作的护士数量	**住院病区执业护士总人数** **定义**：医疗机构住院病区中取得护士执业资格，在本院注册并在护理岗位工作的护士数量 **病区**：医疗机构有实际住院床位病区的总称（包含重症医学科） **包含**：临床护理岗位护士、护理管理岗位护士、其他护理岗位护士、护理岗位的返聘护士、护理岗位的休假护士 **排除**：医疗机构职能部门、后勤部门、医保审核等非护理岗位护士、未取得护士执业资格人员、未在本院注册的护士、非住院病区护士	有住院床位的科室
	6	本季度白班责任护士数	本季度医疗机构每天白班时段上班的直接护理住院患者的护士人力之和	**白班责任护士数** **定义**：统计周期内，医疗机构每天白班时段上班的直接护理住院患者的护士人力之和 **责任护士**：直接护理住院患者的执业护士。排除治疗护士、办公班护士、配药护士和护士长。一般情况下护士长不计算在内，当护士长承担了责任护士的工作时才计算在内 **白班时长**：白班起止时间依据本院的班次安排时间而定。全院应统一，医疗机构间可以不同。若医疗机构白班为 8：00—18：00，则白班时长 10 小时 **举例**：某白班责任护士数 = 白班所有责任护士工作时长之和除以 8。如果某病区白班为 8：00—18：00（白班时长 10 小时），某天排班共有白班责任护士 7 名，其中 5 人每人白班时段内工作时长 8 小时；另外 2 人，每人白班时段内工作时长 6 小时；则该白班责任护士数为（5×8+2×6）÷8=6.5 人	有住院床位的科室
	7	本季度白班护理患者数	本季度医疗机构白班时段内责任护士护理的住院患者工作量	**白班护理患者数** **定义**：医疗机构白班时段内责任护士护理的住院患者工作量，患者每被护理 8 小时计为 1 名护理患者工作量。某班护理患者数 =（某班接班时在院患者数 + 某班时段内新入患者数）×（班次时长 ÷8） **白班时长**：依据本院的班次安排时间而定，班次时段一旦确定，班次时长为固定值。若医疗机构白班为 8：00—18：00，则白班时长 10 小时 **白班时段新入院患者**：包含白班所有办理住院手续的患者（新入院患者和转入患者）；排除办理住院手续但实际未到达病区就撤销住院手续或退院的患者、母婴同室新生儿	有住院床位的科室

分类名称	序号	变量名称	变量定义	变量解释说明	采集范围
护士数量配置相关数据	8	本季度夜班责任护士数	本季度医疗机构每天夜班时段上班的直接护理住院患者的护士人力之和	**夜班责任护士数** **定义**：统计周期内，医疗机构每天夜班时段上班的直接护理住院患者的护士人力之和。 **责任护士**：直接护理住院患者的执业护士。排除治疗护士、办公班护士、配药护士和护士长。一般情况下护士长不计算在内，当护士长承担了责任护士的工作时才计算在内 **夜班时长**：夜班的起止时间依据本院的班次安排时间而定，夜班不需分大夜班、小夜班，统一计算为夜班，全院应统一，医疗机构间可以不同。若医疗机构夜班为18：00—8：00，则夜班时长14小时 **举例**：某夜班责任护士数＝夜班所有责任护士工作时长之和除以8。如果某病区夜班为17：00—8：00（夜班时长15小时），某天排班共有夜班责任护士6名，其中有2个责任护士17：00—1：00值班；有2个责任护士1：00—8：00值班；夜班"帮班"护士2名，每人工作时长4小时；则该夜班责任护士数为（2×8+2×7+2×4）÷8=4.75人	有住院床位的科室
	9	本季度夜班护理患者数	本季度医疗机构夜班时段内责任护士护理的住院患者工作量	**夜班护理患者数** **定义**：医疗机构夜班时段内责任护士护理的住院患者工作量，患者每被护理8小时计为1名护理患者工作量。某班护理患者数＝（某班接班时在院患者数＋某班时段内新入患者数）×（班次时长÷8） **夜班时长**：夜班不需分大夜班、小夜班；统一计算为夜班。夜班的起止时间依据本院的班次安排时间而定，班次时长一旦确定，班次时长为固定值。若夜班时段为18：00—8：00，则夜班时长为14小时 **夜班时段新入院患者**：包含夜班所有办理住院手续的患者（新入院患者和转入患者）；排除办理住院手续但实际未到达病区就撤销住院手续或退院的患者、母婴同室新生儿	有住院床位的科室
	10	本季度住院病区执业护士实际上班小时数	本季度住院病区所有执业护士实际上班小时数之和	**住院病区执业护士实际上班小时数** **定义**：统计周期内，医疗机构住院病区所有执业护士实际上班小时数之和 **包含**：病区护士上班小时数、病区护士长上班小时数、病区返聘护士上班小时数、规培/进修人员执业资格注册地点变更到本医疗机构的护士上班小时数 **排除**：未取得护士执业资格人员上班小时数、非住院病区护士上班小时数，如手术室、门诊等	有住院床位的科室
	11	本季度住院患者实际占用床日数	本季度住院病区每天0点住院患者实际占用的床日数总和	**住院患者实际占用床日数** **定义**：统计周期内医疗机构住院病区每天0点住院患者实际占用的床日数总和。患者入院后于当日24点以前出院或死亡的，应作为实际占用床位1日统计 **包含**：占用的正规病床日数、占用的临时加床日数 **排除**：占用的急诊抢救床日数、急诊观察床日数、手术室床日数、麻醉恢复室床日数、血液透析室床日数、接产室的待产床和接产床的床日数、母婴同室新生儿床日数、检查床床日数和治疗床床日数	有住院床位的科室

分类名称	序号	变量名称	变量定义	变量解释说明	采集范围
护士数量配置相关数据	12	季初在院患者数	本季度初医疗机构住院病区在院患者数之和	**在院患者数** **定义：**统计周期医疗机构住院病区在院患者数之和 **包含：**所有办理住院手续的患者 **排除：**办理住院手续但实际未到达病区即撤销住院手续或退院的患者 **举例：**某医疗机构 2022 年 4 月 1 日 0 点医疗机构在院患者数 1000 人，则该医疗机构 2022 年第二季度期初在院患者数为 1000（收集期初在院患者数的目的是计算住院患者总数，统计周期内住院患者总数 = 统计期初在院患者数 + 统计周期内新入院患者总数）	有住院床位的科室
	13	本季度新入院患者总数	本季度医疗机构住院病区新入院患者数之和	**新入院患者总数** **定义：**统计周期医疗机构住院病区新入院患者数之和 **包含：**所有办理住院手续的患者 **排除：**办理住院手续但实际未到达病区就撤销住院手续或退院的患者 **举例：**某医疗机构 2022 年 4 月 1 日 0：00 至 6 月 30 日 24：00 新入院患者总数为 500 人，该医疗机构 2022 年第二季度新入院患者总数即为 500	有住院床位的科室
人力资源结构——职称相关数据	14	季初护士人数	季初医疗机构中取得初级（士）专业技术资格证书的执业护士数量	**护士人数** **定义：**医疗机构中取得初级（士）专业技术资格证书的执业护士数量 **包含：**取得初级（士）专业技术资格证书 **排除：**非护理岗位人员	全院范围
	15	季末护士人数	季末医疗机构中取得初级（士）专业技术资格证书的执业护士数量	**护士人数** **定义：**医疗机构中取得初级（士）专业技术资格证书的执业护士数量 **包含：**取得初级（士）专业技术资格证书 **排除：**非护理岗位人员	全院范围
	16	季初护师人数	季初医疗机构中取得初级（师）专业技术资格证书并被医疗机构聘用的执业护士数量	**护师人数** **定义：**医疗机构中取得初级（师）专业技术资格证书并被医疗机构聘用的执业护士数量。职称以医疗机构实际聘用为准 **包括：**取得初级（师）专业技术资格证书并被医疗机构聘用 **排除：**非护理岗位人员；已取得初级（师）专业技术资格但医疗机构未聘用	全院范围
	17	季末护师人数	季末医疗机构中取得初级（师）专业技术资格证书并被医疗机构聘用的执业护士数量	**护师人数** **定义：**医疗机构中取得初级（师）专业技术资格证书并被医疗机构聘用的执业护士数量。职称以医疗机构实际聘用为准 **包括：**取得初级（师）专业技术资格证书并被医疗机构聘用 **排除：**非护理岗位人员；已取得初级（师）专业技术资格但医疗机构未聘用	全院范围

分类名称	序号	变量名称	变量定义	变量解释说明	采集范围
人力资源结构——职称相关数据	18	季初主管护师人数	季初医疗机构中取得主管护师专业技术资格证书并被医疗机构聘用的执业护士数量	**主管护师人数** **定义**：医疗机构中取得主管护师专业技术资格证书并被医疗机构聘用的执业护士数量。职称以医疗机构实际聘用为准 **包含**：取得主管护师专业技术资格证书并被医疗机构聘用 **排除**：非护理岗位人员；已取得主管护师专业技术资格但医疗机构未聘用	全院范围
	19	季末主管护师人数	季末医疗机构中取得主管护师专业技术资格证书并被医疗机构聘用的执业护士数量	**主管护师人数** **定义**：医疗机构中取得主管护师专业技术资格证书并被医疗机构聘用的执业护士数量。职称以医疗机构实际聘用为准 **包含**：取得主管护师专业技术资格证书并被医疗机构聘用 **排除**：非护理岗位人员；已取得主管护师专业技术资格但医疗机构未聘用	全院范围
	20	季初副主任护师人数	季初医疗机构中取得副主任护师专业技术资格证书并被医疗机构聘用的执业护士数量	**副主任护师人数** **定义**：医疗机构中取得副主任护师专业技术资格证书并被医疗机构聘用的执业护士数量。职称以医疗机构实际聘用为准 **包含**：取得副主任护师专业技术资格证书并被医疗机构聘用 **排除**：非护理岗位人员；已取得副主任护师专业技术资格但医疗机构未聘用	全院范围
	21	季末副主任护师人数	季末医疗机构中取得副主任护师专业技术资格证书并被医疗机构聘用的执业护士数量	**副主任护师人数** **定义**：医疗机构中取得副主任护师专业技术资格证书并被医疗机构聘用的执业护士数量。职称以医疗机构实际聘用为准 **包含**：取得副主任护师专业技术资格证书并被医疗机构聘用 **排除**：非护理岗位人员；已取得副主任护师专业技术资格但医疗机构未聘用	全院范围
	22	季初主任护师人数	季初医疗机构中取得主任护师专业技术资格证书并被医疗机构聘用的执业护士数量	**主任护师人数** **定义**：医疗机构中取得主任护师专业技术资格证书并被医疗机构聘用的执业护士数量。职称以医疗机构实际聘用为准 **包含**：取得主任护师专业技术资格证书并被医疗机构聘用 **排除**：非护理岗位人员；已取得主任护师专业技术资格但医疗机构未聘用	全院范围
	23	季末主任护师人数	季末医疗机构中取得主任护师专业技术资格证书并被医疗机构聘用的执业护士数量	**主任护师人数** **定义**：医疗机构中取得主任护师专业技术资格证书并被医疗机构聘用的执业护士数量。职称以医疗机构实际聘用为准 **包含**：取得主任护师专业技术资格证书并被医疗机构聘用 **排除**：非护理岗位人员；已取得主任护师专业技术资格但医疗机构未聘用	全院范围

续表

分类名称	序号	变量名称	变量定义	变量解释说明	采集范围
人力资源结构——学历相关数据	24	季初各职称护士总人数	自动合计	**各职称护士总人数** **计算方法：**各职称护士总人数 = 护士人数 + 护师人数 + 主管护师人数 + 副主任护师人数 + 主任护师人数	全院范围
	25	季末各职称护士总人数	自动合计	**各职称护士总人数** **计算方法：**各职称护士总人数 = 护士人数 + 护师人数 + 主管护师人数 + 副主任护师人数 + 主任护师人数	全院范围
	26	季初中专护士人数	季初医疗机构中最高学历为中专的执业护士数量	**中专护士人数** **定义：**医疗机构中最高学历为中专并在护理岗位工作的执业护士数量。统计阶段取得的最高学历，以取得的学历证书为准。考取未下发不计入内	全院范围
	27	季末中专护士人数	季末医疗机构中最高学历为中专的执业护士数量	**中专护士人数** **定义：**医疗机构中最高学历为中专并在护理岗位工作的执业护士数量。统计阶段取得的最高学历，以取得的学历证书为准。考取未下发不计入内	全院范围
	28	季初大专护士人数	季初医疗机构中最高学历为大专的执业护士数量	**大专护士人数** **定义：**医疗机构中最高学历为大专并在护理岗位工作的执业护士数量。统计阶段取得的最高学历，以取得的学历证书为准。考取未下发不计入内	全院范围
	29	季末大专护士人数	季末医疗机构中最高学历为大专的执业护士数量	**大专护士人数** **定义：**医疗机构中最高学历为大专并在护理岗位工作的执业护士数量。统计阶段取得的最高学历，以取得的学历证书为准。考取未下发不计入内	全院范围
	30	季初本科护士人数	季初医疗机构中最高学历为本科和（或）最高学位为学士的执业护士数量	**本科护士人数** **定义：**医疗机构中最高学历为本科和（或）最高学位为学士并在护理岗位工作的执业护士数量。统计阶段取得的最高学历（学位），以取得的学历（学位）证书为准。考取未下发不计入内	全院范围
	31	季末本科护士人数	季末医疗机构中最高学历为本科和（或）最高学位为学士的执业护士数量	**本科护士人数** **定义：**医疗机构中最高学历为本科和（或）最高学位为学士并在护理岗位工作的执业护士数量。统计阶段取得的最高学历（学位），以取得的学历（学位）证书为准。考取未下发不计入内	全院范围
	32	季初硕士研究生护士人数	季初医疗机构中最高学历为硕士研究生和（或）最高学位为硕士的执业护士数量	**硕士研究生护士人数** **定义：**医疗机构中最高学历为硕士研究生和（或）最高学位为硕士并在护理岗位工作的执业护士数量。统计阶段取得的最高学历（学位），以取得的学历（学位）证书为准。考取未下发不计入内	全院范围
	33	季末硕士研究生护士人数	季末医疗机构中最高学历为硕士研究生和（或）最高学位为硕士的执业护士数量	**硕士护士研究生人数** **定义：**医疗机构中最高学历为硕士研究生和（或）最高学位为硕士并在护理岗位工作的执业护士数量。统计阶段取得的最高学历（学位），以取得的学历（学位）证书为准。考取未下发不计入内	全院范围

分类名称	序号	变量名称	变量定义	变量解释说明	采集范围
人力资源结构——学历相关数据	34	季初博士研究生护士人数	季初医疗机构中最高学历为博士研究生和（或）最高学位为博士的执业护士数量	**博士护士研究生人数** 定义：医疗机构中最高学历为博士研究生和（或）最高学位为博士并在护理岗位工作的执业护士数量。统计阶段取得的最高学历或最高学位，以取得的学历（学位）证书为准。考取未下发不计入内	全院范围
	35	季末博士研究生护士人数	季末医疗机构中最高学历为博士研究生和（或）最高学位为博士的执业护士数量	**博士研究生护士人数** 定义：医疗机构中最高学历为博士研究生和（或）最高学位为博士并在护理岗位工作的执业护士数量。统计阶段取得的最高学历（学位），以取得的学历（学位）证书为准。考取未下发不计入内	全院范围
	36	季初各学历护士总人数	自动合计	**各学历护士总人数** 计算方法：各学历护士总人数＝中专护士人数＋大专护士人数＋本科护士人数＋硕士研究生护士人数＋博士研究生护士人数	全院范围
	37	季末各学历护士总人数	自动合计	**各学历护士总人数** 计算方法：各学历护士总人数＝中专护士人数＋大专护士人数＋本科护士人数＋硕士研究生护士人数＋博士研究生护士人数	全院范围
人力资源结构——工作年限相关数据	38	季初＜1年资护士人数	季初在医疗机构护理岗位工作＜1年的执业护士人数	**＜1年资护士人数** 定义：在医疗机构护理岗位工作＜1年的执业护士人数。工作年限从护士注册后并从事护理工作算起（满12个月算1年），包括护士在其他医疗机构的工作年限	全院范围
	39	季末＜1年资护士人数	季末在医疗机构护理岗位工作＜1年的执业护士人数	**＜1年资护士人数** 定义：在医疗机构护理岗位工作＜1年的执业护士人数。工作年限从护士注册后并从事护理工作算起（满12个月算1年），包括护士在其他医疗机构的工作年限	全院范围
	40	季初$1 \leq y < 2$年资护士人数	季初在医疗机构护理岗位工作$1 \leq y < 2$年的执业护士人数	**$1 \leq y < 2$年资护士人数** 定义：在医疗机构护理岗位工作$1 \leq y < 2$年的执业护士人数。工作年限从护士注册后并从事护理工作算起（满12个月算1年），包括护士在其他医疗机构的工作年限	全院范围
	41	季末$1 \leq y < 2$年资护士人数	季末在医疗机构护理岗位工作$1 \leq y < 2$年的执业护士人数	**$1 \leq y < 2$年资护士人数** 定义：在医疗机构护理岗位工作$1 \leq y < 2$年的执业护士人数。工作年限从护士注册后并从事护理工作算起（满12个月算1年），包括护士在其他医疗机构的工作年限	全院范围
	42	季初$2 \leq y < 5$年资护士人数	季初在医疗机构护理岗位工作$2 \leq y < 5$年的执业护士人数	**$2 \leq y < 5$年资护士人数** 定义：在医疗机构护理岗位工作$2 \leq y < 5$年的执业护士人数。工作年限从护士注册后并从事护理工作算起（满12个月算1年），包括护士在其他医疗机构的工作年限	全院范围
	43	季末$2 \leq y < 5$年资护士人数	季末在医疗机构护理岗位工作$2 \leq y < 5$年的执业护士人数	**$2 \leq y < 5$年资护士人数** 定义：在医疗机构护理岗位工作$2 \leq y < 5$年的执业护士人数。工作年限从护士注册后并从事护理工作算起（满12个月算1年），包括护士在其他医疗机构的工作年限	全院范围

分类名称	序号	变量名称	变量定义	变量解释说明	采集范围
人力资源结构——工作年限相关数据	44	季初 5≤y<10 年资护士人数	季初在医疗机构护理岗位工作 5≤y<10 年的执业护士人数	**5≤y<10 年资护士人数** **定义**：在医疗机构护理岗位工作 5≤y<10 年的执业护士人数。工作年限从护士注册后并从事护理工作算起（满 12 个月算 1 年），包括护士在其他医疗机构的工作年限	全院范围
	45	季末 5≤y<10 年资护士人数	季末在医疗机构护理岗位工作 5≤y<10 年的执业护士人数	**5≤y<10 年资护士人数** **定义**：在医疗机构护理岗位工作 5≤y<10 年的执业护士人数。工作年限从护士注册后并从事护理工作算起（满 12 个月算 1 年），包括护士在其他医疗机构的工作年限	全院范围
	46	季初 10≤y<20 年资护士人数	季初在医疗机构护理岗位工作 10≤y<20 年的执业护士人数	**10≤y<20 年资护士人数** **定义**：在医疗机构护理岗位工作 10≤y<20 年的执业护士人数。工作年限从护士注册后并从事护理工作算起（满 12 个月算 1 年），包括护士在其他医疗机构的工作年限	全院范围
	47	季末 10≤y<20 年资护士人数	季末在医疗机构护理岗位工作 10≤y<20 年的执业护士人数	**10≤y<20 年资护士人数** **定义**：在医疗机构护理岗位工作 10≤y<20 年的执业护士人数。工作年限从护士注册后并从事护理工作算起（满 12 个月算 1 年），包括护士在其他医疗机构的工作年限	全院范围
	48	季初≥20 年资护士人数	季初在医疗机构护理岗位工作≥20 年的执业护士人数	**≥20 年资护士人数** **定义**：在医疗机构护理岗位工作≥20 年的执业护士人数。工作年限从护士注册后并从事护理工作算起（满 12 个月算 1 年），包括护士在其他医疗机构的工作年限	全院范围
	49	季末≥20 年资护士人数	季末在医疗机构护理岗位工作≥20 年的执业护士人数	**≥20 年资护士人数** **定义**：在医疗机构护理岗位工作≥20 年的执业护士人数。工作年限从护士注册后并从事护理工作算起（满 12 个月算 1 年），包括护士在其他医疗机构的工作年限	全院范围
	50	季初各工作年限护士总人数	自动合计	**各工作年限护士总人数** **计算方法**：各工作年限护士总人数 = <1 年资护士人数 +1≤y<2 年资护士人数 +2≤y<5 年资护士人数 +5≤y<10 年资护士人数 +10≤y<20 年资护士人数 + ≥20 年资护士人数	全院范围
	51	季末各工作年限护士总人数	自动合计	**各工作年限护士总人数** **计算方法**：各工作年限护士总人数 = <1 年资护士人数 +1≤y<2 年资护士人数 +2≤y<5 年资护士人数 +5≤y<10 年资护士人数 +10≤y<20 年资护士人数 + ≥20 年资护士人数	全院范围
离职相关数据	52	执业护士离职总人数	医疗机构中执业护士自愿离职的人数总和	**执业护士离职总人数** **定义**：医疗机构中执业护士自愿离职的人数总和。离职时间以与医疗机构解除劳动合同的时间统计 **包含**：自愿离职的执业护士 **排除**：因退休、死亡或被辞退而离开医疗机构的护士；在同一医疗机构岗位调整的护士 **计算方法**：自动合计。本季度执业护士离职总人数 = 本季度所有职称护士离职人数之和 = 本季度所有学历护士离职人数之和 = 本季度所有工作年限护士离职人数之和	全院范围

分类名称	序号	变量名称	变量定义	变量解释说明	采集范围
离职相关数据	53	护士离职人数	统计周期内，医疗机构中在护理岗位工作的职称为护士的自愿离职人数	**护士离职人数** **定义**：统计周期内，医疗机构中在护理岗位工作的职称为护士的自愿离职人数。离职时间以与医疗机构解除劳动合同的时间统计 **包含**：自愿离职的护士职称护士 **排除**：因退休、死亡或被辞退而离开医疗机构的护士；在同一医疗机构岗位调整的护士 **举例**：如第一季度填写的是1月1日—3月31日的护士离职人数	全院范围
	54	护师离职人数	统计周期内，医疗机构中在护理岗位工作的职称为护师的执业护士自愿离职人数	**护师离职人数** **定义**：统计周期内，医疗机构中在护理岗位工作的职称为护师的执业护士自愿离职人数。离职时间以与医疗机构解除劳动合同的时间统计 **包含**：自愿离职的护师职称护士 **排除**：因退休、死亡或被辞退而离开医疗机构的护士；在同一医疗机构岗位调整的护士 **举例**：如第一季度填写的是1月1日—3月31日的护师离职人数	全院范围
	55	主管护师离职人数	统计周期内，医疗机构中在护理岗位工作的职称为主管护师的执业护士自愿离职人数	**主管护师离职人数** **定义**：统计周期内，医疗机构中在护理岗位工作的职称为主管护师的执业护士自愿离职人数。离职时间以与医疗机构解除劳动合同的时间统计 **包含**：自愿离职的主管护师职称护士 **排除**：因退休、死亡或被辞退而离开医疗机构的护士；在同一医疗机构岗位调整的护士 **举例**：如第一季度填写的是1月1日—3月31日的主管护师职称护士离职人数	全院范围
	56	副主任护师离职人数	统计周期内，医疗机构中在护理岗位工作的职称为副主任护师的执业护士自愿离职人数	**副主任护师离职人数** **定义**：统计周期内，医疗机构中在护理岗位工作的职称为副主任护师的执业护士自愿离职人数。离职时间以与医疗机构解除劳动合同的时间统计 **包含**：**自愿离职的副主任护师职称护士** **排除**：因退休、死亡或被辞退而离开医疗机构的护士；在同一医疗机构岗位调整的护士 **举例**：如第一季度填写的是1月1日—3月31日的副主任护师职称护士离职人数	全院范围
	57	主任护师离职人数	统计周期内，医疗机构中在护理岗位工作的职称为主任护师的执业护士自愿离职人数	**主任护师离职人数** **定义**：统计周期内，医疗机构中在护理岗位工作的职称为主任护师的执业护士自愿离职人数。离职时间以与医疗机构解除劳动合同的时间统计 **包含**：自愿离职的主任护师职称护士 **排除**：因退休、死亡或被辞退而离开医疗机构的护士；在同一医疗机构岗位调整的护士 **举例**：如第一季度填写的是1月1日—3月31日的主任护师离职人数	全院范围

分类名称	序号	变量名称	变量定义	变量解释说明	采集范围
离职相关数据	58	本季度各职称护士离职总人数	自动合计	**各职称护士离职总人数** **计算方法：**各职称护士离职总人数＝护士离职人数＋护师离职人数＋主管护师离职人数＋副主任护师离职人数＋主任护师离职人数	全院范围
	59	中专护士离职人数	统计周期内，医疗机构中在护理岗位工作的中专学历执业护士自愿离职人数	**中专护士离职人数** **定义：**统计周期内，医疗机构中在护理岗位工作的中专学历护士自愿离职人数。离职时间以与医疗机构解除劳动合同的时间统计。统计时以最高学历为准 **包含：**自愿离职的中专学历护士 **排除：**因退休、死亡或被辞退而离开医疗机构的护士；在同一医疗机构岗位调整的护士 **举例：**如第一季度填写的是 1 月 1 日—3 月 31 日的中专学历护士离职人数	全院范围
	60	大专护士离职人数	统计周期内，医疗机构中在护理岗位工作的大专学历执业护士自愿离职人数	**大专护士离职人数** **定义：**统计周期内，医疗机构中在护理岗位工作的大专学历护士自愿离职人数。离职时间以与医疗机构解除劳动合同的时间统计。统计时以最高学历为准 **包含：**自愿离职的大专学历护士 **排除：**调整因退休、死亡或被辞退而离开医疗机构的护士；在同一医疗机构岗位调整的护士 **举例：**如第一季度填写的是 1 月 1 日—3 月 31 日的大专学历护士离职人数	全院范围
	61	本科护士离职人数	统计周期内，医疗机构中在护理岗位工作的本科学历和（或）获得学士学位的执业护士自愿离职人数	**本科护士离职人数** **定义：**统计周期内，医疗机构中在护理岗位工作的本科学历和（或）获得学士学位的执业护士自愿离职人数。离职时间以与医疗机构解除劳动合同的时间统计。统计时以最高学历和（或）学位为准 **包含：**自愿离职的本科学历和（或）获得学士学位的护士 **排除：**调整因退休、死亡或被辞退而离开医疗机构的护士；在同一医疗机构岗位调整的护士 **举例：**如第一季度填写的是 1 月 1 日—3 月 31 日的本科学历和（或）获得学士学位的护士离职人数	全院范围
	62	硕士研究生护士离职人数	统计周期内，医疗机构中在护理岗位工作的硕士研究生学历和（或）获得硕士学位的执业护士自愿离职人数	**硕士研究生护士离职人数** **定义：**统计周期内，医疗机构中在护理岗位工作的硕士研究生学历和（或）获得硕士学位的执业护士自愿离职人数。离职时间以与医疗机构解除劳动合同的时间统计。统计时以最高学历和（或）学位为准 **包含：**自愿离职的硕士研究生学历和（或）获得硕士学位的护士 **排除：**因退休、死亡或被辞退而离开医疗机构的护士；在同一医疗机构岗位调整的护士 **举例：**如第一季度填写的是 1 月 1 日—3 月 31 日的硕士研究生学历和（或）获得硕士学位的护士离职人数	全院范围

分类名称	序号	变量名称	变量定义	变量解释说明	采集范围
离职相关数据	63	博士研究生护士离职人数	统计周期内，医疗机构中在护理岗位工作的博士研究生学历和（或）获得博士学位的执业护士自愿离职人数	**博士研究生护士离职人数** **定义**：统计周期内，医疗机构中在护理岗位工作的博士研究生学历和（或）获得博士学位的执业护士自愿离职人数。离职时间以与医疗机构解除劳动合同的时间统计。统计时以最高学历和（或）学位为准 **包含**：自愿离职的博士研究生学历和（或）获得博士学位的护士 **排除**：因退休、死亡或被辞退而离开医疗机构的护士；在同一医疗机构岗位调整的护士 **举例**：如第一季度填写的是1月1日—3月31日的博士研究生学历和（或）获得博士学位的护士离职人数	全院范围
	64	本季度各学历护士离职总人数	自动合计	**各学历护士离职总人数** **计算方法**：各学历护士离职总人数＝中专护士离职人数＋大专护士离职人数＋本科护士离职人数＋硕士研究生护士离职人数＋博士研究生护士离职人数	全院范围
	65	＜1年资护士离职人数	统计周期内，医疗机构中在护理岗位工作＜1年资执业护士自愿离职人数	**＜1年资护士离职人数** **定义**：统计周期内，医疗机构中在护理岗位工作＜1年资执业护士自愿离职人数。离职时间以与医疗机构解除劳动合同的时间统计 **排除**：因退休、死亡或被辞退而离开医疗机构的护士；在同一医疗机构岗位调整的护士 **举例**：如第一季度填写的是1月1日—3月31日的＜1年资执业护士离职人数	全院范围
	66	1≤y＜2年资护士离职人数	统计周期内，医疗机构中在护理岗位工作1≤y＜2年资执业护士自愿离职人数	**1≤y＜2年资护士离职人数** **定义**：统计周期内，医疗机构中在护理岗位工作1≤y＜2年资执业护士自愿离职人数。离职时间以与医疗机构解除劳动合同的时间统计 **排除**：因退休、死亡或被辞退而离开医疗机构的护士；在同一医疗机构岗位调整的护士 **举例**：如第一季度填写的是1月1日到3月31日的1≤y＜2年资执业护士离职人数	全院范围
	67	2≤y＜5年资护士离职人数	统计周期内，医疗机构中在护理岗位工作2≤y＜5年资执业护士自愿离职人数	**2≤y＜5年资护士离职人数** **定义**：统计周期内，医疗机构中在护理岗位工作2≤y＜5年资执业护士自愿离职人数。离职时间以与医疗机构解除劳动合同的时间统计 **排除**：因退休、死亡或被辞退而离开医疗机构的护士；在同一医疗机构岗位调整的护士 **举例**：如第一季度填写的是1月1日—3月31日的2≤y＜5年资执业护士离职人数	全院范围

续表

分类名称	序号	变量名称	变量定义	变量解释说明	采集范围
离职相关数据	68	5≤y＜10 年资护士离职人数	统计周期内，医疗机构中在护理岗位工作 5≤y＜10 年资执业护士自愿离职人数	**5≤y＜10 年资护士离职人数** **定义**：统计周期内，医疗机构中在护理岗位工作 5≤y＜10 年资执业护士自愿离职人数。离职时间以与医疗机构解除劳动合同的时间统计 **排除**：因退休、死亡或被辞退而离开医疗机构的护士；在同一医疗机构岗位调整的护士 **举例**：如第一季度填写的是 1 月 1 日—3 月 31 日的 5≤y＜10 年资执业护士离职人数	全院范围
	69	10≤y＜20 年资护士离职人数	统计周期内，医疗机构中在护理岗位工作 10≤y＜20 年资执业护士自愿离职人数	**10≤y＜20 年资护士离职人数** **定义**：统计周期内，医疗机构中在护理岗位工作 10≤y＜20 年资执业护士自愿离职人数。离职时间以与医疗机构解除劳动合同的时间统计 **排除**：因退休、死亡或被辞退而离开医疗机构的护士；在同一医疗机构岗位调整的护士 **举例**：如第一季度填写的是 1 月 1 日—3 月 31 日的 10≤y＜20 年资执业护士离职人数	全院范围
	70	≥20 年资护士离职人数	统计周期内，医疗机构中在护理岗位工作 ≥20 年资执业护士自愿离职人数	**≥20 年资护士离职人数** **定义**：统计周期内，医疗机构中在护理岗位工作 ≥20 年资执业护士自愿离职人数。离职时间以与医疗机构解除劳动合同的时间统计 **排除**：因退休、死亡或被辞退而离开医疗机构的护士；在同一医疗机构岗位调整的护士 **举例**：如第一季度填写的是 1 月 1 日—3 月 31 日的 ≥20 年资执业护士离职人数	全院范围
	71	本季度各工作年限护士离职总人数	自动合计	**各工作年限护士离职总人数** **计算方法**：各工作年限护士离职总人数 ＝＜1 年资护士离职人数 +1≤y＜2 年资护士离职人数 +2≤y＜5 年资护士离职人数 +5≤y＜10 年资护士离职人数 +10≤y＜20 年资护士离职人数 ＋≥20 年资护士离职人数	全院范围
身体约束相关数据	72	住院患者身体约束日数	统计周期内，住院患者身体约束的日数	**住院患者身体约束日数** **定义**：统计周期内，住院患者身体约束的日数，每位患者每天约束 1 次或 1 次以上、约束 1 个或多个部位均计为 1 日。如身体约束患者从医疗机构 A 科转入 B 科，身体约束日作为 1 日计算，由转出科室记录约束日数 **身体约束**：通过使用相关器具或设备附加在或临近于患者的身体（该器具或设备不能被患者自行控制或轻易移除），限制其身体或身体某部位自由活动和（或）触及自己身体的某部位 **排除**：术中因体位需要的约束；麻醉恢复室的约束；药物约束；床档约束（为预防患者坠床等使用护栏固定于床边两侧）；因疾病需要的空间限制（如传染性疾病隔离）；矫形器、模型固定器、牵引器等治疗设施的固定；儿童注射临时制动；新生儿日常包裹	有住院床位的科室

续表

分类名称	序号	变量名称	变量定义	变量解释说明	采集范围
导管非计划拔管相关数据	73	气管导管非计划拔管例次数	统计周期内，住院患者留置气管导管（包含气管插管导管和气管切开导管）发生非诊疗计划范畴内的拔管例次数总和	**气管导管非计划拔管例次数** **定义**：统计周期内，住院患者留置气管导管（包含气管插管导管和气管切开导管）发生非诊疗计划范畴内的拔管例次数总和 **包含**：患者自行拔除的气管导管；各种原因导致的气管导管滑脱；因导管质量问题及导管堵塞等情况需要提前拔除的气管导管；因导管相关感染需提前拔除的气管导管 **排除**：医生根据患者病情转归程度，达到拔除导管指征，医嘱拔除导管；导管留置时间达到上限，应拔除或更换导管；一次性插管的导管；门（急）诊等非住院病区患者的非计划拔管	有住院床位的科室
	74	气管导管留置总日数	统计周期内，住院患者留置气管导管的日数总和	**气管导管留置总日数** **定义**：统计周期内，住院患者留置气管导管的日数总和 **包含**：留置气管导管日数。气管导管包含气管插管导管和气管切开导管 **排除**：一次性插管患者插管日数；门（急）诊等非住院病区置管患者的留置日数 **计算方法**：①统计周期内，住院患者留置气管导管的长期医嘱跨越0点的次数和。每跨越0点1次计作1日，当天置入并拔除的不统计。②带管入院患者以入院当日开始，跨0点1次计作1日；带管出院患者以出院日期为止。③1根气管导管留置日数＝该导管的拔除日期－置入日期。依此累计本季度所有留置气管导管的住院患者气管导管留置总日数	有住院床位的科室
	75	CVC非计划拔管例次数	统计周期内，住院患者留置CVC发生非诊疗计划范畴内的拔管例次数总和	**CVC非计划拔管例次数** **定义**：统计周期内，住院患者留置CVC发生非诊疗计划范畴内的拔管例次数总和。同一患者在统计周期内，CVC非计划拔管例次数按实际发生频次计算 **包含**：患者自行拔除CVC；各种原因导致的CVC滑脱；因导管质量问题及导管堵塞等情况需要提前拔除的CVC；因导管相关感染需要提前拔除的CVC **排除**：血液透析用导管；医生根据患者病情转归程度，达到拔除导管指征，医嘱拔除导管；导管留置时间达到上限，应拔除或更换导管；门（急）诊等非住院病区患者的非计划拔管	有住院床位的科室
	76	CVC留置总日数	统计周期内，住院患者留置CVC的日数总和	**CVC留置总日数** **定义**：统计周期内，住院患者留置CVC的日数总和 **包含**：留置CVC日数 **排除**：血液透析用导管日数；门（急）诊等非住院病区置管患者的留置日数 **计算方法**：①统计周期内，住院患者留置CVC的长期医嘱跨越0点的次数和。每跨越0点1次计作1日，当天置入并拔除的不统计。②带管入院患者以入院当日开始，跨0点1次计作1日；带管出院患者以出院日期为止。③1根CVC留置日数＝该导管的拔除日期－置入日期。依此累计本季度所有留置CVC的住院患者CVC留置总日数	有住院床位的科室

分类名称	序号	变量名称	变量定义	变量解释说明	采集范围
导管非计划拔管相关数据	77	PICC 非计划拔管例次数	统计周期内，住院患者留置 PICC 发生非诊疗计划范畴内的拔管例次数总和	**PICC 非计划拔管例次数** **定义**：统计周期内，住院患者留置 PICC 发生非诊疗计划范畴内的拔管例次数总和。同一患者在统计周期内，发生 PICC 非计划拔管次数按实际发生频次计算 **包含**：患者自行拔除 PICC；各种原因导致的 PICC 滑脱；因导管质量问题及导管堵塞等情况需要提前拔除的 PICC；因导管相关感染需要提前拔除的 PICC **排除**：医生根据患者病情转归程度，达到拔除导管指征，医嘱拔除导管；导管留置时间达到上限，应拔除或更换导管；门（急）诊等非住院病区患者的非计划拔管	有住院床位的科室
	78	PICC 留置总日数	统计周期内，住院患者留置 PICC 的日数总和	**PICC 留置总日数** **定义**：统计周期内住院患者留置 PICC 的日数总和 **包含**：留置 PICC 日数 **排除**：门（急）诊等非住院病区置管患者的留置日数 **计算方法**：①统计周期内，住院患者留置 PICC 的长期医嘱跨越 0 点的次数和。每跨越 0 点 1 次计作 1 日，当天置入并拔除的不统计。②带管入院患者以入院当日开始，跨 0 点 1 次计作 1 日；带管出院患者以出院日期为止。依此累计本季度所有留置 PICC 的住院患者 PICC 留置总日数	有住院床位的科室
	79	导尿管非计划拔管发生例次数	统计周期内，住院患者留置导尿管发生非诊疗计划范畴内的拔管例次数总和	**导尿管非计划拔管发生例次数** **定义**：统计周期内，住院患者留置导尿管发生非诊疗计划范畴内的拔管例次数总和。同一患者在统计周期内，发生导尿管非计划拔管次数按实际发生频次计算 **包含**：患者自行拔除导尿管；各种原因导致的导尿管滑脱；因导管质量问题及导管堵塞等情况需要提前拔除的导尿管；因导管相关感染需要提前拔除的导尿管 **排除**：医生根据患者病情转归程度，达到拔除导管指征，医嘱拔除导管；导管留置时间达到上限，应拔除或更换导管；一次性插管的导管，如临时导尿；门（急）诊等非住院病区患者的非计划拔管	有住院床位的科室
	80	导尿管留置总日数	统计周期内，住院患者留置导尿管的日数总和	**导尿管留置总日数** **定义**：统计周期内，住院患者留置导尿管的日数总和 **包含**：留置导尿管日数 **排除**：临时导尿日数；门（急）诊等非住院病区置管患者的留置日数 **计算方法**：①统计周期内，住院患者留置导尿管的长期医嘱跨越 0 点的次数和。每跨越 0 点 1 次计作 1 日，当天置入并拔除的不统计。②带管入院患者以入院当日开始，跨 0 点 1 次计作 1 日；带管出院患者以出院日期为止。③1 根导尿管留置日数 = 该导管的拔除日期 – 置入日期。依此累计本季度所有留置导尿管的住院患者导尿管留置总日数	有住院床位的科室

续表

分类名称	序号	变量名称	变量定义	变量解释说明	采集范围
导管非计划拔管相关数据	81	胃肠导管非计划拔管发生例次数	统计周期内，住院患者留置胃肠导管发生非诊疗计划范畴内的拔管例次数总和	**胃肠导管非计划拔管发生例次数** **定义**：统计周期内，住院患者留置胃肠导管发生非诊疗计划范畴内的拔管例次数总和。同一患者在统计周期内发生胃肠导管非计划拔管次数按实际发生频次计算 **包含**：患者自行拔除胃肠导管；各种原因导致的胃肠导管滑脱；因导管质量问题及导管堵塞等情况需要提前拔除的胃肠导管 **排除**：胃肠造瘘管；医生根据患者病情转归程度，达到拔除导管指征，医嘱拔除导管；导管留置时间达到上限，应拔除或更换导管；一次性插管的导管，如单纯洗胃；门（急）诊等非住院病区患者的非计划拔管	有住院床位的科室
	82	胃肠导管留置总日数	统计周期内，住院患者留置胃肠导管的日数总和	**胃肠导管留置总日数** **定义**：统计周期内，住院患者留置胃肠导管的日数总和 **包含**：留置胃肠导管日数 **排除**：单纯洗胃的留置日数；胃肠造瘘管的留置日数；门（急）诊等非住院病区置管患者的留置日数 **计算方法**：①统计周期内，住院患者留置胃肠导管的长期医嘱跨越0点的次数和。每跨越0点1次计作1日，当天置入并拔除的不统计。②带管入院患者以入院当日开始，跨0点1次计作1日；带管出院患者以出院日期为止。③1根胃肠导管留置日数＝该导管的拔除日期－置入日期。依此累计本季度所有留置胃肠导管的住院患者胃肠导管留置总日数	有住院床位的科室
导管相关性感染相关数据	83	PICC相关血流感染发生例次数	统计周期内，住院患者留置PICC48小时后至拔除PICC48小时内发生的原发性血流感染例次数	**PICC相关血流感染发生例次数** **定义**：统计周期内，住院患者留置PICC 48小时后至拔除PICC 48小时内发生的原发性血流感染例次数。同一患者在统计周期内发生的PICC相关血流感染发生例次数按实际发生频次计算	有住院床位的科室
	84	CVC相关血流感染发生例次数	统计周期内，住院患者留置CVC48小时后至拔除CVC48小时内发生的原发性血流感染例次数	**CVC相关血流感染发生例次数** **定义**：统计周期内，住院患者留置CVC 48小时后至拔除CVC 48小时内发生的原发性血流感染例次数。同一患者在统计周期发生的CVC相关血流感染发生例次数按实际发生频次计算	有住院床位的科室
	85	血液净化用中心静脉导管相关血流感染发生例次数	统计周期内，住院患者留置血液净化用中心静脉导管48小时后至拔除血液净化用中心静脉导管48小时内发生的原发性血流感染例次数	**血液净化用中心静脉导管相关血流感染发生例次数** **定义**：统计周期内，住院患者留置血液净化用中心静脉导管48小时后至拔除血液净化用中心静脉导管48小时内发生的原发性血流感染例次数。同一患者在统计周期内发生的血液净化用中心静脉导管相关血流感染发生例次数按实际发生频次计算	有住院床位的科室

续表

分类名称	序号	变量名称	变量定义	变量解释说明	采集范围
导管相关性感染相关数据	86	血液净化用中心静脉导管留置总日数	患者留置血液净化用中心静脉导管的日数总和	**血液净化用中心静脉导管留置总日数** **定义**：统计周期内，住院患者留置血液净化用中心静脉导管的日数总和 **包含**：留置血液净化用中心静脉导管日数 **排除**：临时血液净化用中心静脉导管日数；门（急）诊等非住院病区置管患者的留置日数 **计算方法**：①统计周期内，住院患者留置血液净化用中心静脉导管的长期医嘱跨越 0 点的次数和。每跨越 0 点 1 次计作 1 日，当天置入并拔除的不统计。②带管入院患者以入院当日开始，跨 0 点 1 次计作 1 日；带管出院患者以出院日期为止。③1 根血液净化用中心静脉导管留置日数 = 该导管的拔除日期 — 置入日期。依此累计本季度所有留置血液净化用中心静脉导管的住院患者血液净化用中心静脉导管留置总日数	有住院床位的科室
	87	VAP 发生例次数	统计周期内，住院患者建立人工气道（气管插管或气管切开）并接受机械通气 48 小时后至停止机械通气、拔除人工气道 48 小时内所发生的肺炎例次数	**VAP 发生例次数** **定义**：统计周期内，住院患者建立人工气道（气管插管或气管切开）并接受机械通气 48 小时后至停止机械通气、拔除人工气道 48 小时内所发生的肺炎例次数。同一患者在统计周期内发生的呼吸机相关肺炎例次数按实际发生频次计算 VAP：呼吸机相关性肺炎，指机械通气 48 小时后至停用机械通气、拔除人工气道（气管插管或气管切开）导管后 48 小时内发生的新的感染性肺实质炎性反应 **包含**：使用机械通气 48 小时后至停止机械通气、拔除人工气道（气管插管或气管开）48 小时内所发生的肺炎	有住院床位的科室
	88	有创机械通气总日数	统计周期内，住院患者经人工气道（包括气管插管和气管切开）接呼吸机辅助通气的日数总和	**有创机械通气总日数** **定义**：统计周期内，住院患者经人工气道（包括气管插管和气管切开）接呼吸机辅助通气的日数总和 **有创机械通气**：需要通过气管插管或气管切开建立有创人工气道进行机械通气的方法 **包含**：有创机械通气日数 **排除**：无创机械通气日数；门（急）诊等非住院病区置管患者的留置日数 **计算方法**：①统计周期内住院患者使用有创机械通气的长期医嘱跨越 0 点的次数和。每跨越 0 点 1 次计作 1 日，当天置入并拔除的不统计。②也可用有创机械通气的结束日期减去开始日期计算	有住院床位的科室
	89	CAUTI 发生例次数	统计周期内，住院患者留置导尿管 48 小时后至拔除导尿管 48 小时内发生的泌尿系统感染例次数	**CAUTI 发生例次数** **定义**：统计周期内，住院患者留置导尿管 48 小时后至拔除导尿管 48 小时内发生的泌尿系统感染例次数。同一患者在统计周期内发生导尿管相关尿路感染例次数以按实际发生频次计算 CAUTI：导尿管相关尿路感染，指患者留置导尿管 48 小时后至拔除导尿管 48 小时内发生泌尿系统感染 **包含**：留置导尿管 48 小时后至拔除导尿管 48 小时内发生的导尿管相关感染	有住院床位的科室

续表

分类名称	序号	变量名称	变量定义	变量解释说明	采集范围
跌倒相关数据	90	住院患者发生跌倒总例次数	统计周期内，所有住院患者在医疗机构任何场所发生的跌倒例次数之和	**住院患者发生跌倒总例次数** **定义**：统计周期内，所有住院患者在医疗机构任何场所发生的跌倒例次数之和。同一患者多次跌倒按实际发生频次计算 **跌倒**：住院患者在医疗机构任何场所，未预见性的倒于地面或倒于比初始位置更低的地方，可伴或不伴有外伤。跌倒包含坠床 **包含**：同一患者多次发生的跌倒；坠床 **排除**：非医疗机构场所发生的跌倒；非住院患者（门诊、急诊留观室等）发生的跌倒；住院患儿生理性跌倒（小儿行走中无伤害跌倒） **计算方法**：自动合计。跌倒总例次数＝跌倒无伤害（0级）例次数＋跌倒轻度伤害（1级）例次数＋跌倒中度伤害（2级）例次数＋跌倒重度伤害（3级）例次数＋跌倒死亡例次数之和	有住院床位的科室
	91	跌倒无伤害（0级）例次数	统计周期内，住院患者跌倒伤害严重度0级例次数	**跌倒无伤害（0级）例次数** **定义**：统计周期内，住院患者跌倒伤害严重度0级例次数 **跌倒无伤害（0级）**：跌倒后，评估无损伤症状或体征	有住院床位的科室
	92	跌倒轻度伤害（1级）例次数	统计周期内，住院患者跌倒伤害严重度1级例次数	**跌倒轻度伤害（1级）例次数** **定义**：统计周期内，住院患者跌倒伤害严重度1级例次数 **跌倒轻度伤害（1级）**：住院患者跌倒导致青肿、擦伤、疼痛，需要冰敷、包扎、伤口清洁、肢体抬高、局部用药等	有住院床位的科室
	93	跌倒中度伤害（2级）例次数	统计周期内，住院患者跌倒伤害严重度2级例次数	**跌倒中度伤害（2级）例次数** **定义**：统计周期内，住院患者跌倒伤害严重度2级例次数 **跌倒中度伤害（2级）**：住院患者跌倒导致肌肉或关节损伤，需要缝合、使用皮肤胶、夹板固定等	有住院床位的科室
	94	跌倒重度伤害（3级）例次数	统计周期内，住院患者跌倒伤害严重度3级例次数	**跌倒重度伤害（3级）例次数** **定义**：统计周期内，住院患者跌倒伤害严重度3级例次数 **跌倒重度伤害（3级）**：住院患者跌倒导致骨折、神经或内部损伤，需要手术、石膏、牵引等	有住院床位的科室
	95	跌倒死亡例数	统计周期内，住院患者跌倒死亡例数	**跌倒死亡例数** **定义**：统计周期内，住院患者跌倒死亡例数 **跌倒死亡**：住院患者因跌倒受伤而死亡（而不是由跌倒所引起的生理事件本身导致的死亡）	有住院床位的科室
	96	跌倒伤害总例次数	自动求和	**跌倒伤害总例次数** **定义**：统计周期内，住院患者跌倒伤害总例次数。跌倒伤害总例次数应小于或等于跌倒发生总例次数 **排除**：无伤害的跌倒 **计算方法**：跌倒伤害总例次数＝跌倒轻度伤害（1级）例次数＋跌倒中度伤害（2级）例次数＋跌倒重度伤害（3级）例次数＋跌倒死亡例次数	有住院床位的科室

分类名称	序号	变量名称	变量定义	变量解释说明	采集范围
院内压力性损伤相关数据	97	住院患者 2 期及以上院内压力性损伤新发例数	统计周期内，患者入院 24 小时后新发的 2 期及以上院内压力性损伤例数	**住院患者 2 期及以上院内压力性损伤新发例数** **定义**：统计周期内，患者入院 24 小时后新发的 2 期及以上院内压力性损伤例数。院外带入压力性损伤患者入院 24 小时后新发生的 2 期及以上院内压力性损伤计作 1 例。同一患者一次住院期间发生 1 处或多处 2 期及以上院内压力性损伤，均计作 1 例，期别按最高期别统计 **院内压力性损伤**：患者入院 24 小时后新发生的压力性损伤 **包含**：患者入院 24 小时后发现或证实的 2 期及以上院内压力性损伤、不可分期压力性损伤、深部组织损伤、医疗器械相关压力性损伤 **排除**：由动脉阻塞、静脉功能不全、糖尿病相关神经病变或失禁性皮炎等造成的皮肤损伤；院外带入压力性损伤	有住院床位的科室
ICU 人力资源结构——护士在 ICU 工作年限相关数据	98	季初 ICU 科室工作年限＜1 年护士人数	季初在本院重症监护类科室护理岗位工作＜1 年的执业护士人数	**ICU 科室工作年限＜1 年护士人数** **定义**：从护士注册后并在本院重症监护类科室连续工作＜1 年的护士人数，满 12 个月算 1 年 **计算方法**：不包含护士在其他医院 ICU 的工作年限。在本院重症监护类科室工作中断不足 1 年的视为连续工作，中断超过 1 年的，应将中断年限扣除	ICU 科室
	99	季末 ICU 科室工作年限＜1 年护士人数	季末在本院重症监护类科室护理岗位工作＜1 年的执业护士人数	**ICU 科室工作年限＜1 年护士人数** **定义**：从护士注册后并在本院重症监护类科室连续工作＜1 年的护士人数，满 12 个月算 1 年 **计算方法**：不包含护士在其他医院 ICU 的工作年限。在本院重症监护类科室工作中断不足 1 年的视为连续工作，中断超过 1 年的，应将中断年限扣除	ICU 科室
	100	季初 ICU 科室工作年限 1≤y＜2 年护士人数	季初在本院重症监护类科室护理岗位工作 1≤y＜2 年的执业护士人数	**ICU 科室工作年限 1≤y＜2 年护士人数** **定义**：从护士注册后并在本院重症监护类科室连续工作 1≤y＜2 年的护士人数，满 12 个月算 1 年 **计算方法**：不包含护士在其他医院 ICU 的工作年限。在本院重症监护类科室工作中断不足 1 年的视为连续工作，中断超过 1 年的，应将中断年限扣除	ICU 科室
	101	季末 ICU 科室工作年限 1≤y＜2 年护士人数	季末在本院重症监护类科室护理岗位工作 1≤y＜2 年的执业护士人数	**ICU 科室工作年限 1≤y＜2 年护士人数** **定义**：从护士注册后并在本院重症监护类科室连续工作 1≤y＜2 年的护士人数，满 12 个月算 1 年 **计算方法**：不包含护士在其他医院 ICU 的工作年限。在本院重症监护类科室工作中断不足 1 年的视为连续工作，中断超过 1 年的，应将中断年限扣除	ICU 科室
	102	季初 ICU 科室工作年限 2≤y＜5 年护士人数	季初在本院重症监护类科室护理岗位工作 2≤y＜5 年的执业护士人数	**ICU 科室工作年限 2≤y＜5 年护士人数** **定义**：从护士注册后并在本院重症监护类科室连续工作 2≤y＜5 年资的护士人数，满 12 个月算 1 年 **计算方法**：不包含护士在其他医院 ICU 的工作年限。在本院重症监护类科室工作中断不足 1 年的视为连续工作，中断超过 1 年的，应将中断年限扣除	ICU 科室

续表

分类名称	序号	变量名称	变量定义	变量解释说明	采集范围
ICU 人力资源结构——护士在 ICU 工作年限相关数据	103	季末 ICU 科室工作年限 2≤y＜5 年护士人数	季末在本院重症监护类科室护理岗位工作 2≤y＜5 年的执业护士人数	**ICU 科室工作年限 2≤y＜5 年护士人数** **定义**：从护士注册后并在本院重症监护类科室连续工作 2≤y＜5 年的护士人数，满 12 个月算 1 年 **计算方法**：不包含护士在其他医院 ICU 的工作年限。在本院重症监护类科室工作中断不足 1 年的视为连续工作，中断超过 1 年的，应将中断年限扣除	ICU 科室
	104	季初 ICU 科室工作年限≥5 年护士人数	季初在本院重症监护类科室护理岗位工作≥5 年的执业护士人数	**ICU 科室工作年限≥5 年护士人数** **定义**：从护士注册后并在本院重症监护类科室连续工作≥5 年年资的护士人数，满 12 个月算 1 年 **计算方法**：不包含护士在其他医院 ICU 的工作年限。在本院重症监护类科室工作中断不足 1 年的视为连续工作，中断超过 1 年的，应将中断年限扣除	ICU 科室
	105	季末 ICU 科室工作年限≥5 年护士人数	季末在本院重症监护类科室护理岗位工作≥5 年的执业护士人数	**ICU 科室工作年限≥5 年护士人数** **定义**：从护士注册后并在本院重症监护类科室连续工作≥5 年的护士人数，满 12 个月算 1 年 **计算方法**：不包含护士在其他医院 ICU 的工作年限。在本院重症监护类科室工作中断不足 1 年的视为连续工作，中断超过 1 年的，应将中断年限扣除	ICU 科室
	106	APACHE Ⅱ＜10 分患者总数	统计周期内，ICU 新入患者 24 小时内进行的 APACHE Ⅱ＜10 分的患者数之和	**APACHE Ⅱ＜10 分患者总数** **定义**：ICU 新入患者 24 小时内进行的 APACHE Ⅱ＜10 分的患者数之和	ICU 科室
	107	10≤APACHE Ⅱ＜15 分患者总数	统计周期内，ICU 新入患者 24 小时内进行的 APACHE Ⅱ 为 10≤APACHE Ⅱ＜15 分的患者数之和	**10≤APACHE Ⅱ＜15 分患者总数** **定义**：ICU 新入患者 24 小时内进行的 APACHE Ⅱ 为 10≤APACHE Ⅱ＜15 分患者数之和	ICU 科室
	108	15≤APACHE Ⅱ＜20 分患者总数	统计周期内，ICU 新入患者 24 小时内进行的 APACHE Ⅱ 为 15≤评分＜20 分的患者数之和	**15≤APACHE Ⅱ＜20 分患者总数** **定义**：ICU 新入患者 24 小时内进行的 APACHE Ⅱ 为 15≤APACHE Ⅱ＜20 分患者数之和	ICU 科室
	109	20≤APACHE Ⅱ＜25 分患者总数	统计周期内，ICU 新入患者 24 小时内进行的 APACHE Ⅱ 为 20≤APACHE Ⅱ＜25 分的患者数之和	**20≤APACHE Ⅱ＜25 分患者总数** **定义**：ICU 新入患者 24 小时内进行的 APACHE Ⅱ 为 20≤APACHE Ⅱ＜25 分患者数之和	ICU 科室
	110	APACHE Ⅱ≥25 分患者总数	统计周期内，ICU 新入患者 24 小时内进行的 APACHE Ⅱ≥25 分的患者数之和	**APACHE Ⅱ≥25 分患者总数** **定义**：ICU 新入患者 24 小时内进行的 APACHE Ⅱ≥25 分的患者数之和	ICU 科室

分类名称	序号	变量名称	变量定义	变量解释说明	采集范围
新生儿院内尿布皮炎相关数据	111	新生儿院内尿布皮炎发生例次数	统计周期内，新生儿入院后新发生的尿布皮炎例次数	**新生儿院内尿布皮炎发生例次数** **定义：**统计周期内，新生儿入院后新发生的尿布皮炎例次数 ·新生儿从 A 病区转入 B 病区，如交接前在 A 病区发生院内尿布皮炎计为 A 病区例数，交接后发生的新部位尿布皮炎计为 B 病区例数。同一患儿 1 次住院期间多次发生，发生 1 次痊愈后的再发生则计算为新发病例；院外带入尿布皮炎，若分期加重或发生了新的部位也计为 1 例 ·尿布皮炎，指在使用尿布或尿垫时，皮肤暴露于潮湿环境中或与念珠菌属（Candida）接触而发生的皮肤炎症变化。常见于新生儿纸尿裤覆盖区域，表现为肛门附近、臀部或会阴部等处皮肤出现肿胀、散在红斑或红疹，严重者可导致患处皮肤糜烂、溃破及渗液，甚至发生败血症 **包含：**住院新生儿入院后发生的符合诊断的尿布皮炎	儿科病区
	112	住院新生儿实际占用床日数	统计期间，病区每天 0 点住院新生儿实际占用的床日数总和	**住院新生儿实际占用床日数** **定义：**统计周期内，病区每天 0 点住院新生儿实际占用的床日数总和 **包含：**入院时日龄≤28 天的新生儿占用床日数（含本次住院期间日龄超过 28 天后占用床日数） **排除：**母婴同室新生儿	儿科病区
	113	新生儿中度及以上院内尿布皮炎发生例次数	统计周期内，新生儿入院后新发生的中度及以上分期的尿布皮炎例次数	**新生儿中度及以上院内尿布皮炎发生例次数** **定义：**统计周期内，新生儿入院后新发生的中度及以上分期的尿布皮炎例次数。同一新生儿 1 次住院期间，若轻度尿布皮炎分期加重至中度或重度应计为 1 例次新生儿中度及以上院内尿布皮炎。院外带入尿布皮炎，若分期加重至中度或重度也计为 1 例次 **轻度：**皮肤红斑或红疹，没有破损 **中度：**皮肤红斑或红疹，有轻微破损 **重度：**皮肤红斑或红疹，有大面积破损或溃疡（不是压力性损伤）。如伴有念珠菌感染可见鲜明的红色卫星状损伤/脓疮，可扩展到腹股沟或皮肤皱褶处 **包含：**新生儿中度院内尿布皮炎发生例次数，新生儿重度院内尿布皮炎发生例次数 **排除：**新生儿轻度院内尿布皮炎发生例次数	儿科病区
患儿外周静脉输液相关数据	114	患儿外周静脉输液渗出及外渗发生例次数	统计周期内，患儿住院期间外周静脉输液过程中，发生药物渗出例次数和药物外渗例次数之和	**患儿外周静脉输液渗出及外渗发生例次数** **定义：**统计周期内，患儿住院期间外周静脉输液过程中，发生药物渗出例次数和药物外渗例次数之和。统计患儿外周静脉输液渗出及外渗发生例次数时，同一住院患儿在 24 小时内发生多次外周静脉输液渗出及外渗，则累加计算相应的次数 药物渗出，指在外周静脉输液过程中，非腐蚀性药液进入静脉管腔以外的周围组织；药物外渗，指在外周静脉输液过程中，腐蚀性药液进入静脉管腔以外的周围组织 **包含：**住院患儿使用一次性钢针、留置针等外周静脉置管输液发生渗出及外渗的例次数；住院患儿为接受辅助检查做准备而临时置入、检查后即拔除的留置针输液发生渗出及外渗的例次数 **排除：**外周静脉置管以外的置管（如动脉置管、中心静脉置管）输液发生渗出及外渗的例次数	儿科病区

分类名称	序号	变量名称	变量定义	变量解释说明	采集范围
患儿外周静脉输液相关数据	115	患儿外周静脉通路留置总日数	统计周期内，患儿在住院期间留置外周静脉通路的日数之和	**患儿外周静脉通路留置总日数** **定义**：统计周期内，患儿在住院期间留置外周静脉通路的日数之和，外周静脉留置针每跨越 0 点 1 次计作 1 日。当天置入并拔除也计作 1 日。若同一住院患儿留置多条外周静脉通路则应计算每 1 条通路相应的留置日数。统计时，带管入科（包括新入院或从其他科室转入）患儿以入科当日开始，每跨越 0 点 1 次计作 1 日，带管转科患儿以转科日期为止 **包含**：住院患儿留置一次性钢针、留置针等外周静脉置管的总日数；住院患儿为接受辅助检查做准备而临时置入、检查后即拔除的留置针留置日数 **排除**：外周静脉置管以外的置管（如动脉置管、中心静脉置管）留置的日数	儿科病区
	116	患儿外周静脉输液外渗发生例次数	统计周期内，患儿住院期间外周静脉输液过程中，药物外渗发生的例次数	**患儿外周静脉输液外渗发生例次数** **定义**：统计周期内，患儿住院期间外周静脉输液过程中，药物外渗发生的例次数 **包含**：住院患儿使用一次性钢针、留置针等外周静脉置管输液发生外渗的例次数。住院患儿为接受辅助检查做准备而临时置入、检查后即拔除的留置针输液发生外渗的例次数 **排除**：外周静脉置管以外的置管（如动脉置管、中心静脉置管）输液发生外渗的例次数。所有住院患儿使用一次性钢针、留置针等外周静脉置管输液发生渗出的例次数	儿科病区
6 月龄内患儿母乳喂养相关数据	115	出院患儿中持续母乳喂养的 6 月龄内患儿数	指统计周期内的出院患儿中，入院时月龄≤6 个月且入院时、出院时皆为母乳喂养的患儿数，包括出院当时未能实现母乳喂养但评估确定回家后能实现母乳喂养（患儿无母乳喂养禁忌证、母亲有泌乳功能且有喂养意愿）的患儿	**出院患儿中持续母乳喂养的 6 月龄内患儿数** **定义**：统计周期内的出院患儿中，入院时月龄≤6 个月且入院时、出院时皆为母乳喂养的患儿数，包括出院当时未能实现母乳喂养但评估确定回家后能实现母乳喂养（患儿无母乳喂养禁忌证、母亲有泌乳功能且有喂养意愿）的患儿。统计时以入院时的月龄≤6 个月为准 **包含**：纯母乳喂养、混合喂养的 6 月龄内患儿（含新生儿） **排除**：母婴同室新生儿，捐赠母乳喂养患儿，明确禁止母乳喂养的疾病患儿，母亲患病或用药禁止母乳喂养的患儿	儿科病区
	118	出院患儿中入院时为母乳喂养的 6 月龄内患儿数	指统计周期内的出院患儿中，入院时月龄≤6 个月且入院时为母乳喂养的患儿数。新生儿入院时无论是否母乳喂养（除明确禁止母乳喂养）均应纳入分母。	**出院患儿中入院时为母乳喂养的 6 月龄内患儿数** **定义**：统计周期内，出院患儿中，入院时月龄≤6 个月且入院时为母乳喂养的患儿数。新生儿入院时无论是否母乳喂养（除明确禁止母乳喂养）均应纳入分母。统计时以入院时的月龄≤6 个月为准 **包含**：纯母乳喂养、混合喂养的 6 月龄内患儿。所有住院新生儿（除明确禁止母乳喂养） **排除**：母婴同室新生儿，捐赠母乳喂养患儿，明确禁止母乳喂养的疾病患儿，母亲疾病或用药禁止母乳喂养的患儿	儿科病区

附录 1-2　跌倒（坠床）相关信息收集表

1. 发生病区名称（与护理部病区信息维护名称一致）：（　　　　　　　　）

2. 住院患者病案号：

3. 入院时间：＿＿＿＿年＿＿月＿＿日

4. 性别：□男　□女

5. 年龄：□新生儿　　□1～6 月龄　□7～12 月龄　□1～6 岁　□7～12 岁　□13～18 岁
　　　　□19～64 岁　□65 岁及以上

6. 该患者本次住院跌倒（坠床）第次：□第 1 次　□第 2 次　□第 3 次　□＞3 次

7. 发生日期：＿＿＿＿年＿＿月＿＿日

8. 发生时间：＿＿时＿＿分（24 小时制）

9. 发生地点：□病区内　□病区外（院区内）

10. 跌倒（坠床）前患者活动能力：
　　□活动自如　□卧床不起　□需要手杖辅具　□需要轮椅辅具　□需要助行器辅具　□需要假肢辅具

11. 跌倒（坠床）发生于何项活动过程：
　　□躺卧病床　□上下病床　□坐床旁椅　　□如厕　□沐浴时　□站立　□行走时　□上下平车
　　□坐轮椅　　□上下诊床　□使用电梯时　□从事康复活动时　□其他

12. 跌倒（坠床）伤害级别：
　　□跌倒无伤害（0 级）　□轻度伤害（1 级）　□中度伤害（2 级）　□重度伤害（3 级）　□死亡

13. 跌倒（坠床）前有无跌倒（坠床）风险评估：□有　□无（若选无，跳过 14，15，16 项）

14. 跌倒（坠床）风险评估工具：
　　□ Morse 跌倒（坠床）风险评估量表
　　□约翰霍普金斯跌倒（坠床）风险评估量表
　　□改良版 Humpty Dumpty 儿童跌倒（坠床）风险量表
　　□托马斯跌倒（坠床）风险评估工具
　　□ Hendrich 跌倒（坠床）风险评估表
　　□其他

15. 跌倒（坠床）前跌倒风险评估级别：□高危　□非高危

16. 最近一次跌倒（坠床）风险评估距离跌倒（坠床）发生时间：
　　□小于 24 小时　□1 天　□2 天　□3 天　□4 天　□5 天　□6 天　□1 周　□1 周前　□不确定

17. 跌倒（坠床）时有无约束：□是　□否

18. 跌倒（坠床）发生时当班责任护士工作年限：
　　□＜1 年　□1≤y＜2 年　□2≤y＜5 年　□5≤y＜10 年　□10≤y＜20 年　□≥20 年

19. 跌倒（坠床）发生时在岗责任护士人数：＿＿＿＿＿人（只能填整数）

20. 跌倒（坠床）发生时病区在院患者数：＿＿＿＿＿人（只能填整数）

附录 1-3　新发 2 期及以上院内压力性损伤相关信息收集表

1. 发生病区名称（与护理部病区信息维护名称一致）:（　　　　　　　　　　）

2. 住院患者病案号：

3. 入院时间：_____年____月____日

4. 性别：□男　□女

5. 年龄：□新生儿　　□1～6 月龄　□7～12 月龄　□1～6 岁　□7～12 岁　□13～18 岁
　　　　□19～64 岁　□65 岁及以上

6. 发生日期：_____年____月____日

7. 压力性损伤风险评估工具：
　　□ Braden 评分表　□ Norton 评分表　□ Waterlow 评分表　□ Braden–Q 评分表　□其他　□未评估

8. 入病区时是否进行压力性损伤风险评估：□是　□否（选择否，跳过 9）

9. 入病区时压力性损伤风险评估级别：□低危　□中危　□高危　□极高危

10. 最近一次压力性损伤风险评估距离发现时间：
　　□＜ 24 小时　□1 天　□2 天　□3 天　□4 天　□5 天　□6 天　□1 周　□　1 周前
　　□不确定　□未评估（选择未评估，跳过 11）

11. 最近一次压力性损伤风险评估级别：□低危　□中危　□高危　□极高危

12. 入本病区 24 小时后新发 2 期及以上院内压力性损伤部位数：

分期、类型	入本病区 24 小时后新发 2 期及以上院内压力性损伤部位数	其中，医疗器械相关压力性损伤部位数
2 期		
3 期		
4 期		
深部组织损伤		
不可分期		
黏膜压力性损伤		
合计	（此数应与 12 题结果相等）	（此数应小于或等于 12 题结果）

附录 1-4　气管导管非计划拔管相关信息收集表

1. 发生病区名称（与护理部病区信息维护名称一致）：（　　　　　　　　　）

2. 住院患者病案号：

3. 入院时间：_____年____月____日

4. 性别：□男　□女

5. 年龄：□新生儿　　□1～6 月龄　□7～12 月龄　□1～6 岁　□7～12 岁　□13～18 岁
　　　　□19～64 岁　□65 岁及以上

6. 该患者本次住院非计划拔管第次数：□第 1 次　□第 2 次　□第 3 次　□＞3 次

7. 发生日期：_____年____月____日

8. 发生时间：____时____分（24 小时制）

9. 发生地点：□病区内　□病区外（院区内）

10. 导管名称：（单选）
　　□气管插管　□气管切开导管

11. 非计划拔管主要原因：
　　□患者自拔　□管路滑脱　□阻塞　□感染　□管路损坏　□其他

12. 是否 24 小时内重置：□是　□否

13. 非计划拔管时有无约束：□是　□否

14. 非计划拔管时患者状态：
　　□卧床时　□翻身时　□过床时　□转运时　□检查时　□其他

15. 非计划拔管时患者神志：□清醒　□不清醒

16. 非计划拔管时患者是否镇静：□是　□否　□不知道

17. 非计划拔管时患者镇静评分工具：
　　□ RASS（Richmond 躁动 - 镇静评分）
　　□ SAS（镇静 - 躁动评分）
　　□其他量表（跳过 18）
　　□未评估（跳过 18）

18. 非计划拔管时患者镇静评分：_____分

19. 非计划拔管发生时当班责任护士工作年限：
　　□＜1 年　□1≤y＜2 年　□2≤y＜5 年　□5≤y＜10 年　□10≤y＜20 年　□≥20 年

20. 非计划拔管发生时在岗责任护士人数：_____人（只能填整数）

21. 非计划拔管发生时病区在院患者数：_____人（只能填整数）

附录 1–5　胃肠导管非计划拔管相关信息收集表

1. 发生病区名称（与护理部病区信息维护名称一致）：（　　　　　　　　）

2. 住院患者病案号：

3. 入院时间：＿＿＿＿年＿＿＿月＿＿＿日

4. 性别：□男　□女

5. 年龄：□新生儿　　□1～6 月龄　□7～12 月龄　□1～6 岁　□7～12 岁　□13～18 岁
　　　　□19～64 岁　□65 岁及以上

6. 该患者本次住院非计划拔管第次数：□第 1 次　□第 2 次　□第 3 次　□＞3 次

7. 发生日期：＿＿＿＿年＿＿＿月＿＿＿日

8. 发生时间：＿＿时＿＿分（24 小时制）

9. 发生地点：□病区内　□病区外（院区内）

10. 非计划拔管主要原因：
　　　□患者自拔　□管路滑脱　□阻塞　□感染　□管路损坏　□其他

11. 是否重置：□是　□否

12. 非计划拔管时有无约束：□是　□否

13. 非计划拔管时患者状态：
　　　□卧床时　□翻身时　□过床时　□转运时　□检查时　□其他

14. 非计划拔管时患者神志：□清醒　□不清醒

15. 非计划拔管时患者是否镇静：□是　□否　□不知道

16. 非计划拔管时患者镇静评分工具：
　　　□ RASS（Richmond 躁动 – 镇静评分）
　　　□ SAS（镇静—躁动评分）
　　　□其他量表（跳过 17）
　　　□未评估（跳过 17）

17. 非计划拔管时患者镇静评分：＿＿＿＿＿分

18. 非计划拔管发生时当班责任护士工作年限：
　　　□＜1 年　□1≤y＜2 年　□2≤y＜5 年　□5≤y＜10 年　□10≤y＜20 年　□≥20 年

19. 非计划拔管发生时在岗责任护士人数：＿＿＿＿＿人（只能填整数）

20. 非计划拔管发生时病区在院患者数：＿＿＿＿＿人（只能填整数）

附录 1-6　导尿管非计划拔管相关信息收集表

1. 发生病区名称（与护理部病区信息维护名称一致）：（　　　　　　　　　）

2. 住院患者病案号：

3. 入院时间：_____年___月___日

4. 性别：□男　□女

5. 年龄：□新生儿　　□1～6月龄　□7～12月龄　□1～6岁　□7～12岁　□13～18岁
　　　　□19～64岁　□65岁及以上

6. 该患者本次住院非计划拔管第次数：□第1次　□第2次　□第3次□＞3次

7. 发生日期：_____年___月___日

8. 发生时间：___时___分（24小时制）

9. 发生地点：□病区内　□病区外（院区内）

10. 非计划拔管主要原因：
　　□患者自拔　□管路滑脱　□阻塞　□感染　□管路损坏　□其他

11. 是否重置：□是　□否

12. 非计划拔管时有无约束：□是　□否

13. 非计划拔管时患者状态：
　　□卧床时　□翻身时　□过床时　□转运时　□检查时　□其他

14. 非计划拔管时患者神志：□清醒　□不清醒

15. 非计划拔管时患者是否镇静：□是　□否　□不知道

16. 非计划拔管时患者镇静评分工具：
　　□ RASS（Richmond 躁动 – 镇静评分）
　　□ SAS（镇静 – 躁动评分）
　　□其他量表（跳过17）
　　□未评估（跳过17）

17. 非计划拔管时患者镇静评分：_____分

18. 非计划拔管发生时当班责任护士工作年限：
　　□＜1年　□1≤y＜2年　□2≤y＜5年　□5≤y＜10年　□10≤y＜20年　□≥20年

19. 非计划拔管发生时在岗责任护士人数：_____人（只能填整数）

20. 非计划拔管发生时病区在院患者数：_____人（只能填整数）

附录 1-7　CVC 非计划拔管相关信息收集表

1. 发生病区名称（与护理部病区信息维护名称一致）:（　　　　　　　　　）

2. 住院患者病案号:

3. 入院时间: _____年____月____日

4. 性别: □男　□女

5. 年龄: □新生儿　　□1~6 月龄　□7~12 月龄　□1~6 岁　□7~12 岁　□13~18 岁
　　　 □19~64 岁　□65 岁及以上

6. 该患者本次住院非计划拔管第次数: □第 1 次　□第 2 次　□第 3 次　□>3 次

7. 发生日期: _____年____月____日

8. 发生时间: ____时____分（24 小时制）

9. 发生地点: □病区内　□病区外（院区内）

10. 非计划拔管主要原因:
　　 □患者自拔　□管路滑脱　□阻塞　□感染　□管路损坏　□其他

11. 是否重置: □是　□否

12. 非计划拔管时有无约束: □是　□否

13. 非计划拔管时患者状态:
　　 □卧床时　□翻身时　□过床时　□转运时　□检查时　□其他

14. 非计划拔管时患者神志: □清醒　□不清醒

15. 非计划拔管时患者是否镇静: □是　□否　□不知道

16. 非计划拔管时患者镇静评分工具:
　　 □ RASS（Richmond 躁动 – 镇静评分）
　　 □ SAS（镇静—躁动评分）
　　 □其他量表（跳过 17）
　　 □未评估（跳过 17）

17. 非计划拔管时患者镇静评分: _____分

18. 非计划拔管发生时当班责任护士工作年限:
　　 □<1 年　□1≤y<2 年　□2≤y<5 年　□5≤y<10 年　□10≤y<20 年　□≥20 年

19. 非计划拔管发生时在岗责任护士人数: _____人（只能填整数）

20. 非计划拔管发生时病区在院患者数: _____人（只能填整数）

附录 1-8　PICC 非计划拔管相关信息收集表

1. 发生病区名称（与护理部病区信息维护名称一致）:（　　　　　　　　　）

2. 住院患者病案号:

3. 入院时间: _____ 年 ____ 月 ____ 日

4. 性别: □男　□女

5. 年龄: □新生儿　　□1～6 月龄　□7～12 月龄　□1～6 岁　□7～12 岁　□13～18 岁
　　　　□19～64 岁　□65 岁及以上

6. 该患者本次住院非计划拔管第次数: □第 1 次　□第 2 次　□第 3 次□＞3 次

7. 发生日期: _____ 年 ____ 月 ____ 日

8. 发生时间: ____ 时 ____ 分（24 小时制）

9. 发生地点: □病区内　□病区外（院区内）

10. 非计划拔管主要原因:
　　□患者自拔　□管路滑脱　□阻塞　□感染　□管路损坏　□其他

11. 是否重置: □是　□否

12. 非计划拔管时有无约束: □是　□否

13. 非计划拔管时患者状态:
　　□卧床时　□翻身时　□过床时　□转运时　□检查时　□其他

14. 非计划拔管时患者神志: □清醒　□不清醒

15. 非计划拔管时患者是否镇静: □是　□否　□不知道

16. 非计划拔管时患者镇静评分工具:
　　□ RASS（Richmond 躁动 – 镇静评分）
　　□ SAS（镇静—躁动评分）
　　□其他量表（跳过 17）
　　□未评估（跳过 17）

17. 非计划拔管时患者镇静评分: _____ 分

18. 非计划拔管发生时当班责任护士工作年限:
　　□＜1 年　□1≤y＜2 年　□2≤y＜5 年　□5≤y＜10 年　□10≤y＜20 年　□≥20 年

19. 非计划拔管发生时在岗责任护士人数: _____ 人（只能填整数）

20. 非计划拔管发生时病区在院患者数: _____ 人（只能填整数）

附录 1-9　CAUTI 相关信息收集表

1. 发生病区名称（与护理部病区信息维护名称一致）：（　　　　　　　）
2. 住院患者病案号：
3. 入院时间：＿＿＿＿年＿＿月＿＿日
4. 性别：□男　□女
5. 年龄：□新生儿　　□1～6 月龄　□7～12 月龄　□1～6 岁　□7～12 岁　□13～18 岁
　　　　□19～64 岁　□65 岁及以上
6. 留置导尿管的主要原因：
　　□昏迷或精神异常无法自行排尿　□尿潴留　□尿失禁　□监测尿量　□近期有手术
　　□骶尾部或会阴部有开放性伤口　□其他
7. 导尿管型号：□6F　□8F　□10F　□12F　□14F　□16F　□18F　□20F　□22F　□24F
8. 导尿管类型：□普通导尿管　□双腔气囊导尿管　□三腔气囊导尿管
9. 导管材质：□乳胶　□硅胶　□其他
10. 是否使用抗反流集尿装置：□是　□否
11. 发生 CAUTI 前是否有膀胱冲洗：□是　□否
12. 发生 CAUTI 时导尿管留置时长：＿＿＿＿＿＿天

附录 1-10　CVC 相关血流感染相关信息收集

1. 发生病区名称（与护理部病区信息维护名称一致）：（　　　　　　　）
2. 住院患者病案号：
3. 入院时间：＿＿＿＿年＿＿月＿＿日
4. 性别：□男　□女
5. 年龄：□新生儿　　□1～6 月龄　□7～12 月龄　□1～6 岁　□7～12 岁　□13～18 岁
　　　　□19～64 岁　□65 岁及以上
6. 留置导管的主要原因：
　　□输入高渗液体　□输入化疗药物　□长期输液　□抢救和监测需要　□其他
7. CVC 置管位置：□锁骨下静脉　□颈内静脉　□股静脉　□其他
8. 导管类型：□单腔导管；□双腔导管；□三腔导管
9. 是否为抗菌导管：□是　□否
10. 发生 CLABSI 时 CVC 留置时长：＿＿＿＿＿＿天

附录 1-11　PICC 相关血流感染相关信息收集表

1. 发生病区名称（与护理部病区信息维护名称一致）：(　　　　　　　　　)
2. 住院患者病案号：
3. 入院时间：_____年____月____日
4. 性别：□男　□女
5. 年龄：□新生儿　　□1～6 月龄　□7～12 月龄　□1～6 岁　□7～12 岁　□13～18 岁
　　　　□19～64 岁　□65 岁及以上
6. 留置导管的主要原因：
　　□输入高渗液体　□输入化疗药物　□长期输液　□抢救和监测需要　□其他
7. PICC 置管位置：
　　□贵要静脉　□头静脉　□肱静脉　□肘正中静脉　□大隐静脉　□颞浅静脉
　　□耳后静脉　□股静脉　□其他
8. PICC 置管方式：□超声引导　□盲穿
9. 导管类型：□单腔导管　□双腔导管　□三腔导管
10. 是否为抗菌导管：□是　□否
11. 发生 CLABSI 时 PICC 留置时长：_____天

附录 1-12　血液净化用中心静脉导管相关血流感染信息收集表

1. 发生病区名称（与护理部病区信息维护名称一致）：(　　　　　　　　　)
2. 住院患者病案号：
3. 入院时间：_____年____月____日
4. 性别：□男　□女
5. 年龄：□新生儿　　□1～12 月龄　□1～6 岁　□7～12 岁　□13～18 岁　□19～64 岁
　　　　□65 岁及以上
6. 导管留置位置：
　　□左侧锁骨下静脉　□右侧锁骨下静脉　□左侧颈内静脉　□右侧颈内静脉
　　□左侧股静脉　□右侧股静脉
7. 导管类型：
　　□带隧道和涤纶套的透析导管 / 隧道式导管（tunnel-cuffed catheter，TCC）
　　□无隧道和涤纶套的透析导管 / 非隧道式导管（non-cuffed catheter，NCC）
8. 发生 CLABSI 时血液净化用中心静脉导管留置时长：_____天

附录 1-13　VAP 相关信息收集表

1. 发生病区名称（与护理部病区信息维护名称一致）:（　　　　　　　　　　　　　　）

2. 住院患者病案号：

3. 入院时间：　　　年　　　月　　　日

4. 性别：□男　□女

5. 年龄：□新生儿　　□1~6 月龄　　□7~12 月龄　　□1~6 岁　　□7~12 岁　　□13~18 岁
　　　　□19~64 岁　　□65 岁及以上

6. 人工气道类型：□气管插管　　□气管切开

7. 导管类型：□普通型　　□声门下吸引型导管

8. 湿化装置：□呼吸机加温加湿　　□人工鼻湿化　　□生理盐水滴注　　□其他

9. 吸痰方式：□密闭式吸痰　　□开放式吸痰

10. 口腔护理方式：□擦拭　　□擦拭 + 冲洗　　□刷牙

11. 每天口腔护理次数：_____次

12. 口腔护理液选择：□生理盐水　　□含洗必泰口腔护理液　　□牙膏　　□其他

13. 经人工气道通气的同时，是否有经鼻胃管肠内营养：　□否　□是

14. 发生 VAP 时，经人工气道机械通气时长：_____天

附录 1–14　护理人员锐器伤相关信息收集表

1. 发生病区名称（与数据平台病区信息维护名称一致）：(　　　　　　　　　)

2. 人员类别（单选）：
　□新入职护士　□本院执业护士（不包含新入职护士）　□进修护士　□实习护士

3. 工作年限（单选）（备注：本院执业护士、新入职护士、进修护士选择从事护理工作年限。应届实习护士选择＜1年，非应届实习护士选择实际从事护理工作年限）：
　□y＜1年　□1≤y＜2年　□2≤y＜5年　□5≤y＜10年　□10≤y＜20年　□y≥20年

4. 发生日期：_____年____月___日

5. 发生时间：____时____分（24小时制）

6. 锐器伤发生方式（单选）：□自伤　□他人误伤　□其他

7. 锐器伤所涉及的具体器具（备注：安全型器具指锐器通过安全性设计变为使用后屏蔽锐器或者没有锐器的装置即为安全型器具）（单选）：
　□头皮钢针　　　　　　　　□安全型静脉留置针　　　　□非安全型静脉留置针
　□安全型一次性注射器针头　□非安全型一次性注射器针头　□安全型静脉采血针
　□非安全型静脉采血针　　　□安全型输液港针　　　　　□非安全型输液港针
　□中心静脉导管穿刺针　　　□安全型动脉采血器　　　　□非安全型动脉采血器
　□末梢采血针　　　　　　　□安全型胰岛素注射笔　　　□非安全型胰岛素注射笔
　□手术缝针或手术刀　　　　□剪刀　　　　　　　　　　□安瓿瓶　　　　　□其他

8. 发生锐器伤时的具体操作或环节（单选）：
　□准备输液器/输血器　　□静脉穿刺　　□采集血标本　　□注射给药　　□药液配置
　□更换输液瓶（袋）　　　□茂菲氏管给药　□置入导管　　□冲管或封管
　□回套针帽　　　　　　　□分离针头　　　□拔针　　　　□传递锐器　　□将针头放入锐器盒
　□整理手术器械　　　　　□清洗器械　　　□清理废物　　□其他（请备注）

9. 锐器是否被污染（单选）：□是　□否（直接跳转至13题）　□不确定（直接跳转至13题）

10. 污染源类型（单选）：□血液　□体液　□其他

11. 该污染源是否含有血源性传播疾病（单选）：
　□是　□否（直接跳转至13题）　□不确定（直接跳转至13题）

12. 血源性传播疾病类型（单选）：
　□HIV　□乙肝　□丙肝　□梅毒　□其他（请备注）　□两种或两种以上类型（请备注）

13. 锐器伤后是否进行了定期追踪和检测（单选）：□是（直接跳转至15题）　□否

14. 未进行追踪检测的原因（单选）：
　□自行判断后果不严重　□无相关制度和流程
　□其他原因（请备注）_____（选择任何一个选项后填表结束）

15. 截止到表单上报时，该事件是否导致受伤护士确诊感染（单选）：
　□是　□否（跳过16题）　□尚在等待检测结果（检测结果确定后请返回系统修改选项）（选择该项后跳过16题，同时，系统预留一个口，等确定后再修改该题选项，每次登录提醒。）

16. 感染疾病类型（单选）：
　□HIV　□乙肝　□丙肝　□梅毒　□其他（请备注）　□两种或两种以上类型（请备注）

附录 1-15　2023 年 CNDNQ 时点调查表——住院病区调查内容

调查说明：2023 年通过 CNDNQ 对护理管理人员情况、护患比、约束、2 期及以上院内压力性损伤情况指标进行时点调查。调查范围包括 CNDNQ 注册医院的所有住院病区。

一、病区信息（系统生成）

医院名称	
病区序号	
病区一级分类	
病区二级分类	
病区名称	

二、调查内容

调查时间	调查内容	
2023 年 12 月 19 日上午 10：00	1. 上午 10：00 病区实际开放床位数	
	2. 上午 10：00 病区住院患者数	
	3. 上午 10：00 病区内正在上班的责任护士数	
	4. 上午 10：00 病区住院患者中 2 期及以上院内压力性损伤患者数	
	4.1　第 4 项中院外带入 2 期及以上院内压力性损伤患者数（包含入院 24 小时内出现）	
	4.2　第 4 项中入院 24 小时后新发 2 期及以上院内压力性损伤的患者数	
	4.2.1　第 4.2 项中 2 期及以上器械性压力性损伤患者数	
	5. 上午 10：00 病区使用约束具约束的患者数	
2023 年 12 月 19 日夜间 10：00	6. 夜间 22：00 病区住院患者数	
	7. 夜间 22：00 病区内正在上班的责任护士数	
2023 年 12 月 20 日凌晨 3：00	8. 凌晨 3：00 病区住院患者数	
	9. 凌晨 3：00 病区内正在上班的责任护士数	

附录 1-16　护士执业环境测评量表

一、填写说明

护士执业环境是促进或制约护理专业实践的工作场所的组织因素，如护士参与医疗机构管理的程度、医疗机构对护理工作的支持程度、护理领导力、护士配置、护理专业提升、护士待遇、医护关系、护士社会地位等。健康的护士执业环境可以提高护士工作满意度、降低离职率、减少不良事件的发生以及减轻不良事件导致的医疗花费，进而节约医疗机构管理成本与患者医疗成本。

《护士执业环境测评量表》是由国家卫生健康委医院管理研究所护理管理与康复研究部主导开展的，目的是了解我国护士执业环境的现状，促进我国护士执业环境的改进。

此次调查为不记名调查，并承诺对调查结果保密，请您按照您自己的切身感受如实填写。

二、内容

《护士执业环境测评量表》包括一般情况调查表和护士执业环境调查测评量表内容，全文如下。

（一）一般情况调查表

1. 医疗机构名称：

2. 医疗机构等级：

☐一级甲等　　☐一级乙等　　☐二级甲等　　☐二级乙等　　☐三级甲等　　☐三级乙等

3. 是否为教学医疗机构：

☐是　　☐否

4. 医疗机构经营类别：

☐公立　　☐非公立　　☐其他

5. 所在科室：

☐内科　　☐外科　　☐重症医学科　　☐妇科　　☐产科　　☐儿科　　☐眼科　　☐口腔科

☐耳鼻喉科　　☐皮肤科　　☐门诊　　☐急诊　　☐手术室　　☐消毒供应中心　　☐医技科室

☐护理部　　☐其他

6. 性别：

☐女　　☐男

7. 年龄：

8. 工作年限：

9. 职称：

☐护士　　☐护师　　☐主管护师　　☐副主任护师　　☐主任护师　　☐其他

10. 职务：

☐护士　　☐副护士长　　☐护士长　　☐科护士长

☐护理部副主任　　☐护理部主任　　☐副院长（院长助理）　　☐其他

11. 最高学历：

☐中专　　☐大专　　☐本科　　☐硕士研究生　　☐博士研究生　　☐其他

12. 是否事业编制：

☐是　　☐否

（二）护士执业环境测评量表

您好！本问卷共有 37 个条目，目的是了解护士执业环境的现状，"0"表示非常不满意或非常不同意，"100"表示非常满意或非常同意，请您根据您的切身感受，选择合适的数值予以评价。

1. 护士有机会参与医疗机构内部管理

| 0 | 10 | 20 | 30 | 40 | 50 | 60 | 70 | 80 | 90 | 100 |

非常不同意　　　　　　　　　　　　　　　　　　　　　　　　　　　　　　非常同意

2. 护士有机会决定医疗机构事务

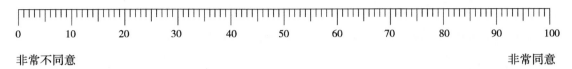

非常不同意　　　　　　　　　　　　　　　　　　　　　　　　　　非常同意

3. 护士有机会成为医疗机构管理相关委员会的一员

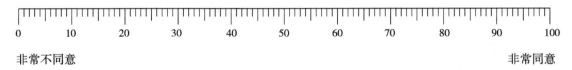

非常不同意　　　　　　　　　　　　　　　　　　　　　　　　　　非常同意

4. 护士在临床护理中能够根据患者评估结果实施个性化护理

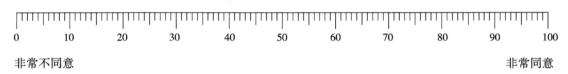

非常不同意　　　　　　　　　　　　　　　　　　　　　　　　　　非常同意

5. 医疗机构的临床工作能够体现出护理的专业性

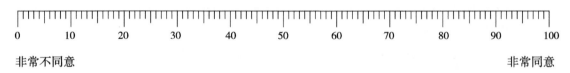

非常不同意　　　　　　　　　　　　　　　　　　　　　　　　　　非常同意

6. 护理管理者经常与护士商讨日常工作问题

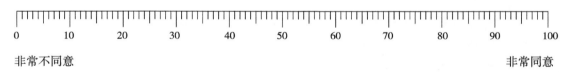

非常不同意　　　　　　　　　　　　　　　　　　　　　　　　　　非常同意

7. 护士圆满完成工作时能获得鼓励和认可

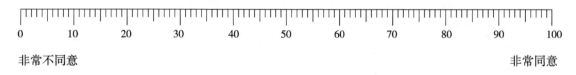

非常不同意　　　　　　　　　　　　　　　　　　　　　　　　　　非常同意

8. 护理管理者支持护士的正确决策

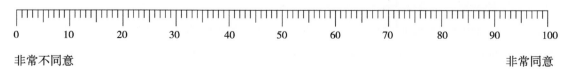

非常不同意　　　　　　　　　　　　　　　　　　　　　　　　　　非常同意

9. 护士犯错误时护理管理者更注重对其指导改进而非一味地批评

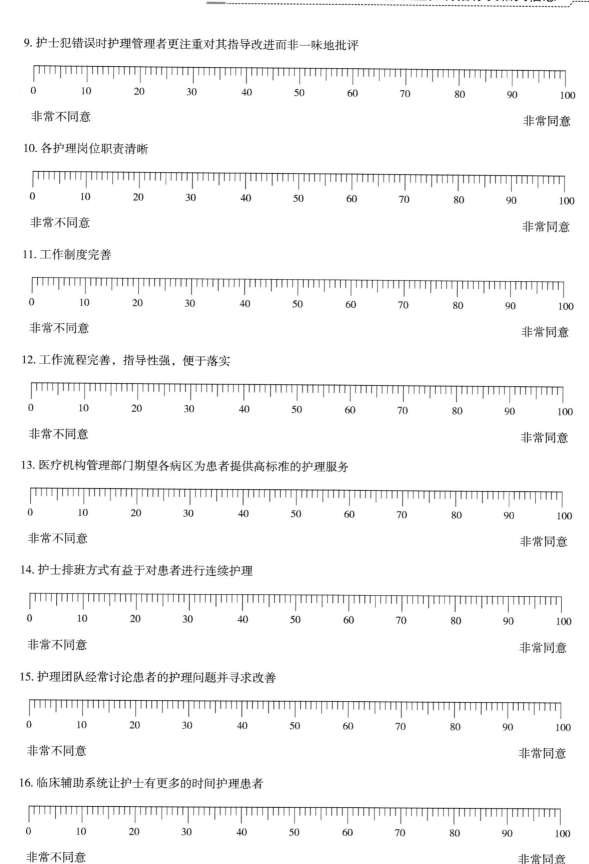

非常不同意   非常同意

10. 各护理岗位职责清晰

非常不同意   非常同意

11. 工作制度完善

非常不同意   非常同意

12. 工作流程完善，指导性强，便于落实

非常不同意   非常同意

13. 医疗机构管理部门期望各病区为患者提供高标准的护理服务

非常不同意   非常同意

14. 护士排班方式有益于对患者进行连续护理

非常不同意   非常同意

15. 护理团队经常讨论患者的护理问题并寻求改善

非常不同意   非常同意

16. 临床辅助系统让护士有更多的时间护理患者

非常不同意   非常同意

17. 医疗机构行政管理部门能够支持护士工作

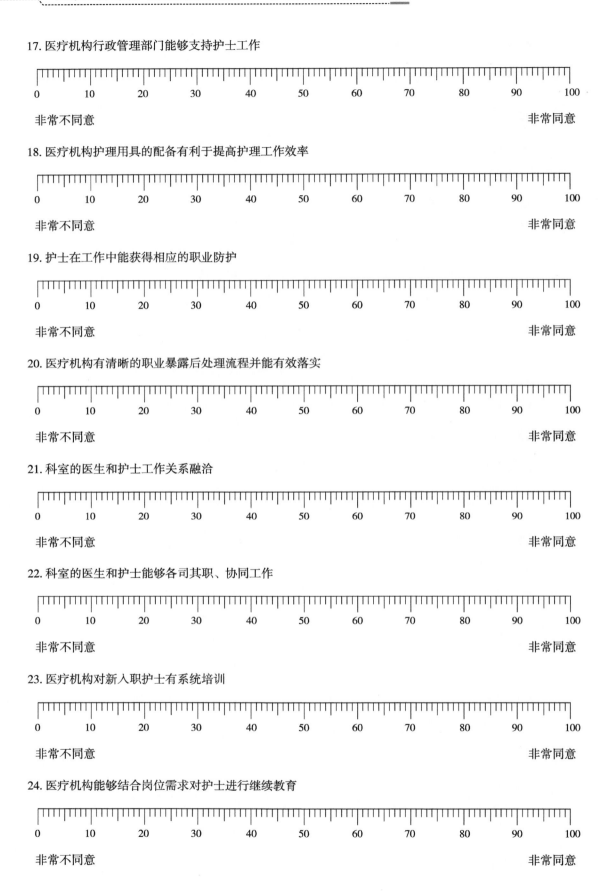

18. 医疗机构护理用具的配备有利于提高护理工作效率

19. 护士在工作中能获得相应的职业防护

20. 医疗机构有清晰的职业暴露后处理流程并能有效落实

21. 科室的医生和护士工作关系融洽

22. 科室的医生和护士能够各司其职、协同工作

23. 医疗机构对新入职护士有系统培训

24. 医疗机构能够结合岗位需求对护士进行继续教育

25. 护士有参加国内外学术活动的机会

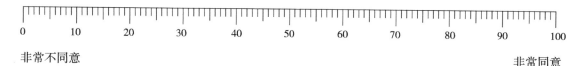

非常不同意　　　　　　　　　　　　　　　　　　　　　　　　　　非常同意

26. 医疗机构有清晰的护士职业发展路径或职称晋升体系

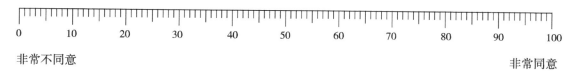

非常不同意　　　　　　　　　　　　　　　　　　　　　　　　　　非常同意

27. 病区的护士配置能够满足临床护理工作需要

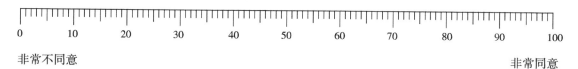

非常不同意　　　　　　　　　　　　　　　　　　　　　　　　　　非常同意

28. 工作团队中的护士能够胜任护理工作

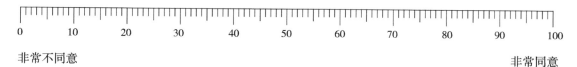

非常不同意　　　　　　　　　　　　　　　　　　　　　　　　　　非常同意

29. 现有的工作时长与强度合适

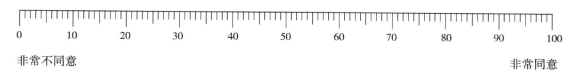

非常不同意　　　　　　　　　　　　　　　　　　　　　　　　　　非常同意

30. 护士排班能够体现能级搭配

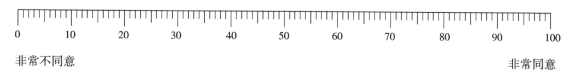

非常不同意　　　　　　　　　　　　　　　　　　　　　　　　　　非常同意

31. 通常情况下科室骨干护士不会被频繁调动

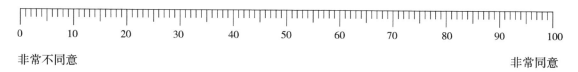

非常不同意　　　　　　　　　　　　　　　　　　　　　　　　　　非常同意

32. 护士工作能够得到社会的认可

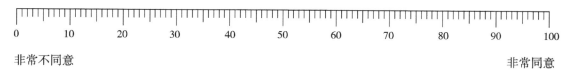

非常不同意　　　　　　　　　　　　　　　　　　　　　　　　　　非常同意

33. 在工作中能够感受到患者对护士的信任与尊重

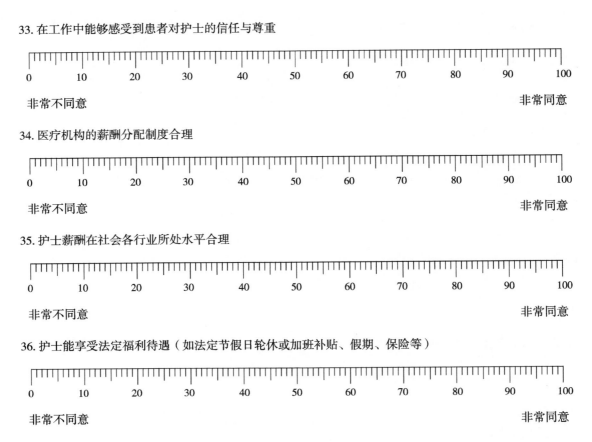

非常不同意   非常同意

34. 医疗机构的薪酬分配制度合理

非常不同意   非常同意

35. 护士薪酬在社会各行业所处水平合理

非常不同意   非常同意

36. 护士能享受法定福利待遇（如法定节假日轮休或加班补贴、假期、保险等）

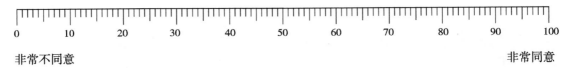

非常不同意   非常同意

37. 您对医疗机构护士执业环境的总体评价

非常不同意   非常同意

常用缩写中英文对照

缩略词	中文名称（英文全称）
APACHE II	急性生理与慢性健康评分 II（acute physiology and chronic health evaluation II）
CAUTI	导尿管相关尿路感染（catheter associated urinary tract infection）
CLABSI	中心血管导管相关血流感染（central line-associated bloodstream infection）
CNDNQ	护理质量数据平台（China National Database of Nursing Quality）
CVC	中心静脉导管（central venous catheter）
ICU	重症加强护理病房（intensive care unit）
PICC	经外周置入中心静脉导管（peripherally inserted central catheter）
UEX	非计划拔管（unplanned extubation）
VAP	呼吸机相关性肺炎（ventilator associated pneumonia）

附录3

2021—2024 年护理专业质控工作改进目标一览表

年份	改进目标	目标简述
2021 年	降低血管内导管相关血流感染发生率	血管内导管相关血流感染是临床常见的医源性感染之一，感染因素涉及医护人员操作、护理、患者管理等诸多方面，为患者预后带来不利影响，造成沉重的经济负担。连续几年的《国家医疗服务与质量安全报告》显示，我国二级以上医院住院患者血管内导管相关血流感染发生率近年来改善幅度不大，需要采取综合措施予以干预，以保障医疗安全和患者权益，需重点改善中心静脉导管（CVC）及经外周静脉置入中心静脉导管（PICC）的相关血流感染问题。
2022 年	院患者Ⅱ期以上院内压力性损伤发生率（PIT-2022-11）	院内压力性损伤是住院患者常见并发症之一，一旦发生将给患者带来极大的痛苦，且容易导致感染等并发症。其发生与护理工作质量密切相关，是护理专业重点关注的问题之一。
	降低血管内导管相关血流感染是临床常见管内导管相关血流感染发生率（PIT-2022-12）	血管内导管相关血流感染是临床常见的医源性感染之一，感染因素涉及医护人员操作、护理、患者管理等诸多方面，为患者预后带来不利影响，造成沉重的经济负担。连续几年的《国家医疗服务与质量安全报告》显示，我国二级以上医院住院患者血管内导管相关血流感染发生率近年来改善幅度不大，需要采取综合措施予以干预，以保障医疗安全和患者权益。重点改善中心静脉导管（CVC）及经外周静脉置入中心静脉导管（PICC）的相关血流感染问题。
2023 年	降低血管内导管相关血流感染发生率（PIT-2023-15）	血管内导管相关血流感染发生率，通过连续两年的持续改进，其改善重点中心静脉导管（CVC）及经外周静脉置入中心静脉导管（PICC）相关血流感染问题得到重视和改善。而血液净化用中心静脉导管相关血流感染发生率同期较高且关注不足，其相关预防措施及要点与其他用途中心静脉导管不同，需要予以关注。
	降低住院患者 2 期及以上院内压力性损伤发生率（PIT-2023-16）	院内压力性损伤是住院患者常见并发症之一。我国住院患者 2 期及以上院内压力性损伤发生率看似低于文献报告的全球发病率，但我国住院患者基数巨大，因此压力性损伤仍然是一个重要的健康威胁，需要集合力量、筹集资源去改进。
2024 年	降低血管内血液净化用中心静脉导管血流感染发生率（PIT-2024-28）	血管内导管相关血流感染发生率，通过连续两年的持续改进，其改善重点中心静脉导管（CVC）及经外周静脉置入中心静脉导管（PICC）相关血流感染问题得到重视和改善。而血液净化用中心静脉导管相关血流感染发生率同期较高且关注不足，其相关预防措施及要点与其他用途中心静脉导管不同，需要予以关注。
	降低住院患者 2 期及以上院内压力性损伤发生率（PIT-2024-29）	院内压力性损伤是住院患者常见并发症之一。我国住院患者基数巨大，因此住院患者 2 期及以上院内压力性损伤仍然是一个重要的健康威胁，需要行业内高度关注并持续改进。

附表

护理专业医疗质量控制指标数据统计表

附表 1 2023 年各省（自治区、直辖市）二级及以上综合医院床护比

1 : X

区域	二级综合医院（ N=919 ）						三级综合医院（ N=1677 ）					
	P_5	P_{25}	P_{50}	P_{75}	P_{95}	$\bar{x}$	P_5	P_{25}	P_{50}	P_{75}	P_{95}	$\bar{x}$
北京	0.66	0.72	0.79	0.83	0.87	0.78	0.63	0.80	0.91	1.05	1.16	0.92
天津	0.49	0.75	0.85	0.93	1.08	0.82	0.58	0.68	0.75	0.81	0.88	0.73
河北	0.37	0.49	0.53	0.62	0.68	0.54	0.42	0.56	0.61	0.68	0.83	0.62
山西	0.40	0.47	0.60	0.67	0.89	0.60	0.51	0.60	0.70	0.76	0.86	0.68
内蒙古	0.37	0.37	0.44	0.51	0.51	0.44	0.52	0.61	0.63	0.71	0.79	0.64
辽宁	0.19	0.44	0.55	0.63	0.91	0.54	0.36	0.48	0.55	0.61	0.73	0.55
吉林	0.34	0.46	0.50	0.67	0.75	0.54	0.47	0.57	0.61	0.66	0.76	0.61
黑龙江	—	—	—	—	—	—	0.38	0.50	0.59	0.62	0.85	0.61
上海	0.51	0.58	0.69	0.78	0.81	0.68	0.63	0.67	0.76	0.83	0.98	0.76
江苏	0.42	0.52	0.59	0.68	0.83	0.60	0.46	0.54	0.62	0.68	0.76	0.62
浙江	0.44	0.58	0.63	0.73	0.86	0.65	0.51	0.59	0.66	0.71	0.81	0.66
安徽	0.34	0.42	0.50	0.66	0.77	0.53	0.44	0.51	0.55	0.62	0.70	0.56
福建	0.43	0.55	0.60	0.72	0.88	0.63	0.53	0.59	0.66	0.74	0.94	0.68
江西	0.40	0.46	0.54	0.60	0.67	0.54	0.44	0.55	0.60	0.65	0.74	0.59
山东	0.41	0.49	0.57	0.61	0.74	0.57	0.44	0.54	0.59	0.66	0.80	0.60
河南	0.32	0.42	0.50	0.56	0.73	0.51	0.41	0.49	0.55	0.63	0.74	0.56
湖北	0.31	0.40	0.46	0.53	0.69	0.47	0.39	0.49	0.56	0.61	0.70	0.56
湖南	0.25	0.43	0.51	0.56	0.70	0.50	0.44	0.51	0.57	0.64	0.77	0.58
广东	0.29	0.55	0.64	0.68	0.80	0.61	0.51	0.63	0.69	0.75	0.88	0.69
广西	0.51	0.59	0.62	0.71	0.85	0.65	0.56	0.61	0.66	0.73	0.84	0.67

续表

区域	二级综合医院（N=410）						三级综合医院（N=1079）					
	P_5	P_{25}	P_{50}	P_{75}	P_{95}	$\bar{x}$	P_5	P_{25}	P_{50}	P_{75}	P_{95}	$\bar{x}$
海南	0.55	0.65	0.71	0.74	0.79	0.69	0.51	0.61	0.67	0.71	0.80	0.66
重庆	0.42	0.53	0.61	0.64	0.90	0.60	0.41	0.50	0.59	0.69	0.81	0.59
四川	0.33	0.39	0.45	0.50	0.60	0.46	0.39	0.46	0.53	0.61	0.71	0.54
贵州	0.35	0.50	0.53	0.64	0.72	0.55	0.45	0.48	0.54	0.62	0.72	0.55
云南	0.33	0.49	0.54	0.59	0.71	0.53	0.42	0.51	0.56	0.67	0.74	0.58
西藏	—	—	—	—	—	—	0.62	0.62	0.65	0.69	0.69	0.65
陕西	0.46	0.49	0.51	0.55	0.70	0.52	0.46	0.55	0.61	0.72	0.93	0.65
甘肃	0.28	0.37	0.44	0.50	0.62	0.44	0.36	0.45	0.51	0.59	0.73	0.52
青海	0.31	0.47	0.53	0.55	0.66	0.50	0.42	0.48	0.57	0.63	0.82	0.57
宁夏	0.44	0.49	0.53	0.58	0.67	0.55	0.50	0.55	0.62	0.66	0.71	0.61
新疆	0.37	0.41	0.54	0.61	0.70	0.53	0.45	0.54	0.59	0.65	0.76	0.60
全国	**0.34**	**0.47**	**0.55**	**0.63**	**0.81**	**0.56**	**0.43**	**0.53**	**0.60**	**0.68**	**0.82**	**0.61**

续表

附表 2　2023 年各省（自治区、直辖市）二级及以上综合医院病区床护比

1：X

区域	二级综合医院（N=919）						三级综合医院（N=1677）					
	P_5	P_{25}	P_{50}	P_{75}	P_{95}	$\bar{x}$	P_5	P_{25}	P_{50}	P_{75}	P_{95}	$\bar{x}$
北京	0.37	0.37	0.39	0.41	0.42	0.39	0.40	0.46	0.55	0.65	0.79	0.58
天津	0.29	0.38	0.42	0.45	0.50	0.41	0.34	0.42	0.47	0.53	0.61	0.48
河北	0.23	0.34	0.36	0.39	0.48	0.36	0.34	0.40	0.44	0.52	0.61	0.46
山西	0.24	0.30	0.36	0.47	0.57	0.39	0.35	0.40	0.47	0.55	0.64	0.47
内蒙古	0.31	0.31	0.34	0.38	0.38	0.34	0.32	0.38	0.42	0.47	0.56	0.43
辽宁	0.18	0.23	0.35	0.40	0.75	0.35	0.23	0.30	0.35	0.41	0.55	0.36
吉林	0.25	0.27	0.30	0.38	0.44	0.32	0.30	0.39	0.43	0.46	0.60	0.43
黑龙江	—	—	—	—	—	—	0.25	0.33	0.40	0.44	0.51	0.40
上海	0.31	0.38	0.43	0.46	0.49	0.42	0.40	0.49	0.54	0.60	0.70	0.54
江苏	0.25	0.31	0.36	0.41	0.59	0.37	0.31	0.38	0.41	0.45	0.55	0.42
浙江	0.28	0.32	0.36	0.41	0.50	0.36	0.32	0.37	0.44	0.48	0.55	0.43
安徽	0.17	0.29	0.34	0.39	0.44	0.33	0.31	0.36	0.41	0.44	0.53	0.41
福建	0.28	0.38	0.44	0.47	0.52	0.42	0.37	0.42	0.48	0.54	0.60	0.49
江西	0.28	0.31	0.37	0.42	0.48	0.37	0.34	0.38	0.41	0.45	0.54	0.42
山东	0.27	0.33	0.36	0.41	0.48	0.37	0.32	0.37	0.41	0.47	0.53	0.42
河南	0.23	0.30	0.36	0.42	0.53	0.37	0.29	0.36	0.39	0.44	0.52	0.40
湖北	0.22	0.28	0.31	0.36	0.46	0.32	0.29	0.34	0.41	0.45	0.56	0.41
湖南	0.25	0.32	0.36	0.41	0.50	0.37	0.30	0.37	0.41	0.47	0.55	0.42
广东	0.22	0.36	0.39	0.41	0.52	0.38	0.37	0.42	0.47	0.51	0.62	0.48
广西	0.34	0.37	0.40	0.48	0.57	0.43	0.37	0.44	0.49	0.53	0.60	0.48
海南	0.34	0.41	0.44	0.49	0.54	0.44	0.31	0.46	0.47	0.50	0.59	0.47
重庆	0.28	0.36	0.44	0.46	0.54	0.42	0.29	0.38	0.42	0.47	0.61	0.43
四川	0.22	0.28	0.31	0.36	0.42	0.32	0.27	0.33	0.38	0.42	0.52	0.38
贵州	0.23	0.35	0.42	0.46	0.67	0.41	0.32	0.36	0.41	0.46	0.58	0.41
云南	0.27	0.36	0.41	0.46	0.52	0.41	0.36	0.40	0.44	0.48	0.56	0.44
西藏	—	—	—	—	—	—	0.42	0.42	0.44	0.46	0.46	0.44
陕西	0.31	0.36	0.38	0.43	0.50	0.39	0.36	0.41	0.44	0.52	0.66	0.47
甘肃	0.21	0.28	0.33	0.38	0.55	0.34	0.28	0.33	0.37	0.41	0.50	0.38
青海	0.21	0.33	0.37	0.39	0.43	0.35	0.29	0.37	0.40	0.47	0.65	0.42
宁夏	0.29	0.33	0.37	0.47	0.49	0.38	0.34	0.39	0.41	0.43	0.52	0.41
新疆	0.31	0.35	0.39	0.42	0.53	0.40	0.32	0.39	0.44	0.48	0.54	0.43
全国	**0.24**	**0.31**	**0.37**	**0.43**	**0.53**	**0.37**	**0.30**	**0.37**	**0.42**	**0.48**	**0.58**	**0.43**

附表3　2023年各省（自治区、直辖市）二级及以上综合医院白班平均护患比

1 : X

区域	二级综合医院（N=919）						三级综合医院（N=1677）					
	P_5	P_{25}	P_{50}	P_{75}	P_{95}	$\bar{x}$	P_5	P_{25}	P_{50}	P_{75}	P_{95}	$\bar{x}$
北京	7.24	7.65	8.27	11.02	13.55	9.33	2.38	5.56	6.82	8.67	11.28	6.97
天津	3.98	6.12	7.52	8.67	9.56	7.25	5.53	6.96	7.73	9.52	13.19	8.47
河北	4.58	7.24	8.93	10.89	13.70	9.09	6.92	8.13	9.65	11.79	16.18	10.32
山西	4.96	6.55	8.14	10.64	12.97	8.59	5.74	7.69	9.53	10.59	14.91	9.38
内蒙古	9.67	9.67	11.06	12.46	12.46	11.06	5.54	7.22	8.66	9.79	11.99	8.55
辽宁	3.82	5.66	8.14	10.34	15.95	8.93	5.28	6.94	9.06	10.41	13.33	9.01
吉林	4.78	6.85	9.18	11.39	13.37	9.12	5.20	6.96	7.70	9.00	10.85	7.89
黑龙江	—	—	—	—	—	—	4.43	7.24	7.84	9.73	10.90	8.12
上海	6.30	6.94	8.31	9.56	11.38	8.59	4.61	5.99	6.98	7.93	12.50	7.22
江苏	4.84	7.83	9.07	10.09	13.00	9.00	6.74	8.39	9.44	10.93	12.98	9.66
浙江	6.81	7.84	9.55	11.03	16.65	10.17	5.68	7.56	8.74	9.86	12.99	8.95
安徽	9.01	9.85	11.26	12.39	16.96	11.58	6.71	8.95	10.24	11.70	14.32	10.34
福建	6.32	7.51	9.52	10.68	23.23	10.51	4.10	7.34	8.33	9.77	11.85	8.35
江西	7.79	8.92	10.34	12.08	13.45	10.50	7.80	9.40	10.38	11.89	13.34	10.52
山东	5.48	7.81	9.69	11.22	14.45	9.69	6.51	8.16	9.54	11.01	14.29	9.81
河南	4.38	7.90	9.73	11.63	17.50	10.08	6.40	8.83	10.53	12.25	14.81	10.51
湖北	5.48	8.98	10.63	11.83	14.29	10.49	7.44	8.36	9.31	11.87	14.85	10.19
湖南	8.18	9.22	9.68	11.35	15.45	10.51	5.95	8.36	9.74	11.01	12.77	9.68
广东	6.72	8.14	9.58	11.57	11.98	9.74	5.45	7.37	8.45	9.56	11.31	8.45
广西	7.89	8.77	10.06	11.48	12.95	10.15	7.26	8.54	9.44	10.69	11.95	9.60
海南	6.40	7.45	8.49	9.86	11.14	8.70	6.88	7.53	8.82	9.78	10.52	8.72
重庆	7.52	9.04	11.15	13.50	16.08	11.12	6.48	8.09	9.50	11.00	14.62	9.81
四川	6.83	9.16	11.74	13.27	18.39	11.66	7.27	8.94	10.84	12.53	15.88	10.96
贵州	6.17	7.96	9.43	10.03	12.64	9.16	7.36	8.60	9.80	11.06	13.48	9.96
云南	5.98	8.15	9.25	12.11	16.52	10.74	7.49	8.84	10.25	12.42	13.96	10.55
西藏	—	—	—	—	—	—	11.03	11.03	11.25	11.47	11.47	11.25
陕西	4.97	8.92	10.51	11.86	14.69	10.20	6.98	7.91	8.84	10.72	13.83	9.54
甘肃	4.64	8.19	10.51	12.01	16.25	10.35	7.72	9.47	10.58	11.42	13.30	10.59
青海	8.33	9.37	10.84	13.03	14.43	11.10	4.58	7.06	8.68	10.74	13.48	8.86
宁夏	5.20	8.05	9.54	11.59	36.31	11.18	7.44	8.55	9.24	11.48	12.27	9.70
新疆	8.38	9.02	9.53	11.47	14.03	10.47	7.26	8.73	9.89	11.00	12.91	9.87
全国	**5.39**	**8.09**	**9.66**	**11.48**	**14.86**	**10.03**	**5.95**	**8.00**	**9.43**	**11.05**	**13.82**	**9.62**

附表 4 2023 年各省（自治区、直辖市）二级及以上综合医院夜班平均护患比

1 : X

区域	二级综合医院（N=919）						三级综合医院（N=1677）					
	P_5	P_{25}	P_{50}	P_{75}	P_{95}	$\bar{x}$	P_5	P_{25}	P_{50}	P_{75}	P_{95}	$\bar{x}$
北京	12.75	14.85	17.00	18.99	20.94	16.92	6.88	10.43	12.03	15.57	20.10	13.11
天津	6.97	8.75	10.72	13.85	16.54	11.20	8.24	10.74	13.25	17.68	25.89	14.48
河北	9.58	14.10	20.25	23.48	37.57	19.42	12.05	16.16	18.54	21.76	33.18	19.67
山西	8.80	12.50	15.43	18.07	21.53	15.06	9.51	13.76	14.89	17.75	20.76	15.46
内蒙古	16.44	16.44	20.15	23.86	23.86	20.15	10.51	13.46	15.71	18.75	22.22	16.36
辽宁	5.01	10.41	16.66	20.12	30.11	16.51	10.33	16.41	20.27	25.80	36.76	21.47
吉林	9.01	16.32	18.76	21.15	28.90	18.80	13.93	16.22	19.35	26.40	37.62	21.84
黑龙江	—	—	—	—	—	—	10.35	13.66	16.94	20.22	25.30	17.17
上海	14.38	19.43	21.36	24.87	30.28	21.58	11.43	15.24	17.92	20.49	25.01	17.99
江苏	9.87	12.90	19.67	23.12	31.76	18.97	13.15	18.85	21.93	24.82	29.87	21.86
浙江	10.43	15.47	21.82	25.95	34.07	21.27	10.35	16.42	21.75	26.15	31.86	21.37
安徽	11.35	19.32	22.11	25.43	27.57	21.20	12.29	19.37	22.51	25.47	34.94	22.73
福建	13.22	16.16	18.31	23.47	27.13	19.16	10.22	15.34	19.07	22.38	26.73	18.84
江西	11.74	18.95	20.75	25.55	31.39	21.79	12.22	16.97	20.42	24.30	27.77	20.84
山东	8.53	13.50	17.20	21.16	27.03	17.50	10.40	14.54	16.78	20.93	29.69	18.34
河南	8.93	14.38	17.66	21.68	29.16	18.22	11.97	15.37	18.65	21.77	27.37	19.12
湖北	14.76	17.28	19.62	25.62	33.00	21.51	14.69	18.87	21.20	25.21	31.69	22.17
湖南	13.14	19.26	21.70	23.76	29.82	21.74	13.04	17.49	20.95	24.27	28.86	20.66
广东	11.05	14.94	16.65	19.28	34.57	17.98	11.47	15.34	18.15	20.47	26.22	18.41
广西	11.43	14.22	18.37	21.94	25.32	18.41	12.65	15.79	18.36	20.56	23.27	18.26
海南	8.40	10.10	13.71	15.72	20.92	13.33	9.35	15.49	16.78	17.62	20.16	16.29
重庆	13.91	16.95	21.73	28.65	35.99	22.80	14.76	17.67	21.38	25.96	33.11	22.40
四川	14.01	21.37	25.86	31.69	39.84	26.57	14.84	21.09	26.15	30.57	38.73	26.20
贵州	7.35	13.13	16.80	20.39	24.96	16.46	12.29	15.92	19.51	21.55	25.38	19.17
云南	11.53	14.90	18.61	24.24	39.83	20.64	12.95	19.36	20.93	23.92	33.49	21.58
西藏	—	—	—	—	—	—	17.03	17.03	18.33	19.63	19.63	18.33
陕西	7.21	15.06	17.91	22.31	26.97	18.31	12.06	16.58	20.03	22.13	26.61	19.52
甘肃	11.69	15.90	19.84	23.36	33.17	20.26	12.34	18.40	20.63	23.52	32.79	21.21
青海	17.18	21.36	24.05	25.03	27.77	23.20	4.80	13.65	18.19	20.93	25.10	17.36
宁夏	13.51	18.17	20.85	25.07	35.66	21.88	13.00	18.66	19.99	23.61	26.40	20.12
新疆	10.75	17.39	18.58	21.59	23.69	18.43	11.63	16.38	18.49	19.87	24.40	18.40
全国	9.36	14.76	19.10	23.47	31.81	19.60	11.28	16.16	19.81	23.78	31.99	20.40

附表5　2023年各省（自治区、直辖市）二级及以上综合医院平均每天护患比

1 : X

区域	二级综合医院（N=919）						三级综合医院（N=1677）					
	P_5	P_{25}	P_{50}	P_{75}	P_{95}	$\bar{x}$	P_5	P_{25}	P_{50}	P_{75}	P_{95}	$\bar{x}$
北京	9.66	10.55	11.83	14.77	17.32	12.66	3.92	7.99	8.91	11.01	15.17	9.39
天津	5.41	7.92	9.05	11.18	12.10	8.99	7.04	8.84	10.40	11.91	18.02	11.09
河北	6.65	10.68	13.82	16.20	17.66	12.92	9.46	11.33	13.12	15.37	22.71	13.91
山西	6.56	9.11	11.00	13.15	14.96	10.98	7.33	10.31	11.72	12.88	16.80	11.73
内蒙古	12.57	12.57	14.77	16.98	16.98	14.77	8.29	9.96	11.25	12.46	15.11	11.39
辽宁	4.32	8.05	11.95	13.82	25.46	12.03	7.41	10.77	13.71	16.41	20.53	13.81
吉林	6.64	10.80	14.38	15.30	19.34	13.37	8.95	10.22	12.64	15.99	18.37	13.25
黑龙江	—	—	—	—	—	—	6.17	10.29	11.22	13.48	17.64	11.96
上海	8.28	11.52	13.26	14.43	17.59	13.11	6.56	9.74	11.31	12.00	15.58	11.11
江苏	6.68	10.46	12.70	15.39	18.56	12.80	9.42	12.46	14.34	16.11	18.86	14.33
浙江	8.23	11.11	14.08	17.10	21.15	14.40	7.78	11.36	13.74	15.17	18.32	13.34
安徽	10.48	13.81	15.95	17.96	21.39	15.70	10.08	13.64	15.57	17.03	20.78	15.23
福建	10.01	11.32	12.16	15.82	24.00	14.03	6.79	10.46	12.18	14.16	16.82	12.22
江西	10.57	13.04	15.02	16.88	19.16	14.95	10.67	12.66	14.66	16.14	18.99	14.61
山东	6.97	11.09	12.88	15.35	18.96	12.99	8.65	11.73	12.86	14.99	18.32	13.31
河南	6.12	10.42	12.91	15.88	21.95	13.25	8.45	11.30	13.86	15.88	18.58	13.86
湖北	9.44	12.66	14.43	16.89	20.34	14.72	10.50	12.36	13.97	17.30	21.05	14.76
湖南	10.61	13.94	15.28	16.36	20.96	15.28	8.37	12.37	14.23	16.03	19.02	14.09
广东	10.45	11.34	12.48	15.19	15.65	12.96	8.37	10.59	12.53	14.07	15.41	12.39
广西	9.76	11.81	13.56	16.08	17.39	13.52	10.04	12.10	13.05	13.98	16.36	13.05
海南	7.92	8.70	11.04	12.51	16.01	10.97	8.45	11.34	12.20	13.22	14.13	12.12
重庆	10.51	13.06	14.99	18.24	21.36	15.55	9.54	11.69	14.35	16.68	19.90	14.51
四川	10.09	14.13	16.30	20.19	26.70	17.21	10.70	13.73	16.20	18.78	22.59	16.35
贵州	6.66	10.04	12.66	14.58	16.07	12.13	9.60	11.75	14.02	15.39	17.52	13.73
云南	8.22	11.09	13.41	15.98	29.34	14.52	10.19	12.92	15.09	16.87	18.26	14.71
西藏	—	—	—	—	—	—	13.89	13.89	14.69	15.50	15.50	14.69
陕西	5.41	12.19	13.85	15.47	18.05	13.53	9.89	11.24	13.00	15.04	17.38	13.34
甘肃	7.60	12.05	14.15	15.89	21.15	13.92	10.38	13.30	14.65	16.39	18.32	14.72
青海	12.85	13.60	16.50	17.44	18.46	15.89	4.70	11.07	11.89	15.24	17.17	12.37
宁夏	7.49	12.00	13.52	16.80	33.18	15.09	9.77	11.69	13.77	15.16	17.26	13.67
新疆	9.81	11.92	13.99	16.80	17.80	13.91	9.90	12.90	13.47	14.35	18.00	13.61
全国	**7.56**	**11.11**	**13.47**	**15.98**	**20.57**	**13.76**	**8.51**	**11.46**	**13.65**	**15.76**	**19.53**	**13.76**

附表6　2023年各省（自治区、直辖市）二级及以上综合医院每住院患者24小时平均护理时数

单位：小时

区域	二级综合医院（N=919）						三级综合医院（N=1677）					
	P_5	P_{25}	P_{50}	P_{75}	P_{95}	$\bar{x}$	P_5	P_{25}	P_{50}	P_{75}	P_{95}	$\bar{x}$
北京	1.78	2.16	2.53	2.62	2.70	2.39	1.93	2.51	2.85	3.77	4.81	3.15
天津	2.55	3.02	3.37	3.85	5.37	3.51	1.73	2.74	2.93	3.39	3.68	2.99
河北	1.71	1.88	2.49	2.90	4.31	2.49	1.51	2.17	2.38	2.77	3.35	2.47
山西	1.80	2.49	3.00	3.44	3.97	3.06	2.26	2.41	2.64	2.99	3.78	2.74
内蒙古	1.56	1.56	1.89	2.23	2.23	1.89	1.67	2.16	2.50	2.84	3.29	2.49
辽宁	1.60	2.09	2.88	3.82	5.68	3.07	1.35	1.78	2.12	2.52	3.62	2.26
吉林	1.78	1.88	1.95	2.80	3.00	2.25	1.73	2.15	2.48	2.84	3.62	2.53
黑龙江	—	—	—	—	—	—	1.75	2.08	2.43	2.79	4.12	2.55
上海	1.70	1.86	2.16	2.41	2.65	2.20	1.78	2.14	2.49	2.70	3.28	2.48
江苏	1.73	2.02	2.22	2.44	2.91	2.26	1.60	1.92	2.23	2.46	2.88	2.23
浙江	1.44	1.81	2.01	2.32	2.93	2.09	1.70	1.99	2.19	2.49	3.28	2.34
安徽	1.15	1.73	2.04	2.24	3.42	2.07	1.60	1.84	2.06	2.20	2.65	2.08
福建	1.76	2.15	2.44	2.98	5.56	2.75	1.77	2.10	2.38	2.80	3.37	2.49
江西	1.65	1.88	2.12	2.43	2.82	2.20	1.68	1.96	2.11	2.43	2.74	2.17
山东	1.66	2.02	2.29	2.75	3.84	2.47	1.61	2.00	2.30	2.58	3.20	2.34
河南	1.51	1.89	2.17	2.51	3.62	2.31	1.58	1.89	2.15	2.47	3.09	2.22
湖北	1.41	1.77	1.92	2.06	2.46	1.92	1.48	1.84	2.01	2.29	2.69	2.06
湖南	1.65	1.86	2.15	2.27	2.40	2.07	1.60	1.90	2.18	2.44	2.97	2.23
广东	1.43	1.95	2.17	2.43	2.86	2.20	1.95	2.19	2.47	2.81	3.63	2.57
广西	1.72	2.01	2.11	2.45	2.92	2.33	1.86	1.99	2.23	2.46	2.76	2.27
海南	2.36	2.61	2.83	3.01	3.62	2.85	2.18	2.43	2.62	2.71	3.25	2.61
重庆	1.40	1.90	1.97	2.14	2.41	1.97	1.48	1.72	2.07	2.53	3.38	2.16
四川	1.29	1.52	1.70	1.85	2.41	1.72	1.38	1.59	1.82	2.03	2.58	1.87
贵州	1.69	2.06	2.33	2.59	3.32	2.36	1.76	1.91	2.14	2.44	2.95	2.22
云南	1.71	1.93	2.27	2.67	3.29	2.36	1.58	1.95	2.13	2.41	2.88	2.17
西藏	—	—	—	—	—	—	2.04	2.04	2.24	2.44	2.44	2.24
陕西	1.60	1.92	2.09	2.33	2.85	2.17	1.85	2.07	2.26	2.59	3.25	2.44
甘肃	1.59	1.99	2.38	2.74	4.10	2.54	1.70	1.94	2.17	2.41	3.19	2.26
青海	1.75	1.92	2.03	2.35	2.58	2.10	1.77	2.23	2.55	2.69	2.95	2.47
宁夏	1.50	1.96	2.13	2.54	2.83	2.20	2.02	2.05	2.24	2.40	2.51	2.25
新疆	1.33	2.11	2.14	2.39	2.58	2.14	1.75	1.94	2.09	2.27	3.40	2.22
全国	**1.51**	**1.88**	**2.19**	**2.58**	**3.62**	**2.33**	**1.55**	**1.93**	**2.22**	**2.56**	**3.27**	**2.29**

附表7　2023年各省（自治区、直辖市）二级及以上综合医院主管护师及以上职称护士占比

单位：%

区域	二级综合医院（N=919）						三级综合医院（N=1677）					
	P_5	P_{25}	P_{50}	P_{75}	P_{95}	$\bar{x}$	P_5	P_{25}	P_{50}	P_{75}	P_{95}	$\bar{x}$
北京	16.31	21.44	31.69	42.55	48.29	31.99	13.00	22.60	30.69	35.90	49.38	29.80
天津	24.02	37.66	42.09	46.13	58.31	41.71	19.25	26.40	36.36	49.18	58.91	37.42
河北	23.00	33.33	38.17	45.13	54.90	38.63	17.99	40.61	48.90	54.85	67.16	46.36
山西	13.83	25.04	30.73	37.69	50.72	32.08	16.63	34.49	40.81	50.79	59.53	41.63
内蒙古	48.43	48.43	50.71	52.99	52.99	50.71	23.78	29.77	41.37	46.81	53.63	39.56
辽宁	10.11	20.27	26.74	34.36	50.08	27.70	18.36	31.34	41.10	50.91	60.04	41.22
吉林	25.14	29.15	32.33	36.77	51.53	34.15	22.97	38.20	42.80	48.75	56.10	41.83
黑龙江	—	—	—	—	—	—	23.20	35.33	39.83	45.23	63.78	40.90
上海	13.28	26.87	29.69	32.52	40.74	29.60	9.05	17.03	23.27	29.72	44.30	24.50
江苏	23.65	35.39	41.19	49.29	55.54	41.46	25.73	38.34	44.56	51.16	61.18	44.08
浙江	24.77	35.13	40.09	45.56	56.22	39.70	32.93	39.36	45.78	50.17	59.62	45.12
安徽	28.60	36.09	38.07	47.77	61.34	42.00	28.92	37.05	44.76	53.45	61.41	45.15
福建	18.20	24.57	28.76	31.14	39.90	28.68	12.83	19.10	30.14	36.57	56.67	29.75
江西	16.67	24.04	30.19	35.65	42.31	30.20	19.01	31.02	36.63	45.23	54.29	37.51
山东	22.90	34.55	41.08	48.41	61.06	41.58	23.68	36.50	47.27	53.58	62.14	45.45
河南	15.73	26.71	33.73	40.10	51.16	33.31	25.60	33.29	40.23	48.68	57.84	41.01
湖北	24.94	29.90	37.44	45.38	55.15	37.75	22.57	32.00	42.22	50.13	58.41	41.09
湖南	20.91	29.28	36.51	47.24	58.67	38.03	31.44	43.14	49.08	54.55	68.80	49.07
广东	15.92	25.42	31.21	40.14	50.45	32.61	17.61	27.28	33.18	40.82	51.51	34.44
广西	22.60	33.21	36.48	42.55	48.90	36.95	28.75	34.60	40.65	45.31	53.55	40.09
海南	16.51	23.45	26.87	30.13	42.63	27.54	24.12	29.25	36.49	41.56	54.19	36.27
重庆	17.32	30.60	34.98	40.36	45.96	34.51	20.57	29.77	35.42	39.53	47.94	34.48
四川	12.25	24.00	28.89	35.66	46.76	29.55	19.81	29.14	34.67	40.25	50.61	35.03
贵州	9.86	18.22	22.31	26.70	31.95	22.32	13.62	26.08	29.56	41.05	45.55	32.23
云南	11.48	23.47	27.29	31.25	40.75	27.08	19.06	26.74	33.54	37.90	49.08	33.61
西藏	—	—	—	—	—	—	21.07	21.07	31.92	42.77	42.77	31.92
陕西	20.15	23.74	28.12	36.92	45.10	30.53	22.49	30.80	36.72	41.52	60.57	37.49
甘肃	9.92	15.63	19.63	25.38	38.05	21.35	14.29	19.13	25.23	30.14	44.42	25.84
青海	16.39	23.36	27.78	32.48	35.18	27.16	10.72	25.61	33.29	38.03	43.13	31.58
宁夏	11.36	20.58	32.66	36.39	46.75	29.69	16.55	26.26	27.49	31.77	44.43	27.98
新疆	7.27	7.69	12.90	21.38	30.17	15.22	17.87	22.42	29.17	33.12	40.34	28.18
全国	**14.98**	**25.04**	**32.51**	**40.36**	**52.47**	**32.99**	**18.76**	**30.11**	**38.76**	**47.35**	**58.53**	**38.83**

附表 8　2023 年各省（自治区、直辖市）二级及以上综合医院本科及以上学历护士占比

单位：%

区域	二级综合医院（N=919）						三级综合医院（N=1677）					
	P_5	P_{25}	P_{50}	P_{75}	P_{95}	$\bar{x}$	P_5	P_{25}	P_{50}	P_{75}	P_{95}	$\bar{x}$
北京	45.33	49.12	58.26	67.24	70.88	58.18	42.63	53.75	62.65	72.72	82.79	62.75
天津	51.26	57.56	68.80	80.66	84.82	69.12	53.36	62.76	71.90	82.95	92.18	71.98
河北	12.00	50.36	65.13	66.96	77.49	57.75	50.71	75.23	85.76	91.39	94.88	80.81
山西	37.47	55.80	65.15	75.43	85.51	64.22	51.98	71.86	80.22	91.45	97.27	80.46
内蒙古	59.97	59.97	63.54	67.11	67.11	63.54	48.86	72.70	80.68	86.66	91.92	78.11
辽宁	5.26	25.69	38.29	48.40	64.53	36.62	44.82	63.91	73.04	81.92	90.36	71.26
吉林	34.97	50.48	56.98	63.22	76.16	56.56	60.02	65.26	74.85	80.24	87.50	72.91
黑龙江	—	—	—	—	—	—	57.97	65.84	72.89	78.22	89.10	72.64
上海	40.65	47.07	54.69	60.91	69.18	54.68	40.46	49.25	59.19	67.47	73.02	58.98
江苏	44.79	59.05	69.13	77.72	85.89	67.09	59.30	69.35	77.36	82.98	88.15	75.65
浙江	44.07	56.92	65.58	71.25	86.88	63.75	60.37	68.98	78.08	88.03	96.39	77.91
安徽	35.88	53.49	69.61	71.03	83.96	63.01	45.28	65.83	72.79	82.73	91.54	72.18
福建	8.03	17.88	29.49	33.16	54.85	27.27	10.59	28.97	39.20	52.22	73.73	40.82
江西	19.58	35.51	43.26	50.16	64.07	42.45	36.20	49.77	60.86	69.82	80.26	59.10
山东	39.38	67.63	73.16	82.07	90.84	71.83	59.56	73.49	83.06	89.65	96.49	80.61
河南	23.66	38.15	51.82	63.85	72.40	50.45	45.40	60.14	69.63	78.49	88.41	68.73
湖北	32.58	49.72	57.53	68.55	76.49	57.48	45.20	60.33	71.19	80.47	92.77	70.81
湖南	38.07	42.95	57.08	65.32	73.01	55.42	43.23	64.62	72.08	78.92	86.24	70.34
广东	15.92	25.65	34.68	59.21	65.02	40.29	31.27	50.45	64.28	79.73	91.45	63.22
广西	32.57	40.79	52.96	59.41	67.48	50.92	38.96	57.19	64.17	72.38	87.07	64.73
海南	12.63	28.15	31.88	38.49	52.40	33.65	30.40	42.70	55.39	69.51	86.00	56.83
重庆	33.86	56.59	59.92	71.79	90.93	62.23	51.79	60.66	71.41	78.04	87.63	69.12
四川	21.79	37.18	46.69	52.45	65.41	45.48	39.77	49.26	57.37	66.92	78.22	57.82
贵州	36.14	51.67	64.88	71.45	85.84	62.06	54.46	66.79	77.54	82.38	89.51	74.88
云南	31.15	42.77	53.22	62.77	75.20	52.81	49.24	62.56	74.28	83.80	94.46	72.50
西藏	—	—	—	—	—	—	54.91	54.91	58.92	62.92	62.92	58.92
陕西	44.06	46.31	54.19	64.43	75.34	55.98	51.14	64.33	76.77	83.78	93.39	74.24
甘肃	24.73	36.53	45.53	56.38	70.65	46.89	33.20	52.22	58.76	67.84	86.55	59.86
青海	30.16	44.53	59.17	62.39	68.40	54.52	21.72	54.52	70.73	78.33	91.74	64.46
宁夏	41.31	46.93	55.41	67.33	71.84	57.13	45.25	60.27	63.66	78.70	88.96	67.33
新疆	18.34	19.58	22.86	34.21	42.83	26.42	22.01	35.25	47.24	56.86	66.81	46.87
全国	**23.53**	**42.97**	**55.68**	**67.46**	**82.26**	**54.76**	**38.38**	**58.56**	**70.37**	**80.56**	**91.83**	**68.55**

附表9　2023年各省（自治区、直辖市）二级及以上综合医院5年及以上年资护士占比

单位：%

区域	二级综合医院（N=919）						三级综合医院（N=1677）					
	P_5	P_{25}	P_{50}	P_{75}	P_{95}	$\bar{x}$	P_5	P_{25}	P_{50}	P_{75}	P_{95}	$\bar{x}$
北京	66.24	72.41	79.59	83.07	85.54	77.74	47.91	61.72	73.65	81.08	90.88	71.50
天津	78.51	81.17	85.75	91.80	99.38	86.57	63.80	72.02	80.26	86.25	91.49	79.06
河北	65.54	68.00	74.44	84.01	92.43	76.47	56.22	74.36	81.71	87.12	93.19	79.69
山西	56.42	62.16	71.02	78.46	89.86	70.73	64.86	72.85	80.49	85.57	91.19	78.64
内蒙古	71.26	71.26	75.34	79.42	79.42	75.34	64.39	71.16	82.60	88.51	91.59	79.66
辽宁	43.02	52.22	61.80	76.12	93.27	63.82	54.99	74.15	81.52	86.23	91.91	78.82
吉林	50.32	76.61	80.46	86.44	88.34	78.21	61.61	75.56	80.91	85.52	89.38	78.62
黑龙江	—	—	—	—	—	—	59.23	69.07	79.67	86.31	95.67	78.38
上海	60.20	67.67	75.35	79.73	85.92	73.82	47.17	66.09	74.40	77.98	85.78	70.33
江苏	54.65	63.79	72.53	79.99	90.72	71.86	60.05	69.69	76.95	82.17	88.74	75.92
浙江	45.20	66.54	73.71	79.52	86.90	71.27	60.56	70.80	77.97	82.25	88.13	75.70
安徽	57.54	75.00	80.33	82.11	88.53	77.60	60.84	70.65	77.87	82.83	90.82	77.20
福建	58.68	66.51	72.62	75.38	83.06	71.33	53.82	63.90	74.23	80.35	86.17	71.59
江西	59.59	65.12	74.26	82.44	87.65	73.00	56.41	68.62	74.89	80.68	86.25	73.83
山东	53.97	68.52	76.09	82.71	89.45	74.48	61.32	73.20	79.85	84.75	94.47	78.78
河南	47.42	58.62	67.44	76.09	81.50	66.52	56.52	68.45	73.71	81.44	89.46	74.04
湖北	52.74	70.18	74.69	85.53	91.38	75.33	59.17	69.56	76.92	83.02	89.70	75.58
湖南	41.89	64.58	74.88	81.29	85.63	70.60	65.08	75.22	79.60	83.87	91.16	78.82
广东	53.57	78.86	81.06	82.92	89.93	78.74	54.73	69.19	75.37	80.92	86.91	73.82
广西	64.14	72.27	79.10	82.12	86.29	77.45	56.97	67.04	73.80	78.05	81.80	72.03
海南	36.43	64.61	66.58	84.46	90.50	71.00	71.42	78.39	81.44	86.34	89.40	81.89
重庆	47.68	62.96	74.54	83.44	93.06	73.07	61.74	68.25	72.77	79.70	86.65	74.06
四川	52.15	61.29	72.85	78.01	90.28	70.68	54.51	65.82	72.23	78.39	87.96	71.78
贵州	44.58	56.14	68.38	71.79	79.79	64.66	51.21	69.97	75.51	82.52	88.06	74.79
云南	53.55	64.09	70.69	79.30	86.31	70.39	61.50	71.15	78.63	81.77	87.50	77.45
西藏	—	—	—	—	—	—	76.40	76.40	78.95	81.50	81.50	78.95
陕西	55.71	63.87	72.14	78.56	86.93	71.28	52.53	70.91	77.77	81.92	89.61	74.94
甘肃	32.76	58.73	65.65	76.14	85.61	65.67	47.02	62.06	70.42	79.74	87.28	69.59
青海	40.48	53.75	61.25	68.69	72.87	60.05	41.55	77.75	82.19	84.05	91.77	76.95
宁夏	31.24	70.75	77.38	87.10	93.31	74.06	69.34	73.61	81.45	88.52	91.37	81.37
新疆	51.13	55.24	58.88	74.01	75.79	62.96	59.14	71.42	74.88	79.83	86.97	74.33
全国	**48.21**	**63.75**	**72.96**	**80.13**	**88.61**	**71.20**	**56.70**	**69.34**	**76.61**	**82.69**	**89.80**	**75.43**

附表10　2023年各省（自治区、直辖市）二级及以上综合医院护士离职率

单位：%

区域	二级综合医院（N=919）						三级综合医院（N=1677）					
	P_5	P_{25}	P_{50}	P_{75}	P_{95}	$\bar{x}$	P_5	P_{25}	P_{50}	P_{75}	P_{95}	$\bar{x}$
北京	0.85	2.11	3.50	3.66	3.69	2.89	0.38	1.14	2.53	4.75	8.19	3.31
天津	0.00	0.40	0.99	2.30	6.25	1.65	0.15	0.71	1.38	2.07	6.31	1.74
河北	0.00	0.73	1.24	2.01	8.00	1.63	0.00	0.30	0.77	1.94	6.75	1.58
山西	0.00	0.90	2.33	4.26	6.70	2.75	0.16	0.39	0.67	2.01	4.12	1.33
内蒙古	0.25	0.25	0.96	1.66	1.66	0.96	0.14	0.33	0.99	1.77	2.64	1.14
辽宁	0.00	0.00	0.83	3.53	12.79	3.60	0.00	0.29	0.90	2.33	7.08	1.85
吉林	0.00	0.20	1.37	2.88	18.40	3.41	0.36	0.49	0.96	1.91	4.39	1.52
黑龙江	—	—	—	—	—	—	0.30	0.64	1.32	3.53	7.31	2.37
上海	0.84	2.91	4.08	6.41	13.04	4.87	1.15	1.51	2.66	5.18	10.09	3.61
江苏	0.21	1.44	2.85	5.01	10.18	3.64	0.43	0.99	1.55	2.87	7.91	2.46
浙江	0.00	0.84	2.62	4.51	14.84	4.30	0.67	1.49	2.38	3.38	6.12	2.74
安徽	0.22	0.48	1.28	1.83	5.20	1.59	0.41	0.70	1.15	2.11	5.48	1.87
福建	0.77	1.20	2.60	4.47	13.16	3.76	0.72	1.19	2.16	4.22	14.29	3.57
江西	0.65	1.69	2.69	5.25	9.50	3.91	0.59	1.18	1.50	2.56	6.45	2.43
山东	0.29	1.18	1.74	3.15	4.96	2.46	0.17	0.59	1.09	2.30	5.03	1.72
河南	0.00	0.33	1.03	2.50	11.46	2.85	0.07	0.59	1.20	1.84	4.16	1.67
湖北	0.00	0.59	1.75	3.47	7.58	2.44	0.64	1.36	2.21	3.80	7.35	2.87
湖南	0.26	1.10	2.26	6.08	14.13	4.09	0.26	0.62	1.10	2.05	3.93	1.57
广东	0.00	1.26	2.25	3.80	7.82	2.64	0.78	1.83	2.93	4.78	8.37	3.57
广西	0.27	0.88	1.68	3.04	6.28	2.33	0.59	1.20	1.74	2.54	4.50	2.04
海南	0.00	0.94	2.22	3.09	11.01	3.45	0.16	0.81	1.96	3.65	11.72	2.72
重庆	0.45	1.29	2.75	5.00	23.62	3.98	0.78	1.63	2.46	3.75	8.04	2.87
四川	0.00	1.20	2.74	4.39	8.15	3.27	0.59	1.06	1.94	3.04	5.90	2.43
贵州	0.78	1.97	2.73	4.23	8.47	3.29	0.45	0.96	2.25	3.34	4.83	2.42
云南	0.00	0.90	1.55	3.67	6.78	2.37	0.12	0.46	0.89	1.21	2.89	1.06
西藏	—	—	—	—	—	—	2.53	2.53	2.71	2.89	2.89	2.71
陕西	0.23	1.68	4.45	6.87	24.47	6.10	0.26	0.73	2.00	3.85	7.28	2.62
甘肃	0.00	1.46	2.96	5.56	9.52	3.87	0.00	0.48	0.98	2.65	6.16	1.89
青海	0.65	1.46	3.24	4.04	5.13	2.97	0.00	0.63	0.82	2.14	7.50	1.62
宁夏	0.00	0.51	2.12	3.99	7.19	2.58	0.16	0.35	1.30	2.72	4.47	1.66
新疆	1.78	1.94	2.30	8.03	8.39	4.30	0.67	1.76	2.64	3.98	7.86	3.16
全国	**0.00**	**0.93**	**2.20**	**4.17**	**9.55**	**3.26**	**0.23**	**0.82**	**1.63**	**2.94**	**6.75**	**2.30**

附表 11　2023 年各省（自治区、直辖市）二级及以上综合医院护士执业环境得分

区域	二级综合医院（N=919）						三级综合医院（N=1677）					
	P_5	P_{25}	M	P_{75}	P_{95}	$\bar{x}\pm s$	P_5	P_{25}	M	P_{75}	P_{95}	$\bar{x}\pm s$
北京	78.89	78.89	80.09	85.46	85.46	81.48 ± 3.50	77.68	81.66	84.03	87.32	90.06	84.64 ± 4.38
天津	64.71	70.17	76.67	79.88	83.80	75.46 ± 5.81	66.28	72.39	79.08	88.44	93.91	80.15 ± 9.21
河北	66.30	75.12	78.66	83.42	90.27	79.22 ± 7.07	75.16	79.20	84.07	86.89	91.29	83.22 ± 5.39
山西	62.73	71.41	75.16	80.00	86.66	75.19 ± 7.51	69.95	72.69	74.72	82.18	95.10	78.13 ± 7.84
内蒙古	79.83	79.83	82.75	85.66	85.66	82.75 ± 4.12	72.47	78.56	80.72	83.40	86.15	80.08 ± 4.18
辽宁	65.62	70.22	77.70	85.75	90.71	77.87 ± 8.38	72.24	77.54	82.35	84.91	88.58	81.65 ± 5.26
吉林	69.10	70.59	75.76	80.60	86.67	76.21 ± 6.36	74.73	78.42	83.03	88.56	95.84	83.44 ± 6.74
黑龙江	—	—	—	—	—	—	70.91	75.93	80.24	81.48	91.25	80.01 ± 5.27
上海	76.41	85.39	89.41	92.15	95.86	88.65 ± 5.11	75.26	82.15	86.16	90.07	93.15	85.88 ± 5.38
江苏	73.86	75.37	79.69	86.45	90.96	80.55 ± 5.94	75.29	82.46	86.20	91.03	95.09	86.38 ± 5.80
浙江	74.49	81.85	85.16	88.57	93.14	84.96 ± 5.63	78.65	83.30	86.37	89.79	96.16	86.71 ± 4.93
安徽	68.14	76.24	76.85	78.65	80.56	76.52 ± 3.72	71.25	77.97	82.72	87.49	91.48	82.73 ± 6.39
福建	76.40	80.01	87.30	90.77	98.19	85.98 ± 6.81	81.75	86.37	91.53	93.64	96.76	89.94 ± 5.29
江西	72.16	75.72	80.25	85.59	91.97	80.57 ± 6.25	74.12	81.19	85.89	88.09	94.59	84.98 ± 5.65
山东	75.08	81.35	85.17	88.12	92.30	84.32 ± 5.25	80.62	84.38	86.77	89.74	93.41	86.85 ± 4.01
河南	66.07	73.71	77.32	80.72	86.30	76.89 ± 5.35	68.69	78.26	82.05	86.35	91.73	81.87 ± 6.51
湖北	67.05	70.35	75.23	81.35	85.37	75.36 ± 6.53	74.94	81.00	84.76	88.38	95.14	84.77 ± 6.04
湖南	77.96	83.92	87.41	90.59	92.91	86.93 ± 4.18	76.73	81.79	86.08	89.17	95.15	85.81 ± 5.35
广东	73.43	74.40	79.44	82.05	87.06	79.38 ± 4.77	73.31	79.19	83.90	88.70	93.90	84.07 ± 6.47
广西	74.39	77.51	81.44	85.47	95.66	82.15 ± 5.77	77.29	82.11	85.38	89.09	93.38	85.59 ± 4.87
海南	71.19	79.93	80.94	81.75	84.74	79.71 ± 5.09	73.19	77.82	80.34	82.99	91.11	80.86 ± 4.98
重庆	73.19	80.11	84.07	86.54	87.47	82.99 ± 4.39	77.73	81.51	85.41	87.89	91.74	85.12 ± 4.47
四川	76.92	81.82	84.54	88.00	92.17	84.82 ± 5.29	79.30	84.13	87.72	90.95	94.34	87.21 ± 4.97
贵州	73.83	77.55	82.13	85.30	94.79	82.44 ± 6.43	71.80	80.01	85.61	88.57	94.05	84.65 ± 5.69
云南	71.32	78.63	84.86	87.24	91.47	83.11 ± 6.18	72.72	78.48	84.10	86.62	91.68	82.44 ± 6.21
西藏	—	—	—	—	—	—	55.70	55.70	55.70	55.70	55.70	55.70*
陕西	60.78	71.33	74.10	77.13	87.32	74.25 ± 7.00	68.95	75.42	80.84	84.36	92.39	80.57 ± 6.53
甘肃	60.54	68.79	73.88	79.36	84.51	73.57 ± 7.13	66.93	71.72	76.17	80.78	90.31	76.70 ± 7.14
青海	74.24	74.24	76.05	81.09	81.09	77.13 ± 3.55	66.87	69.92	77.18	85.66	86.31	77.05 ± 7.67
宁夏	70.77	76.69	77.01	85.38	99.83	81.42 ± 9.45	71.52	83.54	84.77	88.17	95.03	84.94 ± 6.62
新疆	73.82	76.85	79.70	86.04	87.08	80.53 ± 5.19	73.85	78.49	82.03	84.10	88.51	81.38 ± 4.32
全国	**68.23**	**75.50**	**80.82**	**85.83**	**91.66**	**80.50 ± 7.30**	**72.65**	**80.25**	**84.55**	**88.63**	**93.92**	**84.15 ± 6.44**

注：*2023 年西藏有 1 家三级综合医院参与护士执业环境测评。

附表 12　2023 年各省（自治区、直辖市）二级及以上综合医院住院患者身体约束率

单位：%

区域	二级综合医院（N=919）						三级综合医院（N=1677）					
	P_5	P_{25}	P_{50}	P_{75}	P_{95}	$\bar{x}$	P_5	P_{25}	P_{50}	P_{75}	P_{95}	$\bar{x}$
北京	4.65	4.79	6.45	10.58	13.20	7.69	1.53	2.76	5.26	6.79	10.41	5.25
天津	0.00	0.08	0.71	3.43	5.27	1.61	0.11	1.37	1.66	2.03	2.89	1.67
河北	0.51	0.79	1.42	2.03	15.25	2.21	0.41	1.46	2.50	3.23	5.45	2.55
山西	0.00	0.00	0.50	1.25	3.01	0.88	0.65	1.00	1.77	2.40	3.45	1.82
内蒙古	1.20	1.20	1.47	1.74	1.74	1.47	0.13	0.95	1.49	2.25	3.05	1.55
辽宁	0.00	0.00	0.01	0.80	1.98	1.58	0.00	0.58	1.28	2.09	4.83	1.59
吉林	0.00	0.08	0.29	0.43	0.97	0.32	0.13	0.53	1.10	2.06	4.34	1.49
黑龙江	—	—	—	—	—	—	0.14	0.37	0.61	1.05	2.32	0.84
上海	0.58	1.22	3.42	5.80	7.59	4.09	0.58	1.53	2.88	4.35	5.99	3.11
江苏	0.14	0.84	1.22	3.02	12.44	2.69	1.00	1.66	2.49	3.30	5.02	2.66
浙江	0.05	0.63	1.63	3.11	6.35	2.27	0.81	1.62	2.52	4.10	6.34	2.96
安徽	0.00	0.38	1.22	2.02	4.03	1.35	0.61	1.15	1.79	2.61	4.12	2.02
福建	0.02	0.48	1.38	1.90	4.55	1.46	0.56	1.49	2.52	3.35	5.04	2.75
江西	0.21	0.88	1.33	1.94	2.53	1.43	0.36	1.19	1.83	2.56	4.83	2.00
山东	0.49	1.05	1.57	2.52	6.24	2.15	0.36	1.15	1.86	2.89	4.30	2.11
河南	0.29	0.71	1.06	1.56	2.51	1.26	0.36	0.89	1.49	2.00	3.12	1.61
湖北	0.01	0.36	0.70	1.10	1.90	0.95	0.35	0.81	1.07	1.53	3.37	1.38
湖南	0.02	0.52	1.17	1.71	2.69	1.22	0.55	1.29	1.73	2.69	3.99	2.05
广东	1.59	2.26	2.75	3.90	7.52	3.23	0.77	1.82	2.43	3.38	5.05	2.83
广西	0.82	1.45	1.96	2.57	3.86	2.10	1.47	2.12	2.69	3.38	5.21	2.85
海南	0.75	2.79	2.98	3.46	7.33	3.33	1.00	1.97	2.39	3.23	4.23	2.56
重庆	0.46	1.12	1.52	2.44	3.31	1.71	0.48	1.03	1.62	2.21	4.18	1.85
四川	0.09	0.39	0.77	1.16	2.55	0.90	0.41	0.91	1.36	1.78	2.84	1.44
贵州	0.00	0.67	1.03	1.43	2.88	1.19	0.31	0.95	1.35	1.92	4.30	1.64
云南	0.00	0.27	0.68	1.24	2.08	0.81	0.52	1.00	1.69	2.41	3.34	1.79
西藏	—	—	—	—	—	—	0.45	0.45	0.60	0.75	0.75	0.60
陕西	0.00	0.39	0.93	1.32	1.74	0.90	0.43	0.79	1.32	1.83	2.84	1.87
甘肃	0.00	0.00	0.07	0.26	0.94	0.20	0.03	0.31	0.49	0.86	1.56	0.64
青海	0.00	0.00	0.04	0.22	0.28	0.10	0.20	0.46	0.78	1.23	2.14	0.89
宁夏	0.00	0.03	0.11	0.27	0.88	0.19	0.65	0.75	0.88	1.40	1.74	1.04
新疆	0.34	0.39	0.79	1.27	2.63	0.98	0.39	0.79	1.20	1.79	2.23	1.26
全国	**0.00**	**0.40**	**1.05**	**1.85**	**4.99**	**1.53**	**0.34**	**1.02**	**1.69**	**2.69**	**4.83**	**2.05**

附表13　2023年各省（自治区、直辖市）二级及以上综合医院特级护理占比

单位：%

区域	二级综合医院（N=919）						三级综合医院（N=1677）					
	P_5	P_{25}	P_{50}	P_{75}	P_{95}	$\bar{x}$	P_5	P_{25}	P_{50}	P_{75}	P_{95}	$\bar{x}$
北京	2.26	2.28	2.57	3.21	3.58	2.75	1.21	2.18	3.79	7.13	12.35	4.79
天津	0.00	0.49	2.13	3.12	4.48	1.99	0.56	1.55	2.26	4.28	10.18	3.52
河北	0.00	1.57	2.00	4.02	21.40	3.61	0.70	2.65	3.72	5.58	9.18	4.32
山西	0.00	0.00	1.15	3.13	6.36	1.93	0.80	2.42	4.40	5.60	7.93	4.27
内蒙古	0.60	0.60	1.07	1.53	1.53	1.07	0.38	1.50	2.62	4.18	7.43	3.01
辽宁	0.00	0.00	0.08	1.26	6.86	1.41	0.00	0.65	1.06	2.29	4.14	1.62
吉林	0.00	0.00	0.13	1.02	4.05	0.80	0.00	0.64	1.48	2.64	7.18	2.16
黑龙江	—	—	—	—	—	—	0.00	0.49	1.45	2.60	6.07	1.87
上海	0.00	0.00	1.29	1.95	4.72	1.44	0.00	0.75	2.49	4.69	7.92	3.05
江苏	0.00	0.36	1.47	2.35	3.58	1.62	1.11	2.02	3.37	4.68	7.97	3.81
浙江	0.00	0.64	2.21	4.08	12.81	3.29	1.37	2.68	4.63	9.42	19.66	6.92
安徽	0.00	0.61	1.39	2.60	7.37	1.93	0.28	1.29	2.13	3.38	5.13	2.46
福建	0.00	1.67	2.38	2.98	4.28	2.28	0.71	2.45	3.21	5.29	7.69	3.98
江西	0.00	1.25	1.90	2.75	3.94	1.98	0.57	1.63	2.58	3.50	6.70	2.91
山东	0.00	1.39	2.31	3.42	6.57	2.86	1.15	2.07	2.94	4.69	7.14	3.56
河南	0.19	1.55	2.35	3.67	6.37	2.88	1.04	2.48	3.50	4.80	8.58	4.02
湖北	0.00	0.35	1.32	2.11	4.06	1.52	0.56	1.40	2.13	3.01	6.04	2.42
湖南	0.00	1.43	2.47	3.61	4.77	2.68	1.05	2.60	3.62	5.55	11.93	4.55
广东	0.18	2.30	4.52	4.80	7.68	3.82	1.57	4.17	5.70	7.23	9.90	5.89
广西	0.00	1.67	2.98	3.86	5.21	2.87	0.98	2.34	3.84	5.34	11.84	4.47
海南	1.85	3.72	4.85	5.36	9.34	4.69	0.88	3.71	4.55	6.24	13.48	5.38
重庆	0.61	1.60	2.16	2.75	5.72	2.56	0.86	1.32	2.36	4.14	6.89	2.82
四川	0.02	0.86	1.41	2.05	3.02	1.48	0.73	1.34	1.93	3.07	5.88	2.49
贵州	0.00	2.81	3.93	6.14	9.38	4.50	1.05	2.66	4.87	6.95	13.05	5.23
云南	0.00	1.14	2.42	3.21	5.13	2.28	1.10	2.72	3.55	5.11	8.34	4.24
西藏	—	—	—	—	—	—	0.74	0.74	2.04	3.34	3.34	2.04
陕西	0.00	1.11	2.31	3.11	11.78	2.79	0.58	1.84	3.38	4.60	10.02	4.39
甘肃	0.00	0.18	1.49	2.50	3.56	1.55	0.57	1.50	2.67	4.59	15.05	3.73
青海	0.00	0.00	0.35	0.79	1.33	0.49	0.63	1.57	1.97	3.27	11.35	3.05
宁夏	0.03	0.58	2.93	4.66	5.34	2.65	1.40	2.52	3.57	5.98	7.75	4.05
新疆	1.64	2.28	2.78	3.40	9.56	3.64	1.51	3.92	5.12	6.00	10.28	5.34
全国	**0.00**	**0.89**	**2.00**	**3.23**	**6.36**	**2.45**	**0.61**	**1.70**	**3.01**	**4.90**	**9.18**	**3.78**

附表 14　2023 年各省（自治区、直辖市）二级及以上综合医院一级护理占比

单位：%

区域	二级综合医院（N=919）						三级综合医院（N=1677）					
	P_5	P_{25}	P_{50}	P_{75}	P_{95}	$\bar{x}$	P_5	P_{25}	P_{50}	P_{75}	P_{95}	$\bar{x}$
北京	3.63	10.78	28.45	60.09	81.21	35.44	10.31	36.80	59.50	66.84	83.67	52.18
天津	27.28	30.22	45.33	60.09	81.32	48.71	22.51	38.21	50.28	61.39	70.21	49.12
河北	6.70	25.98	29.68	36.30	61.20	33.16	5.54	16.16	27.13	40.92	52.46	28.51
山西	5.66	11.14	25.97	37.56	55.04	25.90	6.27	18.31	26.24	41.22	64.49	30.22
内蒙古	6.05	6.05	8.79	11.53	11.53	8.79	5.54	8.01	28.70	42.10	53.37	26.66
辽宁	0.51	3.41	10.12	17.44	33.85	12.45	0.79	4.76	7.64	15.44	35.67	11.76
吉林	7.07	10.80	22.88	24.87	40.12	20.54	11.99	18.47	26.50	35.50	57.67	30.85
黑龙江	—	—	—	—	—	—	1.07	3.45	7.13	14.84	37.30	11.89
上海	4.64	16.42	37.88	61.07	78.64	41.80	9.41	21.34	31.09	50.38	70.07	35.81
江苏	7.31	24.00	41.32	54.60	80.33	41.85	20.72	40.82	56.55	66.85	87.30	54.18
浙江	1.58	6.17	15.01	22.51	35.88	15.82	3.12	7.91	16.86	32.77	50.12	21.42
安徽	1.55	17.82	31.45	35.80	42.44	27.26	12.81	29.74	40.10	50.08	67.87	40.40
福建	6.99	11.04	25.08	36.93	66.22	28.45	10.71	16.97	22.25	32.49	62.30	27.82
江西	2.47	6.52	12.33	22.69	46.37	16.59	3.52	13.83	22.78	32.09	51.26	23.49
山东	12.55	29.11	40.70	53.66	71.47	40.82	12.06	32.09	48.05	57.45	70.89	45.07
河南	8.60	18.54	29.93	45.57	59.54	32.39	13.97	26.12	33.18	44.55	60.65	35.18
湖北	6.11	16.94	30.38	42.57	60.21	30.04	12.13	28.06	37.08	44.90	56.10	36.99
湖南	37.37	53.57	64.76	66.98	77.75	60.50	35.94	52.98	59.31	68.51	78.29	59.43
广东	12.52	22.40	37.48	59.35	77.52	40.78	21.89	35.07	43.27	51.96	66.89	44.79
广西	24.45	35.60	46.69	60.73	69.46	47.48	22.83	38.27	43.15	53.52	64.98	44.62
海南	29.63	39.07	42.14	48.85	58.58	43.10	20.58	36.67	42.32	51.30	54.79	42.21
重庆	4.04	12.19	14.44	19.61	40.47	17.05	3.46	12.03	24.15	30.41	54.43	24.21
四川	11.79	31.48	47.54	61.61	78.22	47.58	17.23	39.56	53.32	65.92	76.72	51.43
贵州	7.42	17.03	29.66	41.97	61.25	32.76	13.16	25.60	42.99	51.50	61.53	39.34
云南	5.89	11.59	19.00	31.63	45.24	21.99	9.84	16.31	30.91	40.94	57.65	30.70
西藏	—	—	—	—	—	—	17.35	17.35	34.43	51.51	51.51	34.43
陕西	15.24	35.11	46.73	59.27	72.08	46.16	20.76	36.64	43.15	54.29	64.26	44.13
甘肃	2.31	10.78	18.49	31.23	55.91	22.75	6.83	14.05	28.38	45.83	65.69	30.74
青海	0.19	4.38	11.90	23.52	45.42	15.36	7.04	12.69	16.17	21.29	42.19	18.06
宁夏	9.08	27.74	32.59	45.37	50.73	35.08	9.27	31.68	35.69	38.63	40.70	31.13
新疆	26.78	38.52	49.53	57.72	60.67	48.19	15.21	31.81	40.04	54.28	64.27	41.72
全国	**3.93**	**15.06**	**29.50**	**46.08**	**69.13**	**31.84**	**6.09**	**21.71**	**38.23**	**53.19**	**70.48**	**38.00**

附表15 2023年各省（自治区、直辖市）二级及以上综合医院二级护理占比

单位：%

区域	二级综合医院（N=919）						三级综合医院（N=1677）					
	P_5	P_{25}	P_{50}	P_{75}	P_{95}	$\bar{x}$	P_5	P_{25}	P_{50}	P_{75}	P_{95}	$\bar{x}$
北京	16.52	37.17	68.01	86.14	94.07	61.65	9.03	23.71	35.41	54.55	86.11	41.94
天津	17.88	35.46	52.80	65.90	69.09	48.44	21.82	32.26	44.22	57.00	72.64	46.05
河北	33.31	52.06	63.07	74.02	92.10	61.83	42.11	52.76	65.78	79.43	89.49	65.80
山西	43.94	56.62	71.43	87.07	93.81	70.65	30.44	53.44	67.77	75.99	89.50	64.51
内蒙古	87.71	87.71	89.75	91.78	91.78	89.75	38.81	53.73	68.19	85.46	93.27	68.56
辽宁	55.10	74.88	86.20	95.80	98.50	83.11	61.71	80.02	89.10	93.34	97.52	85.14
吉林	55.76	71.99	75.11	83.74	92.48	76.24	30.10	61.06	65.97	75.65	86.19	63.75
黑龙江	—	—	—	—	—	—	53.56	77.30	87.69	94.43	96.70	82.79
上海	20.27	35.15	57.19	80.20	93.72	55.49	26.15	43.16	63.80	75.15	85.35	58.76
江苏	16.47	40.42	56.84	74.86	92.18	55.63	10.51	27.43	38.08	55.88	73.11	41.25
浙江	49.38	73.63	81.83	90.08	97.03	79.60	30.71	60.94	75.90	84.61	94.82	70.51
安徽	54.37	60.32	66.57	79.08	97.79	69.85	28.98	47.23	55.85	67.46	84.86	56.19
福建	30.34	59.08	72.19	86.11	93.01	68.19	31.21	60.28	70.47	77.09	84.10	66.19
江西	49.85	66.94	76.42	82.86	90.97	73.69	44.94	58.72	68.12	77.77	90.43	67.54
山东	23.16	40.08	54.79	65.64	85.55	53.85	23.82	36.40	45.15	60.22	82.31	48.83
河南	34.09	48.65	65.69	74.69	86.26	61.60	33.46	50.25	60.29	67.75	78.54	58.59
湖北	36.45	54.83	63.65	78.94	90.30	64.58	37.20	48.44	56.46	65.22	79.52	57.00
湖南	18.33	28.59	34.18	40.54	60.17	36.31	18.23	26.59	34.17	42.03	61.52	35.41
广东	18.14	35.94	60.15	72.60	86.75	53.92	25.31	40.38	48.66	58.51	67.54	48.65
广西	27.02	35.65	49.87	60.93	70.16	48.64	25.67	41.74	50.18	57.54	75.73	49.86
海南	36.89	45.76	53.25	54.86	65.23	51.62	33.04	43.20	52.33	55.85	78.54	51.67
重庆	57.62	76.97	81.36	84.78	88.82	79.22	40.40	63.11	73.13	83.84	94.54	72.51
四川	19.55	31.01	47.91	66.35	85.03	49.17	20.93	29.75	41.69	54.86	80.73	44.05
贵州	23.40	51.21	56.83	69.69	80.62	58.42	33.25	37.51	50.82	66.16	77.94	53.22
云南	47.65	63.24	70.47	80.89	86.97	70.21	31.87	50.56	61.19	74.51	84.98	61.77
西藏	—	—	—	—	—	—	44.77	44.77	60.97	77.18	77.18	60.97
陕西	25.48	31.67	50.29	62.21	82.45	50.36	31.70	41.38	51.56	57.88	77.84	50.74
甘肃	37.80	60.19	70.24	80.80	92.18	68.15	32.68	47.34	59.62	78.28	90.56	61.54
青海	40.13	71.98	81.15	90.18	99.81	78.92	45.75	66.36	76.05	80.72	84.72	72.95
宁夏	44.54	48.45	55.54	64.69	88.13	58.86	46.25	55.21	56.79	62.62	81.39	60.22
新疆	29.77	34.90	41.76	52.86	54.95	42.50	27.58	39.37	50.03	59.82	76.71	49.91
全国	**27.02**	**49.59**	**64.80**	**78.39**	**92.85**	**62.81**	**23.56**	**40.85**	**55.86**	**72.22**	**90.19**	**56.28**

附表 16 2023 年各省（自治区、直辖市）二级及以上综合医院三级护理占比

单位：%

区域	二级综合医院（N=919）						三级综合医院（N=1677）					
	P_5	P_{25}	P_{50}	P_{75}	P_{95}	$\bar{x}$	P_5	P_{25}	P_{50}	P_{75}	P_{95}	$\bar{x}$
北京	0.00	0.00	0.14	0.33	0.38	0.16	0.00	0.02	0.09	0.44	6.60	1.08
天津	0.00	0.00	0.16	0.61	5.57	0.86	0.00	0.03	0.22	1.04	5.67	1.32
河北	0.00	0.05	0.34	1.60	10.44	1.39	0.00	0.02	0.23	1.00	4.74	1.37
山西	0.00	0.00	0.10	1.02	4.34	1.52	0.00	0.06	0.23	0.79	5.89	1.01
内蒙古	0.15	0.15	0.39	0.64	0.64	0.39	0.00	0.01	0.42	1.91	10.89	1.77
辽宁	0.00	0.00	0.11	0.70	30.49	3.03	0.00	0.00	0.08	0.94	8.85	1.48
吉林	0.00	0.07	0.33	1.91	14.80	2.43	0.00	0.26	1.15	5.80	11.90	3.24
黑龙江	—	—	—	—	—	—	0.00	0.30	1.96	4.42	13.00	3.45
上海	0.00	0.06	0.19	1.81	4.40	1.26	0.00	0.01	0.62	2.90	10.61	2.38
江苏	0.00	0.00	0.00	0.21	5.92	0.90	0.00	0.01	0.07	0.34	3.70	0.76
浙江	0.00	0.00	0.00	0.16	6.55	1.29	0.00	0.00	0.02	0.71	4.78	1.15
安徽	0.00	0.00	0.59	1.08	5.83	0.96	0.00	0.06	0.35	1.52	2.69	0.94
福建	0.00	0.00	0.06	1.36	6.10	1.08	0.00	0.00	0.06	2.29	9.33	2.01
江西	0.15	1.52	5.89	11.59	20.62	7.75	0.24	1.84	3.57	8.36	23.07	6.05
山东	0.00	0.17	0.91	2.84	10.12	2.47	0.03	0.17	0.86	2.71	8.25	2.53
河南	0.00	0.15	0.82	3.20	13.36	3.13	0.00	0.14	0.58	2.74	9.02	2.21
湖北	0.00	0.06	0.86	5.29	16.10	3.86	0.03	0.47	1.86	4.65	14.02	3.59
湖南	0.00	0.07	0.37	0.78	1.51	0.51	0.03	0.09	0.28	0.51	2.47	0.61
广东	0.00	0.00	0.05	0.19	15.99	1.48	0.00	0.01	0.11	0.52	3.17	0.66
广西	0.00	0.01	0.15	1.13	3.97	1.00	0.00	0.05	0.24	0.88	3.95	1.05
海南	0.00	0.06	0.20	0.92	2.67	0.58	0.00	0.04	0.10	0.27	9.68	0.74
重庆	0.00	0.00	0.02	1.07	10.23	1.16	0.00	0.00	0.06	0.47	4.03	0.46
四川	0.00	0.01	0.13	2.25	9.46	1.77	0.00	0.02	0.21	1.39	12.30	2.03
贵州	0.00	0.00	1.07	7.18	15.31	4.32	0.00	0.00	0.24	2.55	9.58	2.21
云南	0.00	0.72	4.05	9.69	14.22	5.52	0.00	0.13	1.08	4.60	11.30	3.28
西藏	—	—	—	—	—	—	2.13	2.13	2.56	2.99	2.99	2.56
陕西	0.00	0.01	0.14	0.66	4.02	0.69	0.00	0.02	0.13	0.52	2.19	0.74
甘肃	0.00	0.72	5.20	12.70	20.38	7.56	0.00	0.12	2.02	5.51	12.84	3.99
青海	0.00	3.17	4.80	6.28	14.46	5.22	0.82	2.32	6.06	8.80	14.30	5.93
宁夏	0.00	0.01	0.89	5.98	13.79	3.41	0.04	1.05	3.29	8.51	11.85	4.59
新疆	0.00	1.69	3.18	6.96	18.73	5.66	0.01	0.35	1.80	5.17	8.76	3.03
全国	0.00	0.01	0.44	2.87	13.94	2.90	0.00	0.03	0.31	1.86	9.58	1.94

附表 17　2023 年各省（自治区、直辖市）二级及以上综合医院住院患者跌倒发生率

单位：‰

区域	二级综合医院（N=919）						三级综合医院（N=1677）					
	P_5	P_{25}	P_{50}	P_{75}	P_{95}	$\bar{x}$	P_5	P_{25}	P_{50}	P_{75}	P_{95}	$\bar{x}$
北京	0.01	0.03	0.11	0.16	0.17	0.10	0.00	0.04	0.06	0.09	0.13	0.06
天津	0.00	0.00	0.00	0.02	0.09	0.01	0.00	0.01	0.02	0.04	0.07	0.03
河北	0.00	0.02	0.06	0.07	0.52	0.08	0.01	0.03	0.04	0.07	0.11	0.05
山西	0.00	0.00	0.02	0.07	0.13	0.04	0.00	0.02	0.05	0.07	0.10	0.05
内蒙古	0.03	0.03	0.08	0.14	0.14	0.08	0.01	0.03	0.06	0.09	0.18	0.07
辽宁	0.00	0.00	0.00	0.00	0.05	0.01	0.00	0.01	0.03	0.05	0.10	0.04
吉林	0.00	0.00	0.01	0.05	0.07	0.02	0.00	0.01	0.02	0.06	0.09	0.03
黑龙江	—	—	—	—	—	—	0.00	0.00	0.01	0.02	0.05	0.01
上海	0.01	0.03	0.05	0.08	0.13	0.06	0.00	0.01	0.03	0.04	0.08	0.03
江苏	0.01	0.05	0.08	0.14	0.34	0.12	0.02	0.04	0.05	0.08	0.16	0.07
浙江	0.03	0.08	0.14	0.21	0.30	0.16	0.04	0.08	0.12	0.17	0.26	0.13
安徽	0.05	0.08	0.14	0.15	0.35	0.14	0.03	0.05	0.08	0.11	0.18	0.09
福建	0.01	0.06	0.11	0.16	0.23	0.11	0.02	0.04	0.06	0.09	0.18	0.07
江西	0.04	0.07	0.10	0.14	0.21	0.11	0.02	0.06	0.09	0.12	0.21	0.10
山东	0.01	0.04	0.07	0.10	0.14	0.07	0.02	0.04	0.06	0.08	0.13	0.06
河南	0.00	0.03	0.06	0.10	0.19	0.07	0.01	0.03	0.05	0.08	0.12	0.06
湖北	0.01	0.03	0.05	0.08	0.14	0.06	0.01	0.02	0.04	0.06	0.11	0.05
湖南	0.01	0.04	0.08	0.12	0.17	0.09	0.03	0.05	0.06	0.10	0.16	0.08
广东	0.04	0.10	0.11	0.21	0.24	0.13	0.03	0.05	0.07	0.09	0.16	0.08
广西	0.03	0.05	0.09	0.13	0.22	0.09	0.02	0.05	0.06	0.08	0.13	0.07
海南	0.05	0.08	0.12	0.18	0.24	0.13	0.02	0.05	0.07	0.10	0.16	0.08
重庆	0.03	0.06	0.09	0.15	0.27	0.11	0.01	0.04	0.05	0.09	0.13	0.07
四川	0.01	0.03	0.06	0.10	0.19	0.08	0.01	0.04	0.05	0.08	0.14	0.07
贵州	0.00	0.03	0.05	0.08	0.13	0.06	0.01	0.03	0.04	0.08	0.11	0.05
云南	0.02	0.06	0.09	0.14	0.22	0.10	0.02	0.04	0.06	0.09	0.16	0.07
西藏	—	—	—	—	—	—	0.00	0.00	0.01	0.02	0.02	0.01
陕西	0.00	0.04	0.08	0.10	0.18	0.08	0.02	0.04	0.05	0.09	0.14	0.07
甘肃	0.00	0.00	0.02	0.06	0.11	0.03	0.00	0.02	0.06	0.08	0.13	0.06
青海	0.00	0.01	0.04	0.08	0.12	0.04	0.00	0.01	0.04	0.08	0.12	0.05
宁夏	0.01	0.03	0.06	0.10	0.30	0.08	0.00	0.02	0.04	0.07	0.12	0.05
新疆	0.02	0.03	0.05	0.06	0.09	0.05	0.03	0.05	0.07	0.09	0.16	0.08
全国	**0.00**	**0.03**	**0.07**	**0.11**	**0.22**	**0.08**	**0.01**	**0.04**	**0.06**	**0.08**	**0.16**	**0.07**

附表18　2023年各省（自治区、直辖市）二级及以上综合医院住院患者跌倒伤害占比

单位：%

区域	二级综合医院（N=919）						三级综合医院（N=1677）					
	P_5	P_{25}	P_{50}	P_{75}	P_{95}	$\bar{x}$	P_5	P_{25}	P_{50}	P_{75}	P_{95}	$\bar{x}$
北京	61.54	64.10	70.00	86.67	100.00	75.38	21.43	41.67	56.52	70.59	87.50	55.83
天津	66.67	66.67	66.67	100.00	100.00	77.78	33.33	62.50	75.96	100.00	100.00	74.75
河北	0.00	48.15	63.33	77.78	100.00	59.85	31.58	42.86	63.16	68.00	92.00	59.52
山西	0.00	41.45	58.13	83.75	100.00	58.45	0.00	40.00	58.75	70.90	88.89	54.88
内蒙古	31.43	31.43	32.38	33.33	33.33	32.38	15.48	40.00	46.59	62.96	86.96	50.12
辽宁	0.00	25.00	66.67	100.00	100.00	58.33	0.00	35.29	52.63	72.41	100.00	51.37
吉林	0.00	25.00	65.00	84.44	88.89	54.72	25.00	44.00	54.44	70.59	100.00	59.96
黑龙江	—	—	—	—	—	—	0.00	0.00	49.64	70.00	100.00	43.51
上海	37.50	66.67	74.17	85.71	100.00	71.42	38.64	50.00	70.71	88.89	100.00	69.88
江苏	17.65	46.15	62.50	80.00	100.00	61.48	35.53	48.48	56.67	68.75	93.75	59.17
浙江	20.00	51.22	62.50	73.33	100.00	62.48	33.33	50.49	59.18	73.90	92.31	61.21
安徽	33.33	36.17	79.31	85.11	87.50	67.79	45.16	58.82	67.93	75.76	83.76	67.25
福建	17.50	50.00	69.81	84.10	100.00	66.08	36.84	54.61	75.00	83.33	100.00	70.37
江西	34.04	57.14	63.72	78.26	100.00	65.98	45.45	55.60	68.04	75.96	100.00	68.08
山东	0.00	42.11	58.24	68.75	100.00	55.71	33.70	52.69	62.50	76.74	92.86	63.88
河南	3.33	43.17	60.00	68.42	95.83	55.68	33.33	54.55	63.53	75.41	94.12	63.91
湖北	0.00	55.56	67.42	84.62	100.00	66.66	30.77	52.94	66.67	78.57	100.00	65.36
湖南	0.00	43.75	65.71	77.14	91.67	59.26	39.39	55.72	63.06	70.90	80.65	61.48
广东	16.67	36.17	53.85	77.78	100.00	58.12	40.63	54.97	65.22	75.00	86.11	64.42
广西	36.36	53.66	73.33	84.62	100.00	68.99	50.00	60.98	67.50	77.78	86.96	68.16
海南	20.00	46.67	53.13	63.64	75.00	54.01	40.00	58.11	63.27	71.92	100.00	66.69
重庆	35.71	53.85	63.64	70.59	92.59	62.52	35.05	57.14	64.96	76.12	91.67	64.89
四川	27.78	56.25	70.00	90.00	100.00	68.83	44.44	60.00	70.73	81.82	100.00	70.93
贵州	25.00	50.00	67.82	76.92	100.00	65.73	41.03	64.52	76.03	83.33	90.91	71.04
云南	23.53	63.64	77.78	85.71	100.00	72.40	44.44	60.00	67.19	75.00	92.00	66.83
西藏	—	—	—	—	—	—	75.00	75.00	75.00	75.00	75.00	75.00
陕西	20.83	50.00	66.15	75.00	100.00	61.74	38.46	50.00	57.14	68.63	86.67	59.15
甘肃	0.00	22.50	50.00	75.00	100.00	50.28	9.52	33.33	55.56	68.25	100.00	54.49
青海	0.00	16.67	50.00	66.67	77.78	40.16	0.00	43.62	61.58	75.96	100.00	59.16
宁夏	0.00	40.00	46.15	77.78	100.00	53.40	0.00	50.98	66.88	80.00	100.00	64.06
新疆	0.00	21.43	50.00	66.67	75.00	43.47	33.78	41.88	53.57	66.67	85.71	54.75
全国	**6.67**	**50.00**	**64.29**	**80.00**	**100.00**	**61.82**	**32.43**	**51.22**	**63.64**	**76.00**	**100.00**	**63.08**

附表19　2023年各省（自治区、直辖市）二级及以上综合医院跌倒相关信息填报情况

区域	二级综合医院		三级综合医院		合计	
	机构数（家）	例次数（例次）	机构数（家）	例次数（例次）	机构数（家）	例次数（例次）
北京	4	59	29	715	33	774
天津	3	8	26	199	29	207
河北	18	221	47	1267	65	1488
山西	27	141	32	694	59	835
内蒙古	2	41	27	712	29	753
辽宁	4	12	75	1003	79	1015
吉林	4	26	22	404	26	430
黑龙江	0	—	22	229	22	229
上海	22	231	30	643	52	874
江苏	39	445	137	3580	176	4025
浙江	79	1543	88	4664	167	6207
安徽	11	299	70	2954	81	3253
福建	20	313	52	1413	72	1726
江西	42	726	48	1897	90	2623
山东	78	1138	103	3414	181	4552
河南	80	1680	82	2774	162	4454
湖北	42	496	87	1945	129	2441
湖南	21	343	64	2460	85	2803
广东	13	292	93	3629	106	3921
广西	43	681	61	1914	104	2595
海南	13	181	16	417	29	598
重庆	17	416	38	1104	55	1520
四川	55	642	155	3755	210	4397
贵州	34	362	42	799	76	1161
云南	53	724	45	1570	98	2294
西藏	0	—	1	4	1	4
陕西	26	415	41	1135	67	1550
甘肃	40	225	53	911	93	1136
青海	7	41	12	218	19	259
宁夏	15	139	10	186	25	325
新疆	7	71	29	885	36	956
全国	819	11 911	1637	47 494	2456	59 405

附表20 2023年各省（自治区、直辖市）二级及以上综合医院住院患者2期及以上院内压力性损伤发生率

单位：%

区域	二级综合医院（N=919）						三级综合医院（N=1677）					
	P_5	P_{25}	P_{50}	P_{75}	P_{95}	$\bar{x}$	P_5	P_{25}	P_{50}	P_{75}	P_{95}	$\bar{x}$
北京	0.00	0.02	0.08	0.20	0.27	0.11	0.00	0.00	0.01	0.02	0.07	0.03
天津	0.00	0.00	0.00	0.01	0.03	0.00	0.00	0.00	0.00	0.01	0.04	0.01
河北	0.00	0.00	0.02	0.05	0.11	0.03	0.00	0.01	0.01	0.03	0.06	0.02
山西	0.00	0.00	0.00	0.02	0.05	0.01	0.00	0.00	0.01	0.02	0.09	0.02
内蒙古	0.00	0.00	0.02	0.03	0.03	0.02	0.00	0.00	0.00	0.03	0.04	0.01
辽宁	0.00	0.00	0.00	0.00	0.01	0.00	0.00	0.00	0.00	0.01	0.03	0.01
吉林	0.00	0.00	0.00	0.01	0.15	0.02	0.00	0.00	0.00	0.01	0.06	0.01
黑龙江	—	—	—	—	—	—	0.00	0.00	0.00	0.00	0.03	0.00
上海	0.00	0.00	0.00	0.00	0.01	0.00	0.00	0.00	0.00	0.01	0.02	0.01
江苏	0.00	0.00	0.01	0.03	0.07	0.02	0.00	0.00	0.01	0.01	0.03	0.01
浙江	0.00	0.01	0.03	0.07	0.15	0.05	0.00	0.02	0.03	0.05	0.11	0.04
安徽	0.00	0.01	0.02	0.03	0.17	0.04	0.00	0.01	0.01	0.02	0.08	0.02
福建	0.00	0.01	0.02	0.04	0.06	0.03	0.00	0.00	0.01	0.02	0.05	0.02
江西	0.00	0.01	0.02	0.04	0.06	0.02	0.00	0.01	0.01	0.03	0.12	0.03
山东	0.00	0.00	0.01	0.01	0.04	0.01	0.00	0.00	0.01	0.01	0.03	0.01
河南	0.00	0.00	0.01	0.03	0.07	0.02	0.00	0.00	0.01	0.02	0.05	0.02
湖北	0.00	0.00	0.01	0.02	0.06	0.02	0.00	0.00	0.01	0.01	0.04	0.01
湖南	0.00	0.00	0.00	0.01	0.04	0.01	0.00	0.00	0.00	0.02	0.03	0.01
广东	0.00	0.00	0.01	0.02	0.06	0.02	0.00	0.00	0.01	0.02	0.04	0.01
广西	0.00	0.00	0.01	0.02	0.06	0.02	0.00	0.00	0.01	0.03	0.09	0.02
海南	0.00	0.01	0.02	0.03	0.10	0.03	0.00	0.01	0.01	0.04	0.09	0.02
重庆	0.00	0.00	0.01	0.03	0.08	0.02	0.00	0.01	0.02	0.13	0.02	0.02
四川	0.00	0.01	0.02	0.03	0.19	0.03	0.00	0.01	0.01	0.03	0.08	0.03
贵州	0.00	0.00	0.01	0.03	0.06	0.02	0.00	0.00	0.01	0.04	0.09	0.03
云南	0.00	0.00	0.01	0.02	0.04	0.01	0.00	0.00	0.01	0.02	0.06	0.02
西藏	—	—	—	—	—	—	0.09	0.09	0.09	0.09	0.09	0.09
陕西	0.00	0.00	0.00	0.01	0.04	0.01	0.00	0.00	0.01	0.03	0.01	0.01
甘肃	0.00	0.00	0.00	0.01	0.04	0.01	0.00	0.00	0.01	0.03	0.05	0.02
青海	0.00	0.00	0.00	0.01	0.03	0.01	0.00	0.00	0.01	0.05	0.01	0.01
宁夏	0.00	0.00	0.00	0.01	0.02	0.00	0.00	0.00	0.01	0.04	0.01	0.01
新疆	0.00	0.00	0.01	0.01	0.04	0.01	0.00	0.00	0.01	0.01	0.03	0.01
全国	**0.00**	**0.00**	**0.01**	**0.02**	**0.08**	**0.02**	**0.00**	**0.00**	**0.01**	**0.02**	**0.06**	**0.02**

附表21 2023年各省（自治区、直辖市）二级及以上综合医院2期及以上院内压力性损伤相关信息填报情况

区域	二级综合医院		三级综合医院		合计	
	机构数（家）	例次数（例次）	机构数（家）	例次数（例次）	机构数（家）	例次数（例次）
北京	4	50	26	358	30	408
天津	3	3	20	62	23	65
河北	17	150	44	550	61	700
山西	19	56	27	231	46	287
内蒙古	2	11	21	203	23	214
辽宁	4	7	46	260	50	267
吉林	3	18	14	302	17	320
黑龙江	0	——	9	160	9	160
上海	8	25	21	263	29	288
江苏	26	98	116	809	142	907
浙江	67	609	84	2239	151	2848
安徽	10	133	68	839	78	972
福建	18	109	46	512	64	621
江西	38	258	42	696	80	954
山东	51	216	82	660	133	876
河南	64	595	69	864	133	1459
湖北	29	130	77	536	106	666
湖南	13	39	50	465	63	504
广东	9	60	89	1194	98	1254
广西	31	183	55	743	86	926
海南	11	50	16	141	27	191
重庆	15	152	36	440	51	592
四川	48	321	141	1773	189	2094
贵州	26	138	41	584	67	722
云南	37	139	42	476	79	615
西藏	0	——	2	20	2	20
陕西	18	63	30	272	48	335
甘肃	22	71	41	438	63	509
青海	3	6	5	35	8	41
宁夏	6	9	6	96	12	105
新疆	6	16	27	169	33	185
全国	**608**	**3715**	**1393**	**16 390**	**2001**	**20 105**

附表22　2023年各省（自治区、直辖市）二级及以上综合医院住院患者气管导管非计划拔管率

单位：‰

| 区域 | 二级综合医院（N=919） | | | | | | 三级综合医院（N=1677） | | | | | |
	P_5	P_{25}	P_{50}	P_{75}	P_{95}	$\bar{x}$	P_5	P_{25}	P_{50}	P_{75}	P_{95}	$\bar{x}$
北京	0.00	0.15	0.58	0.90	0.96	0.53	0.00	0.00	0.00	0.10	0.38	0.09
天津	0.00	0.00	0.00	0.00	0.00	0.00	0.00	0.00	0.00	0.05	0.20	0.07
河北	0.00	0.00	0.00	0.46	4.66	0.49	0.00	0.00	0.08	0.22	0.43	0.16
山西	0.00	0.00	0.00	0.00	2.49	0.37	0.00	0.00	0.16	0.40	1.11	0.28
内蒙古	0.00	0.00	0.59	1.19	1.19	0.59	0.00	0.00	0.07	0.25	0.83	0.21
辽宁	0.00	0.00	0.00	0.00	11.68	1.17	0.00	0.00	0.00	0.00	0.48	0.11
吉林	0.00	0.00	0.00	0.00	0.00	0.00	0.00	0.00	0.00	0.02	0.64	0.09
黑龙江	—	—	—	—	—	—	0.00	0.00	0.00	0.00	0.05	0.03
上海	0.00	0.00	0.00	0.00	0.00	0.02	0.00	0.00	0.00	0.10	0.96	0.17
江苏	0.00	0.00	0.00	0.00	4.08	0.34	0.00	0.00	0.07	0.20	0.74	0.17
浙江	0.00	0.00	0.00	0.33	1.11	0.26	0.00	0.00	0.12	0.26	0.62	0.17
安徽	0.00	0.00	0.26	0.99	2.58	0.64	0.00	0.00	0.19	0.45	0.77	0.29
福建	0.00	0.00	0.00	0.90	2.65	0.48	0.00	0.09	0.20	0.37	0.93	0.30
江西	0.00	0.00	0.00	0.56	1.85	0.47	0.00	0.00	0.16	0.42	1.05	0.28
山东	0.00	0.00	0.00	0.29	0.70	0.19	0.00	0.00	0.05	0.21	0.49	0.14
河南	0.00	0.00	0.00	0.44	1.09	0.24	0.00	0.00	0.06	0.37	0.81	0.26
湖北	0.00	0.00	0.00	0.58	2.51	0.57	0.00	0.00	0.00	0.29	0.96	0.22
湖南	0.00	0.00	0.00	0.20	0.57	0.11	0.00	0.05	0.22	0.49	1.53	0.39
广东	0.00	0.00	0.00	0.30	0.51	0.16	0.00	0.06	0.16	0.29	0.78	0.22
广西	0.00	0.00	0.00	0.41	0.99	0.23	0.00	0.00	0.12	0.21	0.39	0.15
海南	0.00	0.00	0.34	0.62	1.48	0.41	0.00	0.00	0.15	0.24	0.44	0.15
重庆	0.00	0.00	0.00	0.35	5.93	0.62	0.00	0.00	0.12	0.23	0.52	0.17
四川	0.00	0.00	0.00	0.56	1.79	0.32	0.00	0.00	0.08	0.32	1.14	0.24
贵州	0.00	0.00	0.00	0.25	1.73	0.39	0.00	0.00	0.10	0.52	0.93	0.30
云南	0.00	0.00	0.00	0.65	2.95	0.65	0.00	0.00	0.11	0.45	1.40	0.31
西藏	—	—	—	—	—	—	0.00	0.00	0.88	1.76	1.76	0.88
陕西	0.00	0.00	0.00	0.59	1.65	0.45	0.00	0.00	0.22	0.35	0.67	0.31
甘肃	0.00	0.00	0.00	0.00	2.43	0.38	0.00	0.00	0.00	0.53	3.22	0.45
青海	0.00	0.00	0.00	1.89	20.41	4.46	0.00	0.00	0.00	0.59	2.06	0.32
宁夏	0.00	0.00	0.00	0.00	5.68	0.56	0.00	0.00	0.00	0.25	0.83	0.15
新疆	0.00	0.00	0.32	1.22	2.25	0.61	0.00	0.04	0.21	0.74	1.56	0.48
全国	**0.00**	**0.00**	**0.00**	**0.38**	**1.65**	**0.39**	**0.00**	**0.00**	**0.08**	**0.29**	**0.90**	**0.22**

附表 23　2023 年各省（自治区、直辖市）二级及以上综合医院住院患者胃肠导管非计划拔管率

单位：‰

区域	二级综合医院（N=919）						三级综合医院（N=1677）					
	P_5	P_{25}	P_{50}	P_{75}	P_{95}	$\bar{x}$	P_5	P_{25}	P_{50}	P_{75}	P_{95}	$\bar{x}$
北京	0.06	0.16	0.29	0.58	0.84	0.37	0.00	0.07	0.15	0.43	0.95	0.27
天津	0.00	0.00	0.00	0.00	0.45	0.06	0.00	0.00	0.05	0.14	0.49	0.12
河北	0.00	0.07	0.52	1.06	5.64	1.03	0.00	0.10	0.28	0.63	1.36	0.43
山西	0.00	0.00	0.41	0.93	4.50	1.12	0.00	0.17	0.38	0.98	1.45	0.53
内蒙古	0.17	0.17	0.64	1.11	1.11	0.64	0.00	0.09	0.34	1.15	2.17	0.69
辽宁	0.00	0.00	0.00	0.49	3.05	0.54	0.00	0.05	0.37	1.26	4.25	1.01
吉林	0.00	0.00	0.30	2.08	5.15	1.24	0.00	0.05	0.22	1.24	1.75	0.57
黑龙江	—	—	—	—	—	—	0.00	0.00	0.12	1.08	2.12	0.63
上海	0.00	0.00	0.06	0.10	0.30	0.12	0.00	0.00	0.04	0.17	0.53	0.11
江苏	0.00	0.23	0.74	2.56	7.63	2.22	0.05	0.18	0.32	0.52	1.14	0.42
浙江	0.00	0.11	0.67	1.78	6.94	2.09	0.02	0.19	0.47	1.14	3.29	0.99
安徽	0.00	0.73	0.97	2.93	3.82	1.63	0.10	0.35	0.58	0.95	1.97	0.79
福建	0.00	0.50	0.97	2.43	4.48	1.47	0.00	0.12	0.36	0.70	2.25	0.62
江西	0.00	0.30	0.85	1.80	4.11	1.29	0.03	0.24	0.39	0.98	3.02	0.79
山东	0.00	0.15	0.63	1.15	2.34	0.89	0.00	0.14	0.35	0.73	1.65	0.57
河南	0.00	0.35	0.78	1.50	4.23	1.22	0.00	0.19	0.62	1.12	2.47	0.76
湖北	0.00	0.22	0.94	2.43	4.71	1.58	0.00	0.13	0.36	0.71	2.33	0.64
湖南	0.00	0.13	0.41	1.04	1.87	0.93	0.08	0.29	0.45	0.97	3.18	1.13
广东	0.00	0.15	0.38	1.11	3.83	0.86	0.04	0.10	0.18	0.30	0.88	0.27
广西	0.00	0.13	0.37	1.28	4.16	1.20	0.00	0.04	0.13	0.25	1.07	0.28
海南	0.00	0.20	0.58	0.92	5.24	1.05	0.00	0.08	0.13	0.30	0.61	0.20
重庆	0.00	0.32	0.42	0.82	5.88	0.88	0.03	0.09	0.20	0.55	2.86	0.52
四川	0.00	0.00	0.60	1.32	6.87	1.30	0.00	0.12	0.35	0.61	2.78	0.62
贵州	0.00	0.00	0.36	0.83	3.81	0.80	0.00	0.01	0.17	0.51	0.92	0.31
云南	0.00	0.63	1.28	2.51	12.05	2.61	0.04	0.23	0.50	1.08	4.36	0.98
西藏	—	—	—	—	—	—	0.00	0.00	0.32	0.64	0.64	0.32
陕西	0.00	0.48	1.23	2.32	4.86	2.52	0.00	0.10	0.35	0.96	2.38	0.71
甘肃	0.00	0.00	0.00	3.70	12.27	2.61	0.00	0.40	0.83	2.85	10.64	2.62
青海	0.00	0.00	0.00	0.00	10.45	1.21	0.00	0.00	0.55	1.51	2.52	0.75
宁夏	0.00	0.00	0.38	1.97	4.80	1.19	0.00	0.00	0.37	0.59	0.96	0.39
新疆	0.00	0.00	0.55	1.24	1.60	0.64	0.00	0.16	0.42	1.08	2.45	0.81
全国	**0.00**	**0.00**	**0.60**	**1.53**	**5.41**	**1.44**	**0.00**	**0.12**	**0.34**	**0.76**	**2.45**	**0.68**

附表 24 2023 年各省（自治区、直辖市）二级及以上综合医院住院患者导尿管非计划拔管率

单位：‰

区域	二级综合医院（N=919）						三级综合医院（N=1677）					
	P_5	P_{25}	P_{50}	P_{75}	P_{95}	$\bar{x}$	P_5	P_{25}	P_{50}	P_{75}	P_{95}	$\bar{x}$
北京	0.00	0.00	0.09	0.18	0.19	0.09	0.00	0.01	0.03	0.10	0.23	0.07
天津	0.00	0.00	0.00	0.00	0.22	0.02	0.00	0.00	0.00	0.04	0.18	0.03
河北	0.00	0.05	0.15	0.37	0.54	0.21	0.00	0.02	0.08	0.18	0.36	0.11
山西	0.00	0.00	0.00	0.19	0.64	0.15	0.00	0.03	0.06	0.13	0.30	0.09
内蒙古	0.20	0.20	0.38	0.57	0.57	0.38	0.00	0.04	0.13	0.26	0.36	0.16
辽宁	0.00	0.00	0.00	0.00	0.30	0.11	0.00	0.00	0.09	0.29	0.86	0.22
吉林	0.00	0.00	0.10	0.55	1.07	0.30	0.00	0.00	0.07	0.12	0.31	0.09
黑龙江	—	—	—	—	—	—	0.00	0.00	0.03	0.16	0.43	0.11
上海	0.00	0.00	0.00	0.03	0.13	0.04	0.00	0.00	0.00	0.01	0.06	0.01
江苏	0.00	0.00	0.16	0.50	1.15	0.32	0.00	0.03	0.07	0.13	0.29	0.09
浙江	0.00	0.00	0.13	0.41	1.11	0.32	0.00	0.03	0.09	0.20	0.51	0.15
安徽	0.00	0.21	0.31	2.22	4.40	1.02	0.00	0.07	0.15	0.29	0.52	0.21
福建	0.00	0.13	0.29	0.40	0.79	0.31	0.00	0.03	0.08	0.17	0.59	0.14
江西	0.00	0.13	0.28	0.62	1.57	0.45	0.00	0.09	0.16	0.32	0.64	0.22
山东	0.00	0.06	0.16	0.42	0.84	0.34	0.00	0.04	0.10	0.17	0.37	0.13
河南	0.00	0.00	0.16	0.38	0.68	0.26	0.00	0.03	0.10	0.23	0.54	0.16
湖北	0.00	0.05	0.15	0.42	1.59	0.34	0.00	0.04	0.12	0.24	0.61	0.18
湖南	0.00	0.08	0.18	0.29	0.68	0.24	0.00	0.05	0.13	0.25	0.56	0.22
广东	0.00	0.19	0.24	0.58	0.91	0.34	0.00	0.03	0.06	0.11	0.23	0.08
广西	0.00	0.06	0.14	0.31	0.70	0.22	0.00	0.02	0.06	0.18	0.51	0.13
海南	0.00	0.19	0.29	0.41	0.60	0.30	0.00	0.01	0.06	0.18	0.56	0.13
重庆	0.05	0.17	0.20	0.31	2.45	0.35	0.00	0.04	0.08	0.17	0.58	0.16
四川	0.00	0.05	0.25	0.56	1.18	0.37	0.00	0.04	0.12	0.25	0.71	0.20
贵州	0.00	0.00	0.16	0.36	1.10	0.27	0.00	0.02	0.07	0.25	0.54	0.17
云南	0.00	0.08	0.43	0.72	2.01	0.62	0.00	0.06	0.17	0.28	0.96	0.23
西藏	—	—	—	—	—	—	0.11	0.11	0.20	0.29	0.29	0.20
陕西	0.00	0.19	0.34	0.55	1.53	0.49	0.00	0.02	0.11	0.21	0.47	0.15
甘肃	0.00	0.00	0.30	1.10	4.02	0.99	0.00	0.03	0.16	0.46	1.39	0.41
青海	0.00	0.00	0.00	0.00	1.99	0.29	0.00	0.00	0.18	0.28	0.58	0.19
宁夏	0.00	0.00	0.31	0.64	2.41	0.50	0.00	0.00	0.06	0.11	0.17	0.06
新疆	0.00	0.00	0.19	0.27	0.33	0.16	0.03	0.06	0.11	0.20	0.65	0.18
全国	**0.00**	**0.00**	**0.18**	**0.43**	**1.31**	**0.36**	**0.00**	**0.03**	**0.09**	**0.20**	**0.56**	**0.16**

附表25　2023年各省（自治区、直辖市）二级及以上综合医院住院患者CVC非计划拔管率

单位：‰

区域	二级综合医院（N=919）						三级综合医院（N=1677）					
	P_5	P_{25}	P_{50}	P_{75}	P_{95}	$\bar{x}$	P_5	P_{25}	P_{50}	P_{75}	P_{95}	$\bar{x}$
北京	0.00	0.00	0.00	0.13	0.26	0.06	0.00	0.00	0.04	0.10	0.42	0.09
天津	0.00	0.00	0.00	0.00	0.15	0.02	0.00	0.00	0.00	0.00	0.24	0.03
河北	0.00	0.00	0.00	0.73	3.50	0.48	0.00	0.03	0.12	0.25	0.58	0.20
山西	0.00	0.00	0.00	0.00	0.69	0.08	0.00	0.00	0.03	0.24	0.76	0.16
内蒙古	0.00	0.00	0.47	0.94	0.94	0.47	0.00	0.00	0.13	0.55	1.87	0.36
辽宁	0.00	0.00	0.00	0.00	0.00	0.00	0.00	0.00	0.00	0.21	1.78	0.23
吉林	0.00	0.00	0.00	0.63	1.77	0.34	0.00	0.00	0.00	0.06	0.22	0.04
黑龙江	—	—	—	—	—	—	0.00	0.00	0.00	0.00	0.25	0.07
上海	0.00	0.00	0.00	0.00	0.16	0.04	0.00	0.00	0.00	0.04	0.21	0.04
江苏	0.00	0.00	0.00	0.44	1.77	0.30	0.00	0.00	0.07	0.19	0.56	0.15
浙江	0.00	0.00	0.63	1.25	5.00	1.07	0.00	0.08	0.26	0.54	1.50	0.41
安徽	0.00	0.00	0.00	0.34	1.17	0.27	0.00	0.06	0.25	0.44	0.87	0.32
福建	0.00	0.00	0.00	0.92	2.38	0.43	0.00	0.00	0.09	0.22	0.36	0.14
江西	0.00	0.00	0.30	0.68	1.27	0.42	0.00	0.06	0.17	0.40	0.67	0.25
山东	0.00	0.00	0.00	0.21	1.20	0.24	0.00	0.00	0.04	0.18	0.94	0.15
河南	0.00	0.00	0.16	0.52	1.47	0.37	0.00	0.04	0.18	0.38	0.82	0.29
湖北	0.00	0.00	0.00	0.68	3.88	0.68	0.00	0.00	0.07	0.35	1.01	0.26
湖南	0.00	0.00	0.24	0.65	1.65	0.41	0.00	0.00	0.13	0.37	0.96	0.41
广东	0.00	0.00	0.33	0.49	1.22	0.37	0.00	0.04	0.10	0.18	0.38	0.14
广西	0.00	0.00	0.08	0.39	0.83	0.24	0.00	0.03	0.09	0.16	0.37	0.13
海南	0.00	0.00	0.29	0.82	1.71	0.48	0.00	0.00	0.07	0.38	3.62	0.36
重庆	0.00	0.00	0.20	0.58	2.96	0.40	0.00	0.02	0.11	0.30	1.20	0.24
四川	0.00	0.00	0.00	0.65	3.00	0.45	0.00	0.00	0.12	0.35	1.09	0.31
贵州	0.00	0.00	0.00	0.43	1.25	0.28	0.00	0.00	0.11	0.35	0.72	0.23
云南	0.00	0.00	0.29	0.79	2.72	0.64	0.00	0.07	0.19	0.42	1.10	0.31
西藏	—	—	—	—	—	—	0.84	0.84	1.24	1.64	1.64	1.24
陕西	0.00	0.00	0.54	1.07	4.64	1.01	0.00	0.00	0.17	0.44	1.55	0.36
甘肃	0.00	0.00	0.00	0.00	2.34	0.53	0.00	0.00	0.00	0.47	1.90	0.45
青海	0.00	0.00	0.00	1.01	2.99	0.67	0.00	0.00	0.20	0.41	1.17	0.27
宁夏	0.00	0.00	0.00	0.00	4.59	0.31	0.00	0.00	0.00	0.03	0.13	0.02
新疆	0.00	0.00	0.00	0.63	0.99	0.23	0.00	0.06	0.19	0.41	0.86	0.32
全国	**0.00**	**0.00**	**0.00**	**0.57**	**2.07**	**0.45**	**0.00**	**0.00**	**0.09**	**0.29**	**0.88**	**0.24**

附表 26 2023 年各省（自治区、直辖市）二级及以上综合医院住院患者 PICC 非计划拔管率

单位：‰

区域	二级综合医院（N=919）						三级综合医院（N=1677）					
	P_5	P_{25}	P_{50}	P_{75}	P_{95}	$\bar{x}$	P_5	P_{25}	P_{50}	P_{75}	P_{95}	$\bar{x}$
北京	0.00	0.00	0.07	0.29	0.43	0.14	0.00	0.00	0.09	0.14	0.41	0.13
天津	0.00	0.00	0.00	0.00	0.00	0.00	0.00	0.00	0.00	0.00	0.22	0.02
河北	0.00	0.00	0.00	0.00	2.75	0.20	0.00	0.00	0.06	0.15	0.32	0.09
山西	0.00	0.00	0.00	0.00	1.08	0.08	0.00	0.00	0.00	0.09	0.51	0.09
内蒙古	0.00	0.00	0.00	0.00	0.00	0.00	0.00	0.00	0.00	0.17	0.97	0.15
辽宁	0.00	0.00	0.00	0.00	0.00	0.00	0.00	0.00	0.00	0.05	0.90	0.13
吉林	0.00	0.00	0.00	0.00	0.28	0.04	0.00	0.00	0.00	0.00	0.26	0.05
黑龙江	—	—	—	—	—	—	0.00	0.00	0.00	0.00	0.15	0.02
上海	0.00	0.00	0.00	0.08	0.50	0.07	0.00	0.00	0.00	0.00	0.06	0.01
江苏	0.00	0.00	0.00	0.00	0.70	0.05	0.00	0.00	0.00	0.08	0.34	0.07
浙江	0.00	0.00	0.00	0.27	2.46	0.35	0.00	0.03	0.16	0.35	1.21	0.36
安徽	0.00	0.00	0.00	0.15	0.62	0.10	0.00	0.00	0.00	0.19	0.62	0.14
福建	0.00	0.00	0.00	0.80	4.31	0.54	0.00	0.00	0.07	0.25	1.37	0.20
江西	0.00	0.00	0.00	0.00	0.00	0.20	0.00	0.00	0.00	0.07	0.43	0.10
山东	0.00	0.00	0.00	0.05	0.65	0.10	0.00	0.00	0.00	0.10	0.36	0.09
河南	0.00	0.00	0.00	0.00	2.07	0.37	0.00	0.00	0.03	0.14	0.56	0.26
湖北	0.00	0.00	0.00	0.00	0.57	0.06	0.00	0.00	0.00	0.06	0.34	0.07
湖南	0.00	0.00	0.00	0.20	0.92	0.23	0.00	0.00	0.04	0.12	0.30	0.09
广东	0.00	0.00	0.00	0.00	0.63	0.08	0.00	0.00	0.08	0.17	0.45	0.12
广西	0.00	0.00	0.00	0.00	0.16	0.18	0.00	0.00	0.00	0.08	0.27	0.05
海南	0.00	0.00	0.00	0.71	13.70	1.63	0.00	0.00	0.00	0.01	0.64	0.08
重庆	0.00	0.00	0.00	0.37	0.85	0.20	0.00	0.00	0.06	0.19	0.66	0.15
四川	0.00	0.00	0.00	0.00	0.45	0.07	0.00	0.00	0.00	0.00	0.74	0.11
贵州	0.00	0.00	0.00	0.00	1.11	0.10	0.00	0.00	0.00	0.07	0.77	0.24
云南	0.00	0.00	0.00	0.00	1.49	0.42	0.00	0.00	0.00	0.14	0.36	0.10
西藏	—	—	—	—	—	—	0.00	0.00	0.97	1.93	1.93	0.97
陕西	0.00	0.00	0.00	0.00	5.00	0.43	0.00	0.00	0.00	0.25	0.65	0.16
甘肃	0.00	0.00	0.00	0.00	0.29	0.07	0.00	0.00	0.00	0.00	0.62	0.06
青海	0.00	0.00	0.00	0.00	0.00	0.00	0.00	0.00	0.00	0.00	0.23	0.03
宁夏	0.00	0.00	0.00	0.00	0.00	0.00	0.00	0.00	0.00	0.00	0.23	0.02
新疆	0.00	0.00	0.00	0.00	0.52	0.09	0.00	0.00	0.00	0.14	0.99	0.16
全国	**0.00**	**0.00**	**0.00**	**0.00**	**0.92**	**0.21**	**0.00**	**0.00**	**0.00**	**0.11**	**0.55**	**0.12**

附表27　2023年各省（自治区、直辖市）二级及以上综合医院气管导管非计划拔管相关信息填报情况

区域	二级综合医院		三级综合医院		合计	
	机构数（家）	例次数（例次）	机构数（家）	例次数（例次）	机构数（家）	例次数（例次）
北京	3	7	12	30	15	37
天津	0	—	8	9	8	9
河北	7	18	30	58	37	76
山西	7	11	21	70	28	81
内蒙古	1	2	15	27	16	29
辽宁	2	4	19	32	21	36
吉林	0	—	6	20	6	20
黑龙江	0	—	2	2	2	2
上海	1	1	9	28	10	29
江苏	8	17	78	171	86	188
浙江	31	70	60	190	91	260
安徽	7	19	51	186	58	205
福建	9	17	43	131	52	148
江西	21	45	30	101	51	146
山东	31	59	57	163	88	222
河南	33	60	49	150	82	210
湖北	16	29	40	79	56	108
湖南	6	10	50	166	56	176
广东	6	12	80	300	86	312
广西	21	31	43	135	64	166
海南	7	14	10	29	17	43
重庆	7	17	24	50	31	67
四川	18	21	84	179	102	200
贵州	11	14	25	59	36	73
云南	15	35	26	106	41	141
西藏	0	—	1	1	1	1
陕西	10	14	29	59	39	73
甘肃	4	4	22	32	26	36
青海	2	2	6	19	8	21
宁夏	2	2	4	13	6	15
新疆	4	5	22	56	26	61
全国	**290**	**540**	**956**	**2651**	**1246**	**3191**

附表28 2023年各省（自治区、直辖市）二级及以上综合医院胃肠导管非计划拔管相关信息填报情况

区域	二级综合医院		三级综合医院		合计	
	机构数（家）	例次数（例次）	机构数（家）	例次数（例次）	机构数（家）	例次数（例次）
北京	4	30	25	203	29	233
天津	2	7	17	44	19	51
河北	15	83	43	453	58	536
山西	26	61	30	378	56	439
内蒙古	2	7	22	280	24	287
辽宁	7	34	67	774	74	808
吉林	4	40	19	227	23	267
黑龙江	0	—	17	184	17	184
上海	15	24	21	132	36	156
江苏	35	179	136	1326	171	1505
浙江	68	473	84	2191	152	2664
安徽	10	87	69	1107	79	1194
福建	17	143	49	649	66	792
江西	39	201	46	525	85	726
山东	66	460	97	1197	163	1657
河南	79	647	77	1168	156	1815
湖北	36	158	81	530	117	688
湖南	17	63	62	763	79	826
广东	10	83	91	1006	101	1089
广西	34	162	56	455	90	617
海南	12	70	15	68	27	138
重庆	16	81	37	233	53	314
四川	34	140	133	790	167	930
贵州	24	80	32	123	56	203
云南	45	207	43	483	88	690
西藏	0	—	1	1	1	1
陕西	24	142	36	336	60	478
甘肃	29	89	46	354	75	443
青海	2	4	10	63	12	67
宁夏	8	15	7	52	15	67
新疆	5	15	27	202	32	217
全国	**685**	**3785**	**1496**	**16 297**	**2181**	**20 082**

附表29 2023年各省（自治区、直辖市）二级及以上综合医院导尿管非计划拔管相关信息填报情况

区域	二级综合医院		三级综合医院		合计	
	机构数（家）	例次数（例次）	机构数（家）	例次数（例次）	机构数（家）	例次数（例次）
北京	2	11	24	73	26	84
天津	1	3	10	35	11	38
河北	16	39	37	163	53	202
山西	16	24	27	89	43	113
内蒙古	2	10	24	101	26	111
辽宁	3	4	52	262	55	266
吉林	4	17	15	53	19	70
黑龙江	0	—	16	67	16	67
上海	7	12	10	29	17	41
江苏	25	62	116	389	141	451
浙江	50	186	77	460	127	646
安徽	10	47	66	409	76	456
福建	16	66	47	223	63	289
江西	38	156	42	272	80	428
山东	67	217	87	455	154	672
河南	65	293	67	384	132	677
湖北	34	115	77	347	111	462
湖南	17	45	55	343	72	388
广东	11	58	84	362	95	420
广西	34	112	51	238	85	350
海南	11	31	12	41	23	72
重庆	17	71	34	166	51	237
四川	41	129	130	630	171	759
贵州	25	67	35	102	60	169
云南	41	150	42	228	83	378
西藏	0	—	1	1	1	1
陕西	23	84	32	137	55	221
甘肃	33	79	43	159	76	238
青海	2	10	9	37	11	47
宁夏	10	21	7	14	17	35
新疆	5	19	28	99	33	118
全国	**626**	**2138**	**1357**	**6368**	**1983**	**8506**

附表 30　2023 年各省（自治区、直辖市）二级及以上综合医院 CVC 非计划拔管相关信息填报情况

区域	二级综合医院		三级综合医院		合计	
	机构数（家）	例次数（例次）	机构数（家）	例次数（例次）	机构数（家）	例次数（例次）
北京	1	1	14	29	15	30
天津	0	—	4	17	4	17
河北	8	25	24	46	32	71
山西	6	6	14	76	20	82
内蒙古	1	3	17	35	18	38
辽宁	0	—	19	47	19	47
吉林	2	2	6	14	8	16
黑龙江	0	—	2	4	2	4
上海	3	4	8	14	11	18
江苏	15	23	63	178	78	201
浙江	49	143	55	304	104	447
安徽	5	15	44	140	49	155
福建	8	13	30	96	38	109
江西	22	34	29	109	51	143
山东	20	34	40	83	60	117
河南	42	105	52	213	94	318
湖北	15	21	41	92	56	113
湖南	12	18	38	88	50	106
广东	5	11	46	133	51	144
广西	15	20	32	97	47	117
海南	6	13	5	26	11	39
重庆	5	12	24	58	29	70
四川	18	39	82	176	100	215
贵州	12	19	21	59	33	78
云南	22	49	32	143	54	192
西藏	0	—	1	2	1	2
陕西	12	25	26	71	38	96
甘肃	10	11	23	35	33	46
青海	0	—	5	18	5	18
宁夏	1	1	2	2	3	3
新疆	2	2	20	51	22	53
全国	317	649	819	2456	1136	3105

附表31　2023年各省（自治区、直辖市）二级及以上综合医院PICC非计划拔管相关信息填报情况

区域	二级综合医院		三级综合医院		合计	
	机构数（家）	例次数（例次）	机构数（家）	例次数（例次）	机构数（家）	例次数（例次）
北京	2	14	22	66	24	80
天津	0	—	3	9	3	9
河北	4	10	29	76	33	86
山西	3	3	14	50	17	53
内蒙古	0	—	10	20	10	20
辽宁	0	—	21	43	21	43
吉林	1	1	5	12	6	13
黑龙江	0	—	2	6	2	6
上海	7	8	3	14	10	22
江苏	4	10	52	125	56	135
浙江	28	53	68	355	96	408
安徽	3	4	31	79	34	83
福建	7	13	31	121	38	134
江西	2	6	16	34	18	40
山东	20	32	51	147	71	179
河南	14	18	42	110	56	128
湖北	4	6	31	62	35	68
湖南	6	11	34	114	40	125
广东	2	3	63	218	65	221
广西	4	4	24	50	28	54
海南	5	6	4	11	9	17
重庆	7	17	21	48	28	65
四川	3	3	37	66	40	69
贵州	4	4	18	32	22	36
云南	7	8	17	48	24	56
西藏	0	—	1	1	1	1
陕西	4	4	18	32	22	36
甘肃	2	2	7	22	9	24
青海	0	—	2	4	2	4
宁夏	1	1	1	3	2	4
新疆	2	2	10	22	12	24
全国	**146**	**243**	**688**	**2000**	**834**	**2243**

附表 32　2023 年各省（自治区、直辖市）二级及以上综合医院住院患者 CAUTI 发生率

单位：‰

区域	二级综合医院（N=919）						三级综合医院（N=1677）					
	P_5	P_{25}	P_{50}	P_{75}	P_{95}	$\bar{x}$	P_5	P_{25}	P_{50}	P_{75}	P_{95}	$\bar{x}$
北京	0.03	0.04	0.09	0.29	0.47	0.17	0.00	0.02	0.19	0.73	1.23	0.38
天津	0.00	0.00	0.00	0.15	0.96	0.19	0.00	0.00	0.08	0.38	1.33	0.27
河北	0.00	0.00	0.19	0.49	3.35	0.51	0.00	0.22	0.41	0.80	1.31	0.53
山西	0.00	0.00	0.00	0.64	1.41	0.35	0.00	0.09	0.34	0.67	1.53	0.54
内蒙古	0.10	0.10	0.33	0.57	0.57	0.33	0.00	0.03	0.17	0.44	2.56	0.51
辽宁	0.00	0.00	0.00	0.00	0.00	0.00	0.00	0.00	0.08	0.90	0.70
吉林	0.00	0.00	0.00	0.00	0.43	0.05	0.00	0.00	0.02	0.28	1.57	0.27
黑龙江	—	—	—	—	—	—	0.00	0.00	0.00	0.07	1.06	0.13
上海	0.00	0.00	0.31	0.82	1.72	0.50	0.00	0.02	0.11	0.36	1.34	0.31
江苏	0.00	0.00	0.00	0.47	1.01	0.24	0.00	0.16	0.38	0.62	1.24	0.46
浙江	0.00	0.00	0.28	0.68	2.57	0.59	0.00	0.31	0.64	0.99	2.06	0.76
安徽	0.00	0.00	0.00	0.50	1.04	0.21	0.00	0.08	0.31	0.67	1.23	0.43
福建	0.00	0.00	0.51	1.55	4.39	1.05	0.16	0.53	0.94	1.35	2.44	1.04
江西	0.00	0.00	0.15	0.82	1.60	0.46	0.00	0.14	0.42	0.88	1.59	0.53
山东	0.00	0.00	0.16	0.42	1.52	0.39	0.00	0.17	0.52	1.09	1.93	0.70
河南	0.00	0.00	0.08	0.42	1.66	0.34	0.00	0.08	0.32	0.72	1.83	0.52
湖北	0.00	0.00	0.10	0.36	1.47	0.34	0.00	0.08	0.25	0.54	1.31	0.41
湖南	0.00	0.00	0.00	0.80	1.29	0.35	0.00	0.12	0.47	1.05	2.53	0.69
广东	0.00	0.06	0.40	0.86	1.83	0.56	0.00	0.36	0.89	1.26	2.14	0.91
广西	0.00	0.07	0.43	0.94	2.77	0.66	0.03	0.41	0.79	1.13	1.70	0.80
海南	0.11	0.27	0.75	1.40	2.18	0.88	0.00	0.23	0.67	1.06	1.64	0.68
重庆	0.00	0.34	0.79	1.06	2.16	0.74	0.00	0.13	0.72	1.44	2.24	0.83
四川	0.00	0.00	0.04	0.37	1.36	0.34	0.00	0.12	0.42	0.80	1.68	0.55
贵州	0.00	0.00	0.24	0.68	1.12	0.38	0.00	0.10	0.24	0.67	1.30	0.47
云南	0.00	0.00	0.25	0.84	2.31	0.58	0.01	0.24	0.59	1.05	1.96	0.79
西藏	—	—	—	—	—	—	0.00	0.00	0.17	0.34	0.34	0.17
陕西	0.00	0.00	0.03	0.35	1.62	0.32	0.00	0.05	0.20	0.52	1.34	0.41
甘肃	0.00	0.00	0.00	0.00	1.00	0.20	0.00	0.00	0.00	0.14	0.75	0.14
青海	0.00	0.00	0.00	0.00	0.00	0.00	0.00	0.00	0.06	0.27	0.88	0.17
宁夏	0.00	0.00	0.00	0.61	0.89	0.21	0.00	0.15	0.21	0.50	0.64	0.29
新疆	0.00	0.28	0.48	1.04	2.60	0.76	0.10	0.41	0.88	1.41	2.00	0.98
全国	**0.00**	**0.00**	**0.08**	**0.56**	**1.69**	**0.41**	**0.00**	**0.08**	**0.37**	**0.85**	**1.73**	**0.58**

附表33 2023年各省（自治区、直辖市）二级及以上综合医院导尿管相关尿路感染相关信息填报情况

区域	二级综合医院		三级综合医院		合计	
	机构数（家）	例次数（例次）	机构数（家）	例次数（例次）	机构数（家）	例次数（例次）
北京	4	16	23	718	27	734
天津	3	21	18	192	21	213
河北	14	89	45	1053	59	1142
山西	16	91	31	576	47	667
内蒙古	2	9	21	501	23	510
辽宁	0	—	27	354	27	354
吉林	1	2	12	166	13	168
黑龙江	0	—	12	75	12	75
上海	15	318	24	654	39	972
江苏	18	57	130	2540	148	2597
浙江	53	580	83	3216	136	3796
安徽	5	36	59	929	64	965
福建	14	239	51	2388	65	2627
江西	26	231	40	718	66	949
山东	55	538	89	3397	144	3935
河南	48	504	67	1544	115	2048
湖北	25	224	77	1072	102	1296
湖南	10	103	56	1376	66	1479
广东	10	111	88	4494	98	4605
广西	34	335	58	2023	92	2358
海南	13	87	14	289	27	376
重庆	16	232	34	1151	50	1383
四川	28	165	137	2106	165	2271
贵州	22	103	38	383	60	486
云南	29	254	43	1106	72	1360
西藏	0	—	1	3	1	3
陕西	14	82	34	487	48	569
甘肃	8	44	20	131	28	175
青海	0	—	7	43	7	43
宁夏	4	15	9	51	13	66
新疆	6	49	28	674	34	723
全国	**493**	**4535**	**1376**	**34 410**	**1869**	**38 945**

附表 34　2023 年各省（自治区、直辖市）二级及以上综合医院住院患者 CVC 导管相关感染率

单位：‰

| 区域 | 二级综合医院（N=919） | | | | | | 三级综合医院（N=1677） | | | | | |
	P_5	P_{25}	P_{50}	P_{75}	P_{95}	$\bar{x}$	P_5	P_{25}	P_{50}	P_{75}	P_{95}	$\bar{x}$
北京	0.00	0.10	0.23	0.85	1.44	0.47	0.00	0.00	0.17	0.60	1.12	0.34
天津	0.00	0.00	0.00	0.00	0.08	0.01	0.00	0.00	0.00	0.12	0.43	0.11
河北	0.00	0.00	0.00	0.22	1.75	0.21	0.00	0.06	0.17	0.41	0.59	0.23
山西	0.00	0.00	0.00	0.00	0.80	0.06	0.00	0.00	0.10	0.40	1.92	0.30
内蒙古	0.00	0.00	0.00	0.00	0.00	0.00	0.00	0.00	0.00	0.36	1.69	0.26
辽宁	0.00	0.00	0.00	0.00	0.00	0.00	0.00	0.00	0.00	0.08	1.59	0.22
吉林	0.00	0.00	0.00	0.00	0.00	0.00	0.00	0.00	0.00	0.13	0.30	0.09
黑龙江	—	—	—	—	—	—	0.00	0.00	0.00	0.11	0.79	0.12
上海	0.00	0.00	0.03	0.26	0.98	0.19	0.00	0.00	0.08	0.16	0.27	0.10
江苏	0.00	0.00	0.00	0.00	0.82	0.10	0.00	0.00	0.14	0.30	0.69	0.21
浙江	0.00	0.00	0.00	0.24	1.43	0.23	0.00	0.06	0.17	0.30	0.83	0.24
安徽	0.00	0.00	0.00	0.00	0.63	0.10	0.00	0.00	0.17	0.41	1.09	0.31
福建	0.00	0.00	0.00	0.31	1.06	0.18	0.00	0.06	0.20	0.41	0.93	0.29
江西	0.00	0.00	0.00	0.26	0.74	0.20	0.00	0.00	0.15	0.36	0.85	0.23
山东	0.00	0.00	0.00	0.32	0.96	0.20	0.00	0.07	0.24	0.48	1.21	0.36
河南	0.00	0.00	0.00	0.06	1.01	0.16	0.00	0.00	0.10	0.30	0.66	0.19
湖北	0.00	0.00	0.00	0.00	0.37	0.05	0.00	0.00	0.00	0.17	0.63	0.13
湖南	0.00	0.00	0.00	0.00	0.44	0.04	0.00	0.00	0.12	0.29	0.65	0.21
广东	0.00	0.00	0.00	0.27	0.74	0.17	0.00	0.09	0.18	0.32	0.81	0.25
广西	0.00	0.00	0.00	0.22	0.60	0.12	0.00	0.06	0.20	0.28	0.64	0.22
海南	0.00	0.00	0.26	0.67	2.74	0.53	0.00	0.04	0.16	0.47	0.94	0.25
重庆	0.00	0.00	0.20	0.32	1.29	0.28	0.00	0.05	0.29	0.53	1.43	0.36
四川	0.00	0.00	0.00	0.00	1.40	0.15	0.00	0.00	0.11	0.28	0.87	0.21
贵州	0.00	0.00	0.00	0.33	0.75	0.24	0.00	0.00	0.10	0.27	0.51	0.16
云南	0.00	0.00	0.00	0.47	1.46	0.30	0.00	0.00	0.12	0.29	0.51	0.16
西藏	—	—	—	—	—	—	0.00	0.00	0.21	0.42	0.42	0.21
陕西	0.00	0.00	0.00	0.00	0.72	0.14	0.00	0.00	0.10	0.22	0.90	0.20
甘肃	0.00	0.00	0.00	0.00	0.00	0.73	0.00	0.00	0.00	0.06	1.47	0.26
青海	0.00	0.00	0.00	0.00	0.00	0.00	0.00	0.00	0.00	0.12	1.05	0.18
宁夏	0.00	0.00	0.00	0.00	0.00	0.00	0.00	0.00	0.03	0.25	0.32	0.10
新疆	0.00	0.00	0.00	0.37	1.62	0.31	0.00	0.16	0.62	0.94	1.71	0.73
全国	**0.00**	**0.00**	**0.00**	**0.12**	**0.91**	**0.20**	**0.00**	**0.00**	**0.12**	**0.31**	**0.86**	**0.24**

附表 35　2023 年各省（自治区、直辖市）二级及以上综合医院住院患者 PICC 导管相关感染率

单位：‰

区域	二级综合医院（N=919）						三级综合医院（N=1677）					
	P_5	P_{25}	P_{50}	P_{75}	P_{95}	$\bar{x}$	P_5	P_{25}	P_{50}	P_{75}	P_{95}	$\bar{x}$
北京	0.00	0.00	0.00	0.07	0.14	0.04	0.00	0.00	0.00	0.08	0.67	0.22
天津	0.00	0.00	0.00	0.00	0.00	0.00	0.00	0.00	0.00	0.00	0.12	0.12
河北	0.00	0.00	0.00	0.00	0.21	0.01	0.00	0.00	0.00	0.02	0.19	0.03
山西	0.00	0.00	0.00	0.00	0.00	0.02	0.00	0.00	0.00	0.07	0.36	0.06
内蒙古	0.00	0.00	0.00	0.00	0.00	0.00	0.00	0.00	0.00	0.05	0.28	0.05
辽宁	0.00	0.00	0.00	0.00	0.00	0.00	0.00	0.00	0.00	0.00	0.00	0.00
吉林	0.00	0.00	0.00	0.00	0.00	0.00	0.00	0.00	0.00	0.00	0.00	0.00
黑龙江	—	—	—	—	—	—	0.00	0.00	0.00	0.00	0.00	0.01
上海	0.00	0.00	0.00	0.00	0.00	0.00	0.00	0.00	0.00	0.00	0.19	0.02
江苏	0.00	0.00	0.00	0.00	0.22	0.03	0.00	0.00	0.00	0.02	0.23	0.05
浙江	0.00	0.00	0.00	0.00	0.58	0.07	0.00	0.00	0.04	0.12	0.43	0.10
安徽	0.00	0.00	0.00	0.00	0.17	0.02	0.00	0.00	0.00	0.00	0.42	0.06
福建	0.00	0.00	0.00	0.00	0.52	0.03	0.00	0.00	0.00	0.07	0.21	0.05
江西	0.00	0.00	0.00	0.00	0.00	0.04	0.00	0.00	0.00	0.00	0.43	0.05
山东	0.00	0.00	0.00	0.00	0.37	0.06	0.00	0.00	0.00	0.03	0.29	0.05
河南	0.00	0.00	0.00	0.00	0.00	0.02	0.00	0.00	0.00	0.00	0.15	0.06
湖北	0.00	0.00	0.00	0.00	0.00	0.10	0.00	0.00	0.00	0.00	0.16	0.02
湖南	0.00	0.00	0.00	0.00	0.10	0.01	0.00	0.00	0.00	0.05	0.28	0.04
广东	0.00	0.00	0.00	0.00	0.14	0.01	0.00	0.00	0.02	0.15	0.42	0.10
广西	0.00	0.00	0.00	0.00	0.00	0.01	0.00	0.00	0.00	0.10	0.38	0.08
海南	0.00	0.00	0.00	0.00	2.00	0.15	0.00	0.00	0.00	0.00	0.19	0.01
重庆	0.00	0.00	0.00	0.11	0.50	0.07	0.00	0.00	0.00	0.13	0.46	0.09
四川	0.00	0.00	0.00	0.00	0.00	0.00	0.00	0.00	0.00	0.00	0.25	0.04
贵州	0.00	0.00	0.00	0.00	0.00	0.00	0.00	0.00	0.00	0.00	0.05	0.01
云南	0.00	0.00	0.00	0.00	0.00	0.02	0.00	0.00	0.00	0.00	0.05	0.01
西藏	—	—	—	—	—	—	0.00	0.00	0.00	0.00	0.00	0.00
陕西	0.00	0.00	0.00	0.00	0.00	0.01	0.00	0.00	0.00	0.00	0.37	0.06
甘肃	0.00	0.00	0.00	0.00	0.00	0.00	0.00	0.00	0.00	0.00	0.00	0.01
青海	0.00	0.00	0.00	0.00	0.00	0.00	0.00	0.00	0.00	0.00	0.00	0.00
宁夏	0.00	0.00	0.00	0.00	0.00	0.00	0.00	0.00	0.00	0.00	0.12	0.01
新疆	0.00	0.00	0.00	0.00	0.00	0.00	0.00	0.00	0.00	0.15	0.78	0.16
全国	**0.00**	**0.00**	**0.00**	**0.00**	**0.13**	**0.03**	**0.00**	**0.00**	**0.00**	**0.01**	**0.29**	**0.05**

附表 36　2023 年各省（自治区、直辖市）二级及以上综合医院住院患者血液净化用中心静脉导管相关感染率

单位：‰

区域	二级综合医院（N=919）						三级综合医院（N=1677）					
	P_5	P_{25}	P_{50}	P_{75}	P_{95}	$\bar{x}$	P_5	P_{25}	P_{50}	P_{75}	P_{95}	$\bar{x}$
北京	0.00	0.00	0.00	0.47	0.47	0.16	0.00	0.00	0.00	0.05	1.06	0.14
天津	0.00	0.00	0.00	1.22	1.27	0.42	0.00	0.00	0.00	0.15	0.49	0.13
河北	0.00	0.00	0.00	0.00	4.76	0.40	0.00	0.00	0.00	0.56	1.58	0.37
山西	0.00	0.00	0.00	0.00	15.63	1.04	0.00	0.00	0.00	0.35	3.03	0.41
内蒙古	0.00	0.00	0.52	1.05	1.05	0.52	0.00	0.00	0.00	0.00	1.40	0.24
辽宁	0.00	0.00	0.00	0.00	0.00	0.00	0.00	0.00	0.00	0.00	1.00	0.16
吉林	0.00	0.00	0.00	0.00	0.00	0.00	0.00	0.00	0.00	0.00	0.00	0.00
黑龙江	—	—	—	—	—	—	0.00	0.00	0.00	0.00	1.16	0.18
上海	0.00	0.00	0.00	0.00	1.58	0.13	0.00	0.00	0.00	0.00	1.53	0.17
江苏	0.00	0.00	0.00	0.09	4.42	0.50	0.00	0.00	0.00	0.34	1.40	0.32
浙江	0.00	0.00	0.00	0.00	1.03	0.22	0.00	0.00	0.20	0.58	2.90	0.61
安徽	0.00	0.00	0.00	0.11	1.38	0.22	0.00	0.00	0.08	0.77	2.09	0.69
福建	0.00	0.00	0.00	0.00	0.00	0.00	0.00	0.00	0.00	0.42	1.94	0.33
江西	0.00	0.00	0.00	0.60	4.94	0.71	0.00	0.00	0.00	1.03	2.50	0.65
山东	0.00	0.00	0.00	0.00	0.55	0.10	0.00	0.00	0.00	0.45	1.62	0.34
河南	0.00	0.00	0.00	0.00	2.02	0.47	0.00	0.00	0.00	0.03	1.66	0.79
湖北	0.00	0.00	0.00	0.21	4.50	0.53	0.00	0.00	0.00	0.35	0.98	0.24
湖南	0.00	0.00	0.00	0.00	1.25	0.07	0.00	0.00	0.00	0.47	1.35	0.36
广东	0.00	0.00	0.00	0.00	1.92	0.19	0.00	0.00	0.02	0.46	1.96	0.45
广西	0.00	0.00	0.00	0.00	4.78	0.86	0.00	0.37	0.96	5.62	0.95
海南	0.00	0.00	0.00	0.00	1.49	0.14	0.00	0.00	0.00	0.68	2.00	0.46
重庆	0.00	0.00	0.00	0.65	1.69	0.39	0.00	0.00	0.00	0.61	2.20	0.37
四川	0.00	0.00	0.00	0.00	2.18	0.53	0.00	0.00	0.00	0.47	2.51	0.43
贵州	0.00	0.00	0.00	0.00	0.00	0.05	0.00	0.00	0.00	0.28	1.78	0.27
云南	0.00	0.00	0.00	0.00	3.26	0.27	0.00	0.00	0.00	0.75	1.46	0.48
西藏	—	—	—	—	—	—	0.00	0.00	0.83	1.65	1.65	0.83
陕西	0.00	0.00	0.00	0.00	0.00	0.00	0.00	0.00	0.00	0.43	4.14	0.63
甘肃	0.00	0.00	0.00	0.00	0.00	0.00	0.00	0.00	0.00	0.00	4.33	0.56
青海	0.00	0.00	0.00	0.00	0.00	0.00	0.00	0.00	0.00	0.62	1.18	0.30
宁夏	0.00	0.00	0.00	0.00	0.00	0.00	0.00	0.00	0.00	0.00	0.00	0.00
新疆	0.00	0.00	0.00	0.00	0.61	0.10	0.00	0.00	0.20	0.69	2.48	0.70
全国	**0.00**	**0.00**	**0.00**	**0.00**	**1.71**	**0.34**	**0.00**	**0.00**	**0.00**	**0.41**	**1.88**	**0.43**

附表37 2023年各省（自治区、直辖市）二级及以上综合医院CVC导管相关感染相关信息填报情况

区域	二级综合医院		三级综合医院		合计	
	机构数（家）	例次数（例次）	机构数（家）	例次数（例次）	机构数（家）	例次数（例次）
北京	3	5	20	257	23	262
天津	1	1	12	38	13	39
河北	6	21	40	202	46	223
山西	4	9	21	103	25	112
内蒙古	0	—	11	95	11	95
辽宁	0	—	21	111	21	111
吉林	0	—	7	41	7	41
黑龙江	0	—	10	20	10	20
上海	11	60	20	178	31	238
江苏	7	13	92	528	99	541
浙江	30	60	74	455	104	515
安徽	2	6	44	213	46	219
福建	5	9	41	309	46	318
江西	16	26	30	200	46	226
山东	25	66	81	417	106	483
河南	23	50	52	396	75	446
湖北	3	7	44	100	47	107
湖南	2	9	41	185	43	194
广东	5	19	80	681	85	700
广西	12	20	48	343	60	363
海南	7	23	13	35	20	58
重庆	10	19	30	200	40	219
四川	10	17	93	332	103	349
贵州	12	18	26	107	38	125
云南	20	45	32	209	52	254
西藏	0	—	1	1	1	1
陕西	6	8	24	77	30	85
甘肃	1	2	15	73	16	75
青海	0	—	5	15	5	15
宁夏	0	—	5	10	5	10
新疆	3	6	24	169	27	175
全国	**224**	**519**	**1057**	**6100**	**1281**	**6619**

附表 38　2023 年各省（自治区、直辖市）二级及以上综合医院 PICC 导管相关感染相关信息填报情况

区域	二级综合医院		三级综合医院		合计	
	机构数（家）	例次数（例次）	机构数（家）	例次数（例次）	机构数（家）	例次数（例次）
北京	1	1	14	111	15	112
天津	0	—	2	8	2	8
河北	1	1	13	27	14	28
山西	1	1	13	29	14	30
内蒙古	0	—	7	9	7	9
辽宁	0	—	2	12	2	12
吉林	0	—	1	5	1	5
黑龙江	0	—	1	1	1	1
上海	1	1	6	26	7	27
江苏	5	6	37	121	42	127
浙江	15	20	49	158	64	178
安徽	1	1	15	38	16	39
福建	1	3	21	75	22	78
江西	1	1	10	20	11	21
山东	10	13	30	191	40	204
河南	3	3	18	57	21	60
湖北	1	1	12	18	13	19
湖南	2	2	20	52	22	54
广东	1	1	48	159	49	160
广西	1	1	22	53	23	54
海南	1	1	2	10	3	11
重庆	5	5	15	65	20	70
四川	0	—	26	46	26	46
贵州	0	—	4	9	4	9
云南	1	1	5	5	6	6
西藏	0	—	0	—	0	—
陕西	1	1	7	12	8	13
甘肃	0	—	2	3	2	3
青海	0	—	0	—	0	—
宁夏	0	—	1	1	1	1
新疆	0	—	13	24	13	24
全国	**53**	**64**	**416**	**1345**	**469**	**1409**

附表39 2023年各省（自治区、直辖市）二级及以上综合医院血液净化用中心静脉导管相关感染相关信息填报情况

区域	二级综合医院		三级综合医院		合计	
	机构数（家）	例次数（例次）	机构数（家）	例次数（例次）	机构数（家）	例次数（例次）
北京	1	2	6	6	7	8
天津	1	2	6	15	7	17
河北	2	7	14	24	16	31
山西	1	1	8	16	9	17
内蒙古	0	—	4	6	4	6
辽宁	0	—	6	10	6	10
黑龙江	0	—	2	6	2	6
上海	2	2	4	15	6	17
江苏	5	10	37	82	42	92
浙江	5	14	43	139	48	153
安徽	2	3	31	96	33	99
福建	0	—	17	45	17	45
江西	13	36	20	56	33	92
山东	4	4	23	45	27	49
河南	10	19	13	55	23	74
湖北	5	6	27	46	32	52
湖南	1	1	23	98	24	99
广东	1	2	42	138	43	140
广西	7	25	40	139	47	164
海南	1	1	5	15	6	16
重庆	5	10	12	21	17	31
四川	7	13	51	119	58	132
贵州	1	2	12	24	13	26
云南	3	8	15	31	18	39
西藏	0	—	1	1	1	1
陕西	0	—	13	23	13	23
甘肃	0	—	5	20	5	20
青海	0	—	5	10	5	10
新疆	1	1	15	34	16	35
全国	**78**	**169**	**500**	**1335**	**578**	**1504**

附表 40　2023 年各省（自治区、直辖市）二级及以上综合医院住院患者 VAP 发生率

单位：‰

区域	二级综合医院（N=919）						三级综合医院（N=1677）					
	P_5	P_{25}	P_{50}	P_{75}	P_{95}	$\bar{x}$	P_5	P_{25}	P_{50}	P_{75}	P_{95}	$\bar{x}$
北京	0.00	0.00	0.82	2.65	3.67	1.33	0.00	0.00	1.24	3.62	15.39	3.67
天津	0.00	0.00	0.19	1.64	3.23	0.87	0.00	0.00	0.20	0.64	3.49	0.57
河北	0.00	0.00	0.00	1.85	3.30	0.94	0.00	0.33	0.81	1.86	3.98	1.41
山西	0.00	0.00	0.00	0.00	14.10	1.49	0.00	0.22	1.98	5.26	11.05	3.22
内蒙古	0.00	0.00	2.14	4.29	4.29	2.14	0.00	0.17	1.94	3.37	8.43	2.45
辽宁	0.00	0.00	0.00	0.00	0.00	0.00	0.00	0.00	0.00	1.10	6.97	1.27
吉林	0.00	0.00	0.00	0.00	0.00	0.00	0.00	0.00	0.00	1.24	11.12	2.11
黑龙江	—	—	—	—	—	—	0.00	0.00	0.00	1.69	7.04	1.53
上海	0.00	0.47	0.99	2.21	10.76	2.08	0.00	0.07	1.14	2.18	5.31	1.59
江苏	0.00	0.00	0.00	1.73	4.31	1.45	0.00	0.86	1.57	2.75	6.51	2.03
浙江	0.00	0.00	1.05	2.24	6.21	1.51	0.00	0.68	1.70	3.10	6.20	2.16
安徽	0.00	2.69	4.32	8.49	18.66	6.09	0.00	0.89	2.30	4.24	8.65	2.98
福建	0.00	0.00	0.98	3.38	12.90	2.77	0.00	0.40	1.17	3.22	7.74	2.29
江西	0.00	0.00	0.94	4.18	11.98	3.03	0.00	1.47	2.28	3.93	5.88	2.63
山东	0.00	0.00	1.37	3.56	6.71	2.14	0.00	0.78	2.34	4.73	7.48	2.83
河南	0.00	0.00	0.93	2.78	8.04	2.05	0.00	0.42	1.78	3.27	7.50	2.21
湖北	0.00	0.00	1.47	3.64	10.31	2.56	0.00	0.51	1.53	3.82	7.65	2.39
湖南	0.00	0.00	0.25	4.04	16.03	2.84	0.00	0.97	2.34	4.78	12.88	3.54
广东	0.00	0.00	0.69	3.40	4.75	1.55	0.08	0.92	2.03	3.32	6.31	2.44
广西	0.00	0.00	0.92	3.44	7.87	2.32	0.00	0.26	0.92	1.88	3.66	1.33
海南	0.00	0.57	1.09	1.53	6.14	1.34	0.00	0.46	1.83	3.84	4.84	2.09
重庆	0.00	1.42	2.60	4.46	8.39	2.88	0.00	0.69	2.72	4.05	9.06	2.84
四川	0.00	0.00	0.00	0.97	9.71	1.39	0.00	0.34	1.62	3.62	7.96	2.34
贵州	0.00	0.00	0.45	2.07	6.12	1.31	0.00	0.11	1.11	2.26	10.37	2.00
云南	0.00	0.00	1.68	4.02	9.37	2.76	0.37	1.59	3.62	6.08	10.17	4.27
西藏	—	—	—	—	—	—	0.00	0.00	5.42	10.83	10.83	5.42
陕西	0.00	0.00	0.00	1.15	4.69	0.87	0.00	0.33	1.42	2.64	7.21	1.94
甘肃	0.00	0.00	0.00	0.00	12.12	1.40	0.00	0.00	0.30	4.55	13.14	3.69
青海	0.00	0.00	0.00	0.00	0.00	0.00	0.00	0.00	0.52	3.04	6.95	1.76
宁夏	0.00	0.00	0.00	0.00	7.07	0.85	0.00	0.51	1.64	3.24	6.34	2.01
新疆	0.00	0.00	0.00	6.62	8.08	18.66	6.37	0.00	1.56	2.95	4.61	8.20	3.66
全国	**0.00**	**0.00**	**0.43**	**2.57**	**8.39**	**1.95**	**0.00**	**0.35**	**1.55**	**3.35**	**7.83**	**2.39**

附表 41　2023 年各省（自治区、直辖市）二级及以上综合医院 VAP 相关信息填报情况

区域	二级综合医院		三级综合医院		合计	
	机构数（家）	例次数（例次）	机构数（家）	例次数（例次）	机构数（家）	例次数（例次）
北京	2	6	20	1105	22	1111
天津	3	5	15	46	18	51
河北	9	48	40	496	49	544
山西	7	33	27	423	34	456
内蒙古	1	4	21	324	22	328
辽宁	0	——	29	391	29	391
吉林	0	——	10	119	10	119
黑龙江	0	——	10	125	10	125
上海	15	94	24	468	39	562
江苏	13	62	123	1898	136	1960
浙江	38	295	83	1685	121	1980
安徽	6	89	62	1145	68	1234
福建	10	65	45	844	55	909
江西	23	157	40	662	63	819
山东	54	451	91	2280	145	2731
河南	50	252	65	827	115	1079
湖北	23	106	71	1007	94	1113
湖南	10	52	55	1088	65	1140
广东	7	44	89	1986	96	2030
广西	30	189	52	682	82	871
海南	10	32	14	156	24	188
重庆	15	105	33	447	48	552
四川	16	73	123	1343	139	1416
贵州	19	52	33	321	52	373
云南	28	144	43	1210	71	1354
西藏	0	——	1	20	1	20
陕西	7	22	34	250	41	272
甘肃	6	13	28	570	34	583
青海	0	——	7	104	7	104
宁夏	2	6	8	123	10	129
新疆	5	59	27	474	32	533
全国	**409**	**2458**	**1323**	**22 619**	**1732**	**25 077**

附表 42　2023 年各省（自治区、直辖市）二级及以上综合医院护士锐器伤发生率

单位：%

区域	二级综合医院（N=919）						三级综合医院（N=1677）					
	P_5	P_{25}	P_{50}	P_{75}	P_{95}	$\bar{x}$	P_5	P_{25}	P_{50}	P_{75}	P_{95}	$\bar{x}$
北京	0.00	0.20	0.54	0.96	1.23	0.58	0.00	0.00	0.28	0.77	1.88	0.53
天津	0.00	0.00	0.00	0.00	1.04	0.15	0.00	0.00	0.44	0.97	3.07	0.78
河北	0.00	0.26	0.63	1.63	3.36	1.03	0.00	0.63	1.28	2.25	4.47	1.57
山西	0.00	0.00	0.15	1.11	2.38	0.64	0.00	0.00	0.41	0.90	2.57	0.68
内蒙古	1.66	1.66	2.46	3.26	3.26	2.46	0.00	0.25	0.85	1.35	2.00	0.86
辽宁	0.00	0.00	0.00	0.00	0.20	0.04	0.00	0.00	0.28	0.82	2.44	0.59
吉林	0.00	0.00	0.00	0.98	6.08	1.01	0.00	0.00	0.13	0.90	1.85	0.47
黑龙江	—	—	—	—	—	—	0.00	0.00	0.21	0.66	1.77	0.45
上海	0.00	0.16	1.28	3.16	5.01	1.81	0.00	0.00	0.60	1.23	1.84	0.68
江苏	0.00	0.51	1.55	3.10	5.88	2.05	0.00	0.53	1.28	2.51	6.28	1.97
浙江	0.00	0.56	1.52	3.11	5.66	2.05	0.48	1.16	2.01	3.25	5.04	2.39
安徽	0.00	0.92	2.83	5.12	9.77	3.34	0.19	0.95	1.82	3.02	6.95	2.21
福建	0.31	1.03	1.98	3.58	6.08	2.49	0.20	1.00	1.38	2.40	4.85	1.85
江西	0.00	1.18	3.08	4.13	9.80	3.45	0.33	1.02	2.02	3.45	10.39	2.97
山东	0.00	0.18	0.73	1.42	3.80	1.17	0.12	0.45	1.16	2.17	3.44	1.45
河南	0.00	0.00	0.66	1.42	3.38	1.00	0.00	0.50	0.95	1.88	2.75	1.23
湖北	0.00	0.94	1.54	3.03	4.44	2.02	0.00	0.60	1.95	3.03	4.56	1.97
湖南	0.00	1.22	2.13	2.67	12.20	2.87	0.24	1.22	2.03	3.06	4.94	2.31
广东	0.00	1.35	2.20	5.10	8.70	3.19	0.31	1.18	1.85	3.10	5.63	2.29
广西	0.61	1.69	3.06	5.36	6.47	3.43	0.51	1.44	2.42	4.22	6.78	3.02
海南	0.00	0.90	2.24	3.74	6.42	2.46	0.00	0.96	1.66	2.72	5.39	1.99
重庆	0.39	1.39	1.74	3.46	13.10	3.12	0.16	0.79	1.41	3.11	5.23	2.02
四川	0.00	1.10	2.14	3.92	8.19	2.73	0.00	1.26	2.44	4.35	7.02	2.97
贵州	0.00	0.68	1.37	2.03	5.16	1.60	0.23	0.71	1.25	1.97	4.23	1.59
云南	0.00	0.98	1.76	3.52	7.66	2.65	0.71	1.16	2.50	3.67	6.66	2.74
西藏	—	—	—	—	—	—	1.16	1.16	1.56	1.97	1.97	1.56
陕西	0.00	0.00	0.61	1.31	2.96	0.85	0.00	0.14	0.50	1.04	2.79	0.80
甘肃	0.00	0.00	0.00	1.17	1.87	0.64	0.00	0.27	0.61	1.22	2.84	1.03
青海	0.00	0.00	0.28	1.14	1.64	0.57	0.00	0.27	0.93	1.50	4.07	1.20
宁夏	0.00	0.00	0.47	1.17	5.08	0.93	0.00	0.31	0.51	0.92	1.49	0.58
新疆	0.00	0.37	1.40	1.93	2.61	1.30	0.00	0.44	0.66	2.26	4.54	1.45
全国	**0.00**	**0.23**	**1.14**	**2.59**	**5.96**	**1.78**	**0.00**	**0.51**	**1.28**	**2.54**	**5.32**	**1.80**

附表43 2023年各省（自治区、直辖市）二级及以上综合医院护士锐器伤相关信息填报情况

区域	二级综合医院		三级综合医院		合计	
	机构数（家）	例次数（例次）	机构数（家）	例次数（例次）	机构数（家）	例次数（例次）
北京	3	9	21	208	24	217
天津	2	3	20	120	22	123
河北	15	68	44	701	59	769
山西	21	49	25	212	46	261
内蒙古	2	18	22	218	24	236
辽宁	2	3	53	346	55	349
吉林	3	13	13	171	16	184
黑龙江	0	—	17	92	17	92
上海	17	211	23	257	40	468
江苏	33	155	130	2146	163	2301
浙江	67	429	88	1791	155	2220
安徽	10	140	68	1146	78	1286
福建	20	142	50	824	70	966
江西	39	424	46	969	85	1393
山东	62	345	99	1633	161	1978
河南	67	391	74	972	141	1363
湖北	39	263	81	1356	120	1619
湖南	19	131	62	1304	81	1435
广东	10	150	93	2127	103	2277
广西	43	508	60	1500	103	2008
海南	11	85	15	221	26	306
重庆	17	210	38	543	55	753
四川	51	328	146	2900	197	3228
贵州	31	167	43	411	74	578
云南	48	343	45	911	93	1254
西藏	0	—	2	9	2	9
陕西	19	70	36	278	55	348
甘肃	29	69	48	294	77	363
青海	5	9	11	118	16	127
宁夏	9	39	8	42	17	81
新疆	6	26	27	259	33	285
全国	**700**	**4798**	**1508**	**24 079**	**2208**	**28 877**

附表 44　2021—2023 年各省（自治区、直辖市）三级综合医院床护比

1：X

区域	2021 年（N=1306）		2022 年（N=1306）		2023 年（N=1306）	
	$M（P_{25}，P_{75}）$	$\bar{x}$	$M（P_{25}，P_{75}）$	$\bar{x}$	$M（P_{25}，P_{75}）$	$\bar{x}$
北京	0.89（0.81，1.00）	0.90	0.91（0.80，1.01）	0.91	0.91（0.82，0.99）	0.93
天津	0.71（0.60，0.76）	0.69	0.72（0.63，0.79）	0.72	0.75（0.67，0.80）	0.73
河北	0.63（0.57，0.68）	0.62	0.63（0.56，0.67）	0.62	0.61（0.57，0.68）	0.62
山西	0.67（0.60，0.73）	0.67	0.69（0.62，0.73）	0.70	0.69（0.60，0.76）	0.69
内蒙古	0.63（0.60，0.68）	0.63	0.64（0.60，0.70）	0.65	0.63（0.61，0.69）	0.64
辽宁	0.54（0.47，0.62）	0.54	0.56（0.47，0.63）	0.55	0.54（0.48，0.61）	0.54
吉林	0.57（0.57，0.57）	0.57	0.63（0.63，0.63）	0.63	0.34（0.34，0.34）	0.34
黑龙江	0.55（0.43，0.63）	0.58	0.59（0.50，0.64）	0.61	0.60（0.50，0.62）	0.61
上海	0.72（0.65，0.79）	0.72	0.74（0.67，0.81）	0.74	0.76（0.66，0.81）	0.75
江苏	0.59（0.53，0.66）	0.60	0.61（0.55，0.68）	0.62	0.62（0.55，0.69）	0.62
浙江	0.69（0.62，0.74）	0.67	0.66（0.60，0.71）	0.66	0.66（0.61，0.71）	0.66
安徽	0.51（0.49，0.59）	0.54	0.55（0.50，0.62）	0.56	0.55（0.50，0.62）	0.56
福建	0.67（0.61，0.73）	0.68	0.67（0.61，0.75）	0.70	0.66（0.59，0.76）	0.69
江西	0.53（0.47，0.55）	0.52	0.56（0.52，0.62）	0.56	0.60（0.56，0.64）	0.59
山东	0.58（0.53，0.65）	0.60	0.58（0.54，0.66）	0.60	0.59（0.54，0.66）	0.61
河南	0.56（0.50，0.64）	0.57	0.56（0.51，0.64）	0.57	0.57（0.51，0.63）	0.57
湖北	0.52（0.46，0.60）	0.53	0.55（0.48，0.59）	0.54	0.55（0.49，0.60）	0.55
湖南	0.53（0.51，0.59）	0.55	0.55（0.51，0.62）	0.57	0.57（0.52，0.66）	0.60
广东	0.67（0.59，0.73）	0.67	0.68（0.61，0.73）	0.67	0.68（0.61，0.75）	0.68
广西	0.64（0.59，0.69）	0.65	0.66（0.60，0.69）	0.66	0.66（0.61，0.73）	0.68
海南	0.66（0.53，0.71）	0.62	0.64（0.60，0.71）	0.65	0.67（0.60，0.73）	0.66
重庆	0.60（0.50，0.65）	0.58	0.61（0.49，0.68）	0.59	0.58（0.49，0.69）	0.59
四川	0.51（0.44，0.57）	0.52	0.53（0.47，0.60）	0.54	0.53（0.47，0.61）	0.54
贵州	0.51（0.45，0.56）	0.52	0.51（0.48，0.58）	0.54	0.53（0.48，0.61）	0.54
云南	0.61（0.55，0.68）	0.61	0.62（0.55，0.68）	0.61	0.58（0.55，0.68）	0.60
陕西	0.59（0.53，0.71）	0.62	0.60（0.56，0.73）	0.64	0.61（0.55，0.72）	0.65
甘肃	0.54（0.48，0.62）	0.55	0.54（0.47，0.63）	0.55	0.53（0.47，0.62）	0.54
青海	0.57（0.48，0.59）	0.56	0.57（0.48，0.59）	0.56	0.57（0.51，0.59）	0.57
宁夏	0.61（0.53，0.62）	0.59	0.63（0.59，0.66）	0.62	0.62（0.59，0.66）	0.62
新疆	0.60（0.51，0.69）	0.61	0.60（0.55，0.71）	0.62	0.57（0.50，0.66）	0.58
全国	**0.59（0.51，0.67）**	**0.60**	**0.60（0.52，0.68）**	**0.61**	**0.60（0.53，0.68）**	**0.61**

附表 45　2021—2023 年各省（自治区、直辖市）三级综合医院病区床护比

1 : X

区域	2021 年（N=1306）		2022 年（N=1306）		2023 年（N=1306）	
	$M（P_{25}，P_{75}）$	$\bar{x}$	$M（P_{25}，P_{75}）$	$\bar{x}$	$M（P_{25}，P_{75}）$	$\bar{x}$
北京	0.56（0.50，0.63）	0.56	0.56（0.48，0.62）	0.56	0.55（0.48，0.64）	0.58
天津	0.47（0.41，0.52）	0.46	0.47（0.40，0.53）	0.47	0.47（0.42，0.54）	0.48
河北	0.46（0.41，0.51）	0.46	0.46（0.41，0.50）	0.46	0.44（0.40，0.50）	0.46
山西	0.49（0.43，0.52）	0.48	0.48（0.43，0.56）	0.49	0.47（0.40，0.57）	0.49
内蒙古	0.42（0.36，0.46）	0.43	0.42（0.38，0.48）	0.43	0.43（0.39，0.48）	0.43
辽宁	0.34（0.29，0.42）	0.40	0.35（0.29，0.41）	0.36	0.35（0.30，0.40）	0.36
吉林	0.53（0.53，0.53）	0.53	0.46（0.46，0.46）	0.46	0.30（0.30，0.30）	0.30
黑龙江	0.40（0.31，0.44）	0.40	0.41（0.33，0.45）	0.40	0.40（0.33，0.44）	0.40
上海	0.50（0.47，0.53）	0.50	0.53（0.49，0.55）	0.52	0.54（0.49，0.59）	0.54
江苏	0.41（0.36，0.45）	0.41	0.41（0.36，0.46）	0.42	0.42（0.38，0.46）	0.42
浙江	0.45（0.38，0.50）	0.44	0.43（0.37，0.48）	0.43	0.44（0.38，0.48）	0.43
安徽	0.40（0.36，0.44）	0.40	0.43（0.37，0.45）	0.42	0.42（0.37，0.44）	0.42
福建	0.48（0.42，0.53）	0.48	0.48（0.43，0.54）	0.49	0.49（0.42，0.55）	0.49
江西	0.38（0.34，0.41）	0.37	0.39（0.36，0.44）	0.40	0.41（0.39，0.45）	0.42
山东	0.42（0.37，0.47）	0.42	0.41（0.37，0.46）	0.42	0.41（0.37，0.47）	0.42
河南	0.41（0.36，0.44）	0.41	0.41（0.35，0.45）	0.41	0.41（0.37，0.45）	0.41
湖北	0.38（0.35，0.45）	0.39	0.38（0.35，0.44）	0.39	0.40（0.35，0.45）	0.41
湖南	0.41（0.34，0.45）	0.41	0.42（0.37，0.47）	0.42	0.42（0.39，0.47）	0.43
广东	0.46（0.41，0.52）	0.47	0.47（0.42，0.50）	0.47	0.47（0.42，0.51）	0.48
广西	0.45（0.42，0.52）	0.47	0.47（0.43，0.51）	0.48	0.49（0.45，0.54）	0.49
海南	0.45（0.37，0.50）	0.44	0.46（0.41，0.49）	0.45	0.47（0.45，0.48）	0.46
重庆	0.41（0.36，0.47）	0.42	0.43（0.35，0.48）	0.43	0.41（0.37，0.49）	0.43
四川	0.37（0.32，0.41）	0.38	0.37（0.33，0.42）	0.38	0.38（0.33，0.42）	0.39
贵州	0.40（0.35，0.43）	0.40	0.40（0.34，0.42）	0.39	0.40（0.36，0.44）	0.41
云南	0.49（0.44，0.53）	0.49	0.47（0.41，0.53）	0.48	0.46（0.42，0.53）	0.47
陕西	0.42（0.39，0.51）	0.46	0.42（0.39，0.53）	0.46	0.44（0.41，0.52）	0.47
甘肃	0.39（0.35，0.47）	0.42	0.40（0.33，0.48）	0.41	0.38（0.34，0.42）	0.39
青海	0.39（0.37，0.45）	0.41	0.40（0.37，0.46）	0.43	0.40（0.38，0.47）	0.42
宁夏	0.40（0.36，0.43）	0.39	0.42（0.39，0.45）	0.42	0.42（0.39，0.43）	0.42
新疆	0.45（0.40，0.49）	0.45	0.48（0.39，0.54）	0.47	0.45（0.37，0.49）	0.43
全国	**0.41（0.36，0.48）**	**0.43**	**0.42（0.37，0.48）**	**0.43**	**0.42（0.37，0.48）**	**0.43**

附表 46　2021—2023 年各省（自治区、直辖市）三级综合医院白班护患比

1：X

区域	2021 年（N=1306）		2022 年（N=1306）		2023 年（N=1306）	
	$M（P_{25}，P_{75}）$	$\bar{x}$	$M（P_{25}，P_{75}）$	$\bar{x}$	$M（P_{25}，P_{75}）$	$\bar{x}$
北京	6.68（5.24，8.30）	6.61	6.85（5.43，8.41）	6.79	6.94（5.56，8.82）	7.05
天津	8.14（6.94，9.52）	8.34	7.81（6.26，9.68）	8.14	7.83（6.97，9.81）	8.62
河北	8.64（7.64，10.39）	9.17	8.98（7.53，10.78）	9.27	9.57（8.03，11.32）	10.25
山西	8.77（6.92，10.16）	9.03	8.84（7.43，9.38）	8.87	9.45（7.51，10.61）	9.38
内蒙古	8.57（7.17，9.34）	8.48	8.62（7.04，9.55）	8.30	8.96（7.42，9.84）	8.81
辽宁	8.61（6.37，10.00）	8.35	7.75（6.39，10.59）	8.28	8.71（6.87，10.90）	9.01
吉林	4.86（4.86，4.86）	4.86	5.39（5.39，5.39）	5.39	7.83（7.83，7.83）	7.83
黑龙江	7.12（6.42，8.10）	7.13	7.53（6.22，9.61）	7.96	7.84（7.24，9.99）	8.22
上海	6.50（6.06，7.50）	6.81	6.51（5.21，6.97）	6.73	7.26（6.38，7.93）	7.46
江苏	8.76（7.42，10.48）	9.03	8.87（7.38，10.09）	8.95	9.33（8.30，10.73）	9.49
浙江	7.74（6.69，8.66）	7.75	8.40（7.04，9.52）	8.44	8.68（7.61，9.91）	8.98
安徽	9.74（8.67，12.00）	10.07	9.54（8.37，10.70）	9.45	10.27（8.53，11.31）	9.86
福建	8.19（7.18，9.41）	8.27	8.13（7.19，9.06）	8.38	8.75（7.61，9.94）	8.81
江西	9.96（9.37，11.49）	10.37	10.21（9.46，11.19）	10.26	10.38（9.40，11.77）	10.50
山东	9.16（8.15，10.48）	9.24	8.89（7.99，10.34）	8.94	9.52（8.23，10.81）	9.84
河南	10.05（8.24，11.61）	9.91	9.34（7.81，11.31）	9.54	10.44（8.79，12.16）	10.32
湖北	8.40（7.43，10.70）	8.93	8.89（7.74，11.01）	9.50	9.49（8.36，12.05）	10.27
湖南	9.98（8.17，11.58）	10.08	9.77（8.71，11.09）	9.83	9.70（8.35，11.16）	9.67
广东	7.71（6.57，9.20）	7.98	7.66（6.73，9.31）	8.01	8.41（7.31，9.71）	8.54
广西	9.59（7.94，10.34）	9.22	9.78（8.79，10.71）	9.75	9.44（8.33，10.69）	9.59
海南	9.14（8.25，10.11）	8.93	8.65（7.77，9.31）	8.51	8.71（7.53，9.83）	8.78
重庆	9.20（8.00，10.96）	9.77	8.51（7.67，9.92）	9.16	9.72（8.27，10.77）	9.78
四川	10.44（8.51，11.99）	10.52	10.44（8.40，12.04）	10.39	10.82（8.94，12.48）	10.90
贵州	9.45（8.35，10.50）	9.60	9.71（8.73，10.74）	9.72	9.93（9.28，11.06）	10.05
云南	8.86（8.37，9.89）	9.14	9.23（8.16，10.18）	9.25	9.90（8.35，10.44）	9.79
陕西	8.50（7.21，10.70）	8.83	9.00（7.46，10.34）	9.02	8.63（7.91，10.60）	9.48
甘肃	9.54（8.30，10.25）	9.62	9.81（9.03，10.70）	9.62	10.59（9.55，11.49）	10.78
青海	8.06（7.43，8.35）	8.35	8.26（7.86，9.46）	8.83	9.56（8.11，11.28）	9.76
宁夏	8.25（6.94，8.92）	7.86	8.63（8.32，8.85）	8.34	9.33（8.64，11.48）	9.92
新疆	9.16（7.93，9.77）	8.94	8.73（7.83，9.16）	8.62	9.91（8.66，10.81）	9.83
全国	**8.87（7.46，10.48）**	**9.05**	**8.96（7.51，10.55）**	**9.06**	**9.44（7.99，11.02）**	**9.62**

附表 47　2021—2023 年各省（自治区、直辖市）三级综合医院夜班护患比

1 : X

区域	2021 年（N=1306）		2022 年（N=1306）		2023 年（N=1306）	
	$M(P_{25}, P_{75})$	$\bar{x}$	$M(P_{25}, P_{75})$	$\bar{x}$	$M(P_{25}, P_{75})$	$\bar{x}$
北京	10.97（9.43，14.38）	12.63	11.96（9.39，15.03）	12.71	12.03（10.43，15.57）	13.23
天津	13.28（9.97，15.93）	13.81	12.24（9.20，14.32）	12.74	13.56（10.76，18.28）	14.75
河北	16.60（15.29，21.16）	18.58	16.43（14.33，21.21）	17.65	18.98（15.53，22.82）	19.81
山西	15.19（13.14，17.45）	15.26	14.12（12.15，16.30）	14.53	14.98（13.59，18.81）	15.54
内蒙古	15.09（11.99，17.94）	16.61	13.73（12.31，17.59）	15.11	15.37（13.39，18.42）	16.10
辽宁	17.93（14.80，23.00）	19.22	16.72（14.09，20.97）	17.96	20.52（16.41，25.99）	21.66
吉林	8.68（8.68，8.68）	8.68	10.95（10.95，10.95）	10.95	25.93（25.93，25.93）	25.93
黑龙江	14.52（8.68，16.46）	14.33	14.39（10.32，18.80）	15.34	16.73（13.36，20.81）	17.16
上海	17.00（15.51，18.25）	16.40	16.45（12.14，17.90）	15.72	17.89（16.38，20.52）	18.26
江苏	20.42（16.78，25.21）	20.56	20.00（15.82，23.53）	19.66	21.65（18.49，23.95）	21.51
浙江	18.94（14.32，23.17）	18.96	20.05（15.28，23.82）	19.57	21.74（16.48，26.19）	21.39
安徽	21.75（17.54，23.82）	21.94	19.66（16.87，25.86）	20.75	21.53（18.96，25.40）	22.17
福建	18.81（13.79，21.20）	17.84	18.54（14.14，21.49）	17.92	20.17（16.00，22.32）	19.07
江西	21.57（17.88，24.67）	21.39	19.49（17.06，23.56）	20.16	20.74（18.28，24.30）	21.13
山东	16.98（14.81，19.25）	17.28	16.12（13.65，18.00）	16.05	17.00（14.63，21.27）	18.25
河南	17.55（14.41，21.12）	18.16	15.69（13.70，19.65）	16.47	18.51（15.22，21.61）	18.71
湖北	18.63（16.09，21.73）	19.61	19.34（16.90，23.20）	20.38	21.82（18.93，25.80）	22.68
湖南	21.64（16.69，23.75）	20.84	20.21（17.03，22.34）	19.88	20.71（17.32，24.50）	20.47
广东	17.56（15.47，20.14）	18.05	17.24（14.35，20.45）	17.45	18.50（15.23，21.07）	18.62
广西	17.44（15.15，19.80）	17.30	18.09（15.25，20.65）	17.80	18.05（15.79，20.55）	18.17
海南	16.86（15.90，17.78）	16.54	16.08（14.54，16.66）	15.23	16.53（15.49，17.03）	16.06
重庆	19.83（16.54，23.84）	21.10	19.55（16.22，21.77）	20.14	20.94（17.26，25.46）	22.33
四川	24.47（19.19，28.97）	24.45	23.17（18.94，27.90）	23.77	26.02（20.84，30.25）	26.07
贵州	20.43（15.31，22.53）	19.31	19.71（15.62，21.76）	18.97	19.70（16.05，22.72）	19.36
云南	17.33（15.04，24.42）	18.52	18.39（16.10，23.32）	18.89	20.40（16.65，23.92）	20.61
陕西	18.78（16.31，22.00）	19.01	18.39（15.15，21.23）	18.33	20.07（17.42，22.13）	20.03
甘肃	18.47（15.30，23.75）	19.36	17.76（15.57，22.99）	18.78	21.06（18.60，23.41）	21.57
青海	15.15（13.21，17.69）	15.47	13.82（13.24，18.23）	15.71	18.28（16.00，19.95）	18.14
宁夏	16.95（11.06，20.06）	16.03	15.59（15.12，16.31）	15.47	20.02（18.70，23.61）	20.92
新疆	14.64（12.30，17.85）	15.50	16.29（12.36，18.52）	15.55	18.40（16.19，20.39）	18.67
全国	**18.35（14.92，22.73）**	**19.12**	**17.96（14.43，21.94）**	**18.53**	**19.86（16.09，23.85）**	**20.40**

附表 48　2021—2023 年各省（自治区、直辖市）三级综合医院平均每天护患比

1：X

区域	2021 年（N=1306）		2022 年（N=1306）		2023 年（N=1306）	
	M（P_{25}，P_{75}）	$\bar{x}$	M（P_{25}，P_{75}）	$\bar{x}$	M（P_{25}，P_{75}）	$\bar{x}$
北京	8.53（7.62，10.79）	8.96	8.69（7.86，10.78）	9.17	8.91（7.99，11.45）	9.48
天津	10.07（8.78，11.85）	10.73	9.52（7.61，11.18）	10.24	10.66（8.87，12.06）	11.29
河北	11.97（10.67，14.00）	12.65	11.98（10.14，14.57）	12.52	13.11（11.04，15.27）	13.89
山西	11.43（10.17，12.89）	11.39	11.21（9.53，12.46）	11.07	11.68（10.20，13.22）	11.77
内蒙古	10.92（9.00，12.31）	11.32	10.29（9.39，12.37）	10.75	11.50（10.08，12.76）	11.50
辽宁	12.78（10.34，14.50）	12.66	12.24（9.44，14.36）	12.17	13.76（10.52，16.41）	13.86
吉林	6.29（6.29，6.29）	6.29	7.45（7.45，7.45）	7.45	14.65（14.65，14.65）	14.65
黑龙江	9.89（8.30，11.78）	10.00	10.69（8.28，14.19）	11.08	11.12（10.29，13.76）	11.97
上海	10.50（8.98，11.23）	10.27	9.84（8.44，11.30）	10.08	11.38（10.21，12.00）	11.34
江苏	13.15（11.13，15.58）	13.38	13.22（10.83，15.29）	13.06	14.10（12.07，16.11）	14.09
浙江	11.87（9.65，13.60）	11.67	12.41（10.05，14.61）	12.37	13.71（11.46，15.27）	13.34
安徽	14.48（12.70，16.99）	14.81	14.30（11.55，16.29）	13.99	15.32（12.89，16.60）	14.70
福建	11.75（10.35，13.50）	11.94	11.64（10.54，13.60）	11.99	12.72（11.29，14.53）	12.72
江西	14.84（12.66，16.49）	14.73	14.11（12.55，15.92）	14.31	14.68（12.94，16.14）	14.70
山东	12.53（11.44，14.07）	12.62	11.94（11.05，13.59）	12.08	12.84（11.79，14.99）	13.41
河南	12.86（11.04，15.56）	13.14	12.52（10.04，14.20）	12.34	13.72（11.30，15.87）	13.60
湖北	12.51（10.99，14.38）	12.93	13.36（11.39，16.23）	13.72	14.18（12.57，17.48）	15.00
湖南	14.84（12.55，16.57）	14.52	14.52（11.96，15.97）	14.03	14.20（12.19，16.02）	13.95
广东	11.84（10.33，13.58）	11.97	12.05（9.96，13.20）	11.79	12.55（10.57，14.16）	12.54
广西	12.32（11.24，14.00）	12.42	13.28（11.65，14.80）	13.04	12.97（12.10，14.31）	13.02
海南	12.79（12.16，13.15）	12.44	12.08（11.18，12.50）	11.63	12.20（11.34，13.04）	12.08
重庆	13.82（11.85，15.63）	14.04	12.85（10.52，15.33）	13.30	14.31（11.69，16.52）	14.44
四川	15.78（12.75，18.03）	15.44	15.10（12.99，17.16）	15.17	15.94（13.70，18.51）	16.22
贵州	14.04（11.80，15.23）	13.64	13.74（11.86，15.49）	13.64	14.33（12.82，15.89）	13.99
云南	12.54（11.67，14.90）	12.65	13.06（11.32，15.48）	12.98	14.08（11.40，16.20）	13.87
陕西	12.38（10.89，14.97）	12.74	12.40（10.80，14.47）	12.71	12.96（11.90，15.12）	13.52
甘肃	13.24（11.74，14.78）	13.42	13.25（12.27，14.86）	13.35	14.74（13.76，16.35）	15.02
青海	10.47（10.31，12.26）	11.45	10.86（10.08，13.19）	12.00	13.20（11.21，15.26）	13.46
宁夏	12.21（8.73，12.73）	11.17	11.78（11.37，12.07）	11.23	14.44（12.27，15.16）	14.10
新疆	11.03（10.04，13.17）	11.75	11.68（10.22，13.61）	11.65	13.21（12.76，14.69）	13.56
全国	**12.67（10.75，15.07）**	**12.91**	**12.57（10.54，14.85）**	**12.77**	**13.68（11.50，15.73）**	**13.75**

附表 49 2021—2023 年各省（自治区、直辖市）三级综合医院护理时数

单位：小时

区域	2021 年（N=1306）		2022 年（N=1306）		2023 年（N=1306）	
	$M（P_{25}，P_{75}）$	$\bar{x}$	$M（P_{25}，P_{75}）$	$\bar{x}$	$M（P_{25}，P_{75}）$	$\bar{x}$
北京	3.02（2.86，3.55）	3.23	3.10（2.82，3.47）	3.35	2.85（2.51，3.77）	3.13
天津	3.11（2.82，3.58）	3.13	3.34（2.97，3.79）	3.28	2.91（2.66，3.37）	2.89
河北	2.60（2.31，2.93）	2.64	2.68（2.41，3.08）	2.73	2.39（2.16，2.77）	2.48
山西	2.65（2.41，3.21）	2.80	2.73（2.62，3.13）	2.86	2.56（2.41，2.95）	2.72
内蒙古	2.59（2.44，2.99）	2.72	2.73（2.41，2.92）	2.76	2.45（2.20，2.76）	2.49
辽宁	2.38（2.06，2.78）	2.53	2.43（2.06，2.96）	2.55	2.11（1.75，2.50）	2.25
吉林	2.48（2.48，2.48）	2.48	3.01（3.01，3.01）	3.01	3.62（3.62，3.62）	3.62
黑龙江	2.88（2.57，3.75）	3.24	2.93（2.50，3.41）	3.15	2.33（2.01，2.79）	2.55
上海	2.60（2.40，2.87）	2.52	2.77（2.39，3.20）	2.78	2.49（2.28，2.66）	2.46
江苏	2.40（2.00，2.65）	2.36	2.46（2.05，2.73）	2.44	2.26（1.96，2.53）	2.27
浙江	2.47（2.18，2.68）	2.57	2.32（2.14，2.71）	2.53	2.19（2.03，2.55）	2.36
安徽	2.17（1.97，2.39）	2.19	2.19（1.99，2.50）	2.24	2.11（1.84，2.25）	2.09
福建	2.35（2.21，2.61）	2.45	2.50（2.25，2.74）	2.51	2.32（2.06，2.71）	2.42
江西	2.09（1.96，2.37）	2.18	2.20（1.97，2.45）	2.20	2.11（1.96，2.40）	2.16
山东	2.38（2.10，2.69）	2.45	2.59（2.26，2.90）	2.65	2.30（1.98，2.62）	2.36
河南	2.16（1.99，2.58）	2.26	2.41（2.01，2.64）	2.37	2.15（1.89，2.47）	2.20
湖北	2.21（2.08，2.46）	2.26	2.21（2.04，2.42）	2.21	2.01（1.84，2.29）	2.05
湖南	2.12（1.96，2.29）	2.13	2.23（1.94，2.41）	2.23	2.21（1.93，2.44）	2.23
广东	2.59（2.25，2.87）	2.63	2.62（2.40，2.93）	2.73	2.44（2.14，2.81）	2.52
广西	2.27（1.99，2.51）	2.29	2.17（1.99，2.52）	2.29	2.25（1.99，2.46）	2.26
海南	2.55（2.43，2.72）	2.62	2.68（2.54，2.84）	2.71	2.66（2.47，2.74）	2.67
重庆	2.10（1.84，2.45）	2.20	2.33（1.86，2.71）	2.32	2.08（1.72，2.55）	2.18
四川	1.89（1.70，2.19）	1.99	1.98（1.76，2.21）	2.04	1.83（1.62，2.03）	1.88
贵州	2.22（2.04，2.38）	2.22	2.18（1.96，2.41）	2.28	2.08（1.91，2.38）	2.20
云南	2.19（1.94，2.56）	2.34	2.22（2.04，2.77）	2.40	2.18（1.96，2.47）	2.26
陕西	2.48（2.18，3.10）	2.74	2.48（2.14，2.90）	2.67	2.26（2.00，2.59）	2.45
甘肃	2.45（2.10，2.82）	2.45	2.39（2.18，2.73）	2.56	2.12（1.94，2.35）	2.14
青海	2.99（2.46，3.07）	2.76	3.05（3.02，3.17）	2.85	2.64（2.24，2.76）	2.54
宁夏	2.36（2.23，2.56）	2.43	2.59（2.39，2.69）	2.56	2.31（2.05，2.40）	2.26
新疆	2.40（1.99，2.76）	2.41	2.42（2.13，2.69）	2.54	1.97（1.81，2.25）	2.14
全国	**2.33（2.02，2.69）**	**2.42**	**2.41（2.06，2.77）**	**2.48**	**2.21（1.93，2.56）**	**2.29**

附表 50　2021—2023 年各省（自治区、直辖市）三级综合医院主管护师及以上职称护士占比

单位：%

区域	2021 年（N=1306）		2022 年（N=1306）		2023 年（N=1306）	
	$M（P_{25}，P_{75}）$	$\bar{x}$	$M（P_{25}，P_{75}）$	$\bar{x}$	$M（P_{25}，P_{75}）$	$\bar{x}$
北京	25.69（20.00，34.69）	27.36	26.35（20.38，35.22）	27.76	30.39（20.48，35.90）	28.92
天津	32.04（21.84，41.61）	32.16	33.10（25.69，41.73）	33.65	35.97（26.08，48.48）	36.90
河北	39.45（33.57，45.09）	39.09	44.74（35.23，48.24）	41.70	48.82（41.27，54.79）	46.34
山西	35.98（31.90，44.32）	36.83	35.01（31.35，47.01）	38.24	44.07（34.81，51.98）	42.78
内蒙古	32.94（22.54，35.67）	31.72	34.85（24.08，41.64）	34.11	42.51（32.57，47.44）	40.50
辽宁	35.58（28.20，46.94）	36.13	38.77（30.40，46.85）	38.26	41.85（33.14，50.91）	41.43
吉林	29.49（29.49，29.49）	29.49	31.89（31.89，31.89）	31.89	42.50（42.50，42.50）	42.50
黑龙江	33.92（28.25，43.01）	35.17	36.11（32.13，43.78）	38.24	40.54（35.81，46.63）	41.86
上海	19.39（14.85，30.31）	22.17	17.96（15.85，31.56）	22.36	23.43（17.03，29.72）	24.64
江苏	37.49（32.41，45.71）	38.42	39.46（33.79，47.68）	39.76	44.13（37.66，50.05）	43.32
浙江	41.46（33.53，47.96）	41.25	43.59（36.69，49.82）	43.29	45.94（39.43，50.26）	45.37
安徽	39.09（32.56，45.12）	38.71	43.16（34.74，49.57）	42.63	51.12（42.59，56.61）	49.29
福建	26.17（17.43，34.68）	26.41	26.78（18.81，34.88）	27.19	30.30（18.76，36.19）	29.47
江西	29.11（22.20，35.88）	29.58	30.80（23.27，40.11）	32.09	37.27（31.24，45.23）	38.07
山东	38.25（31.83，42.97）	37.95	41.64（33.77，48.14）	41.06	47.92（37.44，54.49）	46.90
河南	33.33（26.26，42.36）	34.33	37.05（29.64，44.74）	37.03	40.46（33.29，48.68）	41.11
湖北	35.90（26.43，41.45）	34.50	39.24（29.76，44.85）	37.78	43.35（32.51，52.10）	42.51
湖南	41.48（34.77，50.14）	42.22	44.82（37.75，50.69）	45.27	49.67（43.62，55.92）	49.80
广东	30.48（24.95，39.33）	31.97	32.61（26.50，40.75）	33.78	34.08（26.90，43.26）	35.41
广西	33.48（29.23，36.79）	32.91	35.58（29.82，39.60）	34.87	41.11（35.53，46.25）	40.64
海南	28.64（24.32，34.41）	28.88	31.36（27.29，35.25）	32.02	37.30（30.11，41.56）	36.88
重庆	26.48（22.72，31.52）	26.22	29.94（23.10，34.85）	29.02	35.38（29.02，39.07）	33.99
四川	27.09（21.16，33.25）	27.64	30.19（24.06，35.85）	30.21	34.82（29.24，40.64）	35.31
贵州	22.28（18.27，27.91）	23.23	24.21（20.80，34.70）	26.68	29.25（26.08，41.05）	32.43
云南	26.75（21.25，29.26）	26.79	30.32（23.26，32.74）	29.61	33.69（31.25，44.72）	35.68
陕西	26.61（22.96，31.50）	27.91	30.16（26.61，34.87）	31.01	35.92（26.61，41.52）	36.41
甘肃	22.40（18.81，29.26）	24.28	24.97（21.66，32.99）	26.30	28.23（24.35，34.14）	29.11
青海	24.82（23.38，27.99）	26.10	27.53（25.93，29.17）	28.21	35.41（32.10，38.03）	34.48
宁夏	22.77（18.88，25.15）	22.21	25.12（24.89，26.58）	25.38	27.80（26.26，31.77）	28.14
新疆	20.44（18.75，27.24）	21.62	22.23（20.25，29.81）	24.60	27.94（22.34，32.54）	27.90
全国	**32.56（24.97，40.49）**	**32.92**	**34.80（27.12，43.58）**	**35.33**	**39.48（31.17，47.89）**	**39.57**

附表51　2021—2023年各省（自治区、直辖市）三级综合医院本科及以上学历护士占比

单位：%

区域	2021年（N=1306）		2022年（N=1306）		2023年（N=1306）	
	$M(P_{25}, P_{75})$	$\bar{x}$	$M(P_{25}, P_{75})$	$\bar{x}$	$M(P_{25}, P_{75})$	$\bar{x}$
北京	56.48（48.23，65.63）	57.69	61.88（51.70，68.15）	60.43	60.96（53.75，73.72）	62.70
天津	64.63（57.61，80.57）	66.25	65.59（58.50，82.57）	67.81	71.95（62.85，84.12）	72.61
河北	76.99（70.12，82.97）	76.01	81.83（74.26，85.71）	79.34	85.94（75.77，91.15）	81.93
山西	79.05（74.53，91.16）	79.24	83.51（71.84，94.03）	80.88	84.94（78.44，95.18）	83.39
内蒙古	76.82（63.80，82.39）	73.09	78.42（71.15，85.02）	75.83	80.83（73.87，86.88）	79.79
辽宁	67.94（55.19，76.66）	64.64	71.23（56.37，78.38）	67.67	73.04（62.33，81.92）	71.08
吉林	85.48（85.48，85.48）	85.48	86.96（86.96，86.96）	86.96	85.50（85.50，85.50）	85.50
黑龙江	68.26（64.94，78.93）	69.98	70.59（66.30，75.98）	71.61	72.89（67.75，78.22）	73.49
上海	55.44（39.44，62.76）	51.22	58.08（47.09，66.51）	56.72	59.79（49.25，67.77）	59.82
江苏	72.23（65.89，81.06）	71.73	74.24（67.24，81.34）	73.07	77.36（69.16，83.29）	75.76
浙江	75.73（66.78，84.47）	75.04	77.62（68.48，84.52）	76.84	78.26（70.17，88.39）	78.48
安徽	66.25（60.55，77.36）	68.75	73.55（61.13，81.48）	71.48	77.18（67.72，84.73）	76.55
福建	35.00（24.47，48.65）	37.07	39.42（26.24，49.46）	38.87	41.51（29.74，54.14）	41.59
江西	54.52（45.85，65.91）	53.43	56.53（50.16，68.32）	56.48	61.46（51.86，70.19）	60.71
山东	76.58（65.36，85.58）	75.50	79.39（69.45，87.79）	78.50	84.26（75.95，90.36）	82.84
河南	65.94（51.09，77.46）	64.37	66.45（55.63，77.80）	66.07	70.37（61.50，80.18）	69.56
湖北	65.31（56.74，77.55）	66.26	68.45（58.58，77.22）	68.53	71.94（59.58，81.13）	70.70
湖南	68.62（55.24，77.66）	66.33	71.86（59.71，78.08）	67.71	72.63（59.02，79.42）	69.68
广东	55.00（42.71，72.49）	55.44	61.33（47.25，77.12）	59.63	67.27（49.91，80.24）	64.54
广西	59.17（46.05，68.50）	57.07	62.68（50.94，70.19）	59.82	66.25（57.19，72.80）	65.14
海南	45.82（29.36，63.00）	48.70	50.50（37.78，65.73）	52.79	60.88（42.70，69.51）	57.76
重庆	63.76（58.25，68.78）	63.42	66.51（60.34，73.88）	66.99	73.32（60.94，79.00）	70.87
四川	47.92（38.75，57.88）	48.26	52.47（41.48，63.34）	52.41	57.63（49.35，67.33）	58.03
贵州	63.64（55.37，71.83）	62.89	70.41（63.13，77.95）	70.05	77.54（68.58，81.32）	75.39
云南	64.67（56.62，73.98）	66.44	71.64（60.65，79.55）	71.60	78.27（70.65，87.86）	78.25
陕西	66.86（58.91，74.66）	64.77	68.66（61.02，78.72）	68.16	76.67（64.33，83.70）	74.04
甘肃	51.76（45.64，62.78）	52.93	58.08（49.86，66.62）	58.21	64.78（54.03，72.64）	65.63
青海	59.25（51.05，66.95）	59.16	66.05（60.06，71.76）	63.71	71.30（63.41，78.33）	70.06
宁夏	50.83（46.93，58.60）	52.43	62.12（55.63，68.34）	62.12	63.98（60.27，78.70）	68.03
新疆	33.80（29.03，44.09）	34.89	39.74（36.60，51.65）	41.60	50.53（44.24，57.47）	48.82
全国	**64.48（51.18，75.98）**	**62.61**	**67.62（54.98，78.67）**	**65.74**	**71.85（59.71，81.77）**	**69.70**

附表52 2021—2023年各省（自治区、直辖市）三级综合医院5年及以上年资护士占比

单位：%

区域	2021 年（N=1306）		2022 年（N=1306）		2023 年（N=1306）	
	$M(P_{25}, P_{75})$	$\bar{x}$	$M(P_{25}, P_{75})$	$\bar{x}$	$M(P_{25}, P_{75})$	$\bar{x}$
北京	72.17（63.98，81.45）	70.80	72.42（63.83，81.14）	71.12	71.79（61.72，79.39）	70.66
天津	75.64（71.04，82.45）	75.74	76.81（69.76，86.66）	77.35	80.85（72.94，86.30）	79.38
河北	78.74（69.02，82.32）	75.59	79.39（71.99，85.60）	77.60	81.79（74.76，86.77）	80.35
山西	79.62（71.52，83.22）	76.74	78.69（73.30，83.85）	77.41	80.48（72.26，85.57）	78.27
内蒙古	80.30（69.43，85.33）	77.27	78.82（68.92，87.62）	78.94	83.10（72.75，88.18）	79.82
辽宁	79.49（72.35，84.60）	76.96	80.12（73.08，84.94）	77.68	81.94（74.22，86.23）	78.99
吉林	65.29（65.29，65.29）	65.29	69.21（69.21，69.21）	69.21	34.44（34.44，34.44）	34.44
黑龙江	75.06（68.67，83.37）	74.61	76.48（70.35，85.21）	76.75	79.67（72.34，86.31）	79.51
上海	74.59（60.64，77.41）	68.75	74.11（66.86，76.76）	70.67	73.25（66.71，78.96）	71.51
江苏	73.56（66.98，77.76）	71.86	73.78（67.18，78.73）	72.62	76.57（69.54，80.62）	75.06
浙江	72.99（70.11，78.14）	72.73	75.46（70.34，79.63）	74.36	77.97（69.50，82.38）	75.49
安徽	77.82（71.56，81.64）	76.35	76.88（72.61，82.91）	77.03	80.17（75.17，85.90）	79.70
福建	70.93（62.98，78.03）	69.03	72.70（64.95，77.13）	70.49	74.27（65.76，79.82）	72.65
江西	70.94（64.62，77.06）	70.24	71.71（67.52，79.21）	72.15	74.94（69.21，81.14）	74.89
山东	76.33（71.57，82.46）	75.95	78.84（72.11，84.68）	77.69	80.28（73.04，84.86）	79.22
河南	71.09（64.89，78.32）	70.73	73.08（66.38，78.17）	71.27	73.71（67.65，80.45）	73.67
湖北	74.62（67.32，80.22）	72.34	74.94（68.77，82.81）	74.45	77.32（69.56，83.87）	75.99
湖南	73.65（68.02，78.72）	73.14	75.99（71.22，81.88）	75.33	78.90（74.21，85.70）	79.01
广东	73.29（65.90，78.67）	71.28	74.16（67.95，79.94）	72.40	75.24（69.50，80.49）	74.03
广西	69.69（64.65，75.72）	69.84	71.53（65.84，75.63）	70.52	73.80（67.04，78.08）	72.17
海南	78.88（73.99，86.51）	80.24	80.58（74.68，84.18）	79.45	81.44（76.96，84.82）	81.20
重庆	68.00（64.51，73.68）	68.65	69.64（66.24，78.04）	71.71	72.27（67.92，79.60）	73.32
四川	69.13（61.61，73.18）	68.24	69.35（63.92，75.19）	69.70	72.25（65.94，78.11）	72.07
贵州	69.88（65.44，76.46）	69.33	72.30（68.84，81.25）	73.32	78.50（72.69，83.59）	77.27
云南	76.94（68.78，81.07）	75.52	77.33（70.98，80.73）	76.05	79.00（75.11，83.71）	78.60
陕西	72.17（64.28，79.30）	70.05	72.74（65.47，79.92）	71.73	76.81（67.51，81.22）	74.28
甘肃	73.13（68.46，77.22）	71.78	75.03（68.44，80.14）	73.65	74.14（67.93，82.41）	74.02
青海	73.82（72.08，80.56）	73.89	76.12（73.31，83.26）	76.53	82.73（79.26，84.05）	81.25
宁夏	73.68（72.00，80.93）	75.84	80.60（72.75，87.64）	79.72	84.46（73.61，88.52）	81.81
新疆	73.71（71.77，78.21）	74.27	75.36（69.45，79.96）	74.33	74.57（70.19，80.70）	75.07
全国	**73.18（66.86，79.73）**	**72.42**	**74.47（67.88，81.06）**	**73.84**	**76.82（69.69，82.77）**	**75.79**

附表 53　2021—2023 年各省（自治区、直辖市）三级综合医院护士离职率

单位：%

区域	2021 年（N=1306）		2022 年（N=1306）		2023 年（N=1306）	
	$M（P_{25}，P_{75}）$	$\bar{x}$	$M（P_{25}，P_{75}）$	$\bar{x}$	$M（P_{25}，P_{75}）$	$\bar{x}$
北京	3.50（1.97，5.32）	4.00	2.93（1.63，4.46）	3.34	2.53（1.14，4.75）	3.30
天津	1.31（0.71，2.09）	1.42	0.97（0.70，1.66）	1.32	1.35（0.66，2.23）	1.75
河北	1.04（0.49，1.54）	2.10	0.71（0.25，1.14）	1.48	0.77（0.29，1.84）	1.53
山西	0.65（0.26，1.84）	1.09	0.63（0.37，1.36）	1.10	0.63（0.34，1.71）	1.17
内蒙古	0.75（0.43，1.17）	0.91	0.58（0.20，1.46）	0.93	0.98（0.25，1.79）	1.14
辽宁	1.07（0.43，2.12）	2.13	0.87（0.39，2.00）	1.90	0.93（0.29，2.33）	1.85
吉林	2.17（2.17，2.17）	2.17	5.55（5.55，5.55）	5.55	7.64（7.64，7.64）	7.64
黑龙江	1.26（0.56，3.18）	2.60	1.48（0.50，4.26）	2.39	1.32（0.61，2.77）	2.15
上海	3.40（2.44，5.43）	4.84	2.32（1.84，7.92）	4.41	2.40（1.51，3.43）	3.26
江苏	2.07（0.92，3.31）	2.41	2.07（0.99，2.83）	2.55	1.53（0.97，2.63）	2.48
浙江	2.42（1.68，3.83）	3.10	2.04（1.18，2.82）	2.50	2.44（1.48，3.37）	2.64
安徽	1.48（0.84，1.93）	1.45	1.07（0.45，1.64）	1.08	1.12（0.63，1.69）	1.35
福建	2.35（1.44，3.86）	3.34	2.15（1.52，3.74）	3.31	2.02（1.18，4.01）	3.27
江西	1.62（0.90，3.30）	2.21	1.33（0.81，2.51）	1.85	1.50（1.08，2.42）	1.93
山东	1.19（0.58，2.09）	1.64	1.07（0.58，2.42）	1.82	1.03（0.54，2.26）	1.60
河南	1.30（0.50，2.42）	2.18	0.94（0.56，1.96）	1.91	1.27（0.60，1.89）	1.74
湖北	2.03（1.13，2.89）	2.60	1.67（1.05，3.29）	2.67	2.05（1.32，3.44）	2.68
湖南	1.03（0.66，2.12）	1.43	1.17（0.60，1.98）	1.49	1.08（0.57，1.96）	1.43
广东	3.07（1.78，4.85）	3.90	3.22（1.81，4.37）	3.42	2.90（1.80，4.19）	3.29
广西	1.90（1.05，2.89）	2.23	1.67（0.98，2.19）	1.88	1.97（1.20，2.55）	2.10
海南	1.43（0.96，2.65）	2.07	1.64（1.18，2.56）	1.82	2.42（0.75，3.80）	3.00
重庆	2.48（1.47，3.62）	2.71	2.64（1.22，3.27）	2.49	2.10（1.38，3.34）	2.46
四川	1.84（1.10，2.93）	2.59	1.71（1.03，2.85）	2.22	1.74（1.06，3.05）	2.43
贵州	1.38（0.44，2.75）	2.23	1.26（0.66，3.72）	2.06	1.75（0.87，3.11）	2.36
云南	1.44（0.73，2.36）	1.64	0.94（0.47，1.62）	1.26	0.82（0.47，1.10）	0.97
陕西	0.94（0.55，3.36）	2.04	1.59（0.66，2.73）	2.11	1.80（0.73，3.72）	2.46
甘肃	0.84（0.46，1.58）	1.09	0.50（0.30，1.40）	1.15	0.84（0.35，1.99）	1.20
青海	1.00（0.44，1.51）	1.02	1.07（0.58，1.63）	1.14	0.72（0.64，1.23）	1.28
宁夏	1.62（1.01，1.78）	1.64	1.46（1.38，1.71）	1.71	0.92（0.35，1.92）	1.35
新疆	3.24（2.02，4.36）	3.23	2.09（1.44，2.84）	2.40	3.10（1.89，4.11）	3.49
全国	**1.67（0.85，2.94）**	**2.36**	**1.48（0.78，2.68）**	**2.16**	**1.55（0.81，2.82）**	**2.19**

附表54 2021—2023年各省（自治区、直辖市）三级综合医院护士执业环境得分

省份	2021 年（N=1018）		2022 年（N=1018）		2023 年（N=1018）	
	$M (P_{25}, P_{75})$	$\bar{x} \pm s$	$M (P_{25}, P_{75})$	$\bar{x} \pm s$	$M (P_{25}, P_{75})$	$\bar{x} \pm s$
北京	82.07（74.06，84.96）	80.17 ± 6.73	83.62（80.90，86.62）	83.61 ± 4.72	84.03（81.66，87.32）	84.64 ± 4.38
天津	74.19（70.50，83.63）	76.43 ± 9.21	78.29（69.95，85.95）	78.04 ± 9.67	78.80（71.40，88.23）	79.69 ± 9.16
河北	80.62（77.09，82.17）	79.71 ± 5.11	81.72（78.71，85.33）	81.82 ± 4.65	84.15（78.88，87.01）	83.36 ± 5.57
山西	75.00（71.22，82.10）	77.09 ± 7.68	77.48（73.41，80.91）	77.84 ± 7.97	77.65（73.33，82.18）	78.97 ± 8.25
内蒙古	77.00（74.99，80.08）	76.73 ± 4.52	79.44（75.36，81.51）	78.82 ± 4.89	80.82（78.88，83.51）	80.40 ± 3.87
辽宁	82.10（77.56，85.56）	81.58 ± 5.21	82.14（77.32，85.74）	81.92 ± 5.39	81.65（78.03，84.98）	81.49 ± 5.39
吉林	80.26（76.15，86.26）	81.56 ± 6.34	82.85（76.57，86.90）	82.63 ± 6.78	83.17（78.15，90.12）	83.73 ± 7.12
黑龙江	75.40（73.18，80.61）	76.64 ± 3.82	79.63（74.65，85.23）	79.82 ± 5.98	80.33（77.28，84.58）	81.10 ± 4.95
上海	80.48（77.67，84.37）	81.54 ± 8.07	82.55（79.17，91.24）	83.71 ± 7.72	86.16（81.94，90.07）	85.72 ± 5.86
江苏	82.59（78.15，86.93）	82.67 ± 6.10	85.67（82.51，89.10）	85.62 ± 5.48	86.20（82.46，90.50）	86.08 ± 5.80
浙江	83.28（79.80，87.48）	83.31 ± 5.40	86.64（84.08，89.94）	87.09 ± 4.42	87.52（84.23，91.05）	87.64 ± 4.82
安徽	77.76（73.67，81.27）	77.70 ± 6.64	80.78（77.81，84.05）	81.36 ± 6.64	82.86（80.71，86.81）	83.30 ± 6.38
福建	88.86（86.46，92.18）	88.66 ± 5.07	91.55（89.90，94.25）	91.05 ± 5.07	91.65（88.41，94.59）	91.15 ± 4.51
江西	83.14（78.71，86.03）	82.45 ± 7.69	86.62（83.23，88.92）	86.13 ± 5.49	86.13（82.63，88.23）	85.79 ± 5.05
山东	84.46（81.99，86.84）	84.41 ± 4.27	86.68（84.11，90.00）	86.89 ± 4.25	86.99（85.06，89.99）	87.25 ± 3.82
河南	79.66（76.06，82.82）	79.93 ± 4.83	81.70（78.27，85.39）	81.79 ± 4.93	84.46（79.76，86.94）	83.56 ± 5.53
湖北	81.21（75.77，86.55）	80.88 ± 6.92	83.71（79.73，87.85）	83.95 ± 6.40	84.84（81.02，88.01）	84.96 ± 5.85
湖南	81.25（77.95，83.95）	81.69 ± 5.34	85.10（83.15，87.68）	85.65 ± 4.14	88.00（82.97，90.41）	86.89 ± 5.14
广东	78.45（75.11，85.00）	80.01 ± 6.96	81.86（79.39，88.38）	83.34 ± 6.67	84.34（79.07，89.05）	84.00 ± 6.74
广西	81.77（78.83，86.88）	82.88 ± 5.14	86.28（82.40，89.65）	85.96 ± 4.54	85.64（82.88，89.63）	85.98 ± 4.78
海南	75.90（73.35，78.31）	75.56 ± 3.94	78.93（77.22，81.16）	79.20 ± 2.60	79.24（77.25，82.99）	80.25 ± 4.96
重庆	84.64（75.90，88.42）	82.05 ± 6.25	87.27（79.96，88.16）	84.49 ± 4.44	85.65（80.02，87.56）	84.67 ± 4.14
四川	85.98（83.11，88.97）	85.99 ± 4.66	87.51（84.46，90.57）	87.20 ± 4.72	88.69（85.08，91.21）	87.95 ± 4.65
贵州	82.37（79.46，87.58）	83.24 ± 6.05	85.42（82.30，90.48）	85.87 ± 5.17	86.28（81.83，89.03）	85.72 ± 4.88
云南	77.13（72.78，81.91）	77.12 ± 6.48	81.65（75.75，85.91）	81.04 ± 6.93	84.10（75.21，87.24）	81.91 ± 7.34
陕西	77.94（74.89，82.65）	78.93 ± 6.32	80.48（75.16，85.67）	80.28 ± 6.15	82.23（75.60，85.15）	81.19 ± 6.46
甘肃	74.48（68.96，77.83）	73.93 ± 7.19	74.13（71.77，79.09）	75.38 ± 6.52	76.52（73.79，80.54）	77.56 ± 6.23
青海	74.17（71.01，76.99）	74.07 ± 5.89	73.92（68.32，82.78）	74.91 ± 8.17	74.74（69.92，85.66）	76.37 ± 8.18
宁夏	81.43（77.48，83.13）	80.51 ± 5.47	83.71（81.23，88.38）	83.97 ± 6.74	84.77（83.54，88.17）	84.94 ± 6.62
新疆	77.41（73.22，81.02）	77.60 ± 3.57	79.32（76.68，82.68）	79.29 ± 4.16	82.17（78.91，85.26）	82.32 ± 3.76
全国	**81.58（76.99，86.11）**	**81.32 6.74**	**84.18（79.79，88.22）**	**83.83 6.52**	**85.17（80.78，89.00）**	**84.68 6.30**

附表 55　2021—2023 年各省（自治区、直辖市）三级综合医院住院患者身体约束率

单位：%

区域	2021 年（N=1306）		2022 年（N=1306）		2023 年（N=1306）	
	$M（P_{25}，P_{75}）$	$\bar{x}$	$M（P_{25}，P_{75}）$	$\bar{x}$	$M（P_{25}，P_{75}）$	$\bar{x}$
北京	4.32（2.07，7.35）	4.86	5.19（2.64，7.77）	5.45	4.76（2.46，6.58）	4.92
天津	1.95（1.50，2.94）	2.21	1.98（1.40，2.51）	2.03	1.64（1.35，2.02）	1.66
河北	2.37（1.78，4.04）	2.97	2.72（1.93，4.80）	3.09	2.58（1.46，3.30）	2.58
山西	1.91（1.27，2.62）	2.08	1.98（1.43，3.08）	2.27	1.87（1.36，2.45）	1.91
内蒙古	1.31（0.97，2.40）	1.68	1.60（1.19，2.57）	2.02	1.53（1.06，2.40）	1.63
辽宁	1.24（0.53，2.36）	1.76	1.45（0.63，2.47）	1.79	1.20（0.57，2.07）	1.51
吉林	0.61（0.61，0.61）	0.61	0.52（0.52，0.52）	0.52	0.47（0.47，0.47）	0.47
黑龙江	1.08（0.39，1.77）	1.20	0.98（0.50，1.36）	1.07	0.71（0.40，1.05）	0.81
上海	2.67（1.22，3.73）	2.58	3.12（1.32，4.35）	3.03	2.43（1.16，4.15）	2.63
江苏	2.78（1.99，3.94）	3.11	2.76（1.89，3.97）	3.05	2.47（1.75，3.20）	2.66
浙江	2.82（1.43，3.89）	2.95	2.69（1.43，3.91）	3.00	2.63（1.50，4.02）	2.87
安徽	1.93（1.44，2.85）	2.30	2.23（1.35，3.05）	2.41	2.05（1.20，2.92）	2.27
福建	2.25（1.59，2.90）	2.96	2.69（1.82，3.18）	3.19	2.53（1.66，3.36）	2.90
江西	2.14（1.55，2.74）	2.28	2.07（1.43，2.96）	2.35	1.87（1.22，2.63）	2.05
山东	2.02（1.27，2.68）	2.23	2.32（1.41，3.35）	2.43	1.86（1.15，2.82）	2.07
河南	1.59（1.02，2.46）	1.90	1.80（0.97，2.64）	1.89	1.58（0.97，2.19）	1.69
湖北	1.19（0.87，1.80）	1.45	1.22（0.81，1.71）	1.47	1.10（0.81，1.55）	1.38
湖南	2.13（1.36，3.11）	2.51	2.30（1.47，3.12）	2.62	1.69（1.31，2.66）	2.08
广东	2.81（1.97，3.72）	2.96	2.65（1.95，3.76）	2.90	2.43（1.82，3.34）	2.64
广西	2.93（2.34，4.06）	3.21	3.14（2.67，4.52）	3.49	2.74（2.22，3.38）	2.91
海南	2.72（2.01，3.23）	2.56	2.92（1.89，3.29）	2.67	2.39（1.85，3.23）	2.56
重庆	1.71（1.09，2.44）	2.03	2.18（1.12，2.61）	2.16	1.73（1.15，2.54）	1.96
四川	1.52（0.95，1.98）	1.60	1.55（1.02，2.19）	1.68	1.39（0.91，1.79）	1.45
贵州	1.39（1.05，2.11）	1.66	1.42（1.12，2.54）	1.98	1.41（1.04，2.15）	1.77
云南	1.94（1.40，3.20）	2.20	2.04（1.31，2.79）	2.15	2.20（1.21，2.80）	2.12
陕西	1.39（0.89，2.01）	1.92	1.65（1.17，2.08）	2.01	1.38（0.94，1.63）	2.12
甘肃	0.84（0.51，1.59）	1.22	1.06（0.59，1.59）	1.19	0.84（0.54，1.24）	0.93
青海	1.14（0.56，1.41）	1.14	1.14（0.78，1.64）	1.35	0.87（0.59，1.23）	1.02
宁夏	0.99（0.79，2.28）	1.40	1.16（1.11，1.49）	1.38	0.84（0.75，0.96）	0.96
新疆	1.60（1.19，2.36）	1.70	1.91（1.14，2.25）	1.81	1.27（0.75，1.79）	1.28
全国	**1.93（1.17，2.93）**	**2.29**	**2.06（1.23，3.04）**	**2.38**	**1.74（1.08，2.74）**	**2.09**

附表 56　2021—2023 年各省（自治区、直辖市）三级综合医院住院患者跌倒发生率

单位：‰

区域	2021 年（N=1306）		2022 年（N=1306）		2023 年（N=1306）	
	$M（P_{25}，P_{75}）$	$\bar{x}$	$M（P_{25}，P_{75}）$	$\bar{x}$	$M（P_{25}，P_{75}）$	$\bar{x}$
北京	0.06（0.04，0.11）	0.07	0.07（0.05，0.10）	0.08	0.07（0.04，0.09）	0.07
天津	0.03（0.01，0.05）	0.03	0.02（0.01，0.04）	0.03	0.02（0.01，0.04）	0.03
河北	0.06（0.04，0.09）	0.07	0.06（0.03，0.09）	0.07	0.04（0.03，0.07）	0.05
山西	0.06（0.03，0.08）	0.06	0.05（0.03，0.08）	0.05	0.05（0.02，0.07）	0.05
内蒙古	0.05（0.03，0.09）	0.06	0.06（0.04，0.08）	0.07	0.06（0.04，0.09）	0.08
辽宁	0.02（0.01，0.06）	0.04	0.02（0.01，0.05）	0.04	0.02（0.01，0.05）	0.03
吉林	0.00（0.00，0.00）	0.00	0.01（0.01，0.01）	0.01	0.01（0.01，0.01）	0.01
黑龙江	0.01（0.00，0.02）	0.01	0.01（0.00，0.02）	0.02	0.01（0.00，0.02）	0.02
上海	0.04（0.01，0.06）	0.05	0.04（0.01，0.06）	0.05	0.03（0.01，0.04）	0.03
江苏	0.06（0.04，0.10）	0.07	0.06（0.04，0.10）	0.07	0.05（0.04，0.07）	0.06
浙江	0.12（0.08，0.16）	0.13	0.12（0.07，0.18）	0.13	0.11（0.07，0.16）	0.12
安徽	0.10（0.07，0.13）	0.10	0.09（0.07，0.13）	0.10	0.07（0.05，0.11）	0.08
福建	0.06（0.05，0.09）	0.08	0.06（0.04，0.10）	0.07	0.05（0.04，0.08）	0.06
江西	0.10（0.06，0.16）	0.11	0.09（0.05，0.14）	0.10	0.09（0.06，0.13）	0.10
山东	0.06（0.04，0.09）	0.07	0.06（0.04，0.08）	0.07	0.05（0.04，0.08）	0.06
河南	0.06（0.03，0.09）	0.08	0.05（0.03，0.09）	0.07	0.05（0.04，0.08）	0.06
湖北	0.05（0.02，0.07）	0.05	0.04（0.02，0.06）	0.05	0.04（0.02，0.06）	0.05
湖南	0.07（0.04，0.13）	0.09	0.06（0.05，0.10）	0.08	0.06（0.05，0.10）	0.08
广东	0.07（0.05，0.12）	0.09	0.07（0.05，0.10）	0.08	0.07（0.05，0.09）	0.08
广西	0.07（0.04，0.11）	0.08	0.06（0.04，0.10）	0.08	0.07（0.05，0.08）	0.07
海南	0.09（0.07，0.13）	0.10	0.10（0.06，0.12）	0.09	0.08（0.06，0.10）	0.08
重庆	0.07（0.05，0.13）	0.09	0.07（0.03，0.11）	0.08	0.06（0.04，0.09）	0.07
四川	0.06（0.04，0.10）	0.07	0.06（0.04，0.10）	0.07	0.05（0.04，0.08）	0.06
贵州	0.05（0.03，0.07）	0.06	0.05（0.03，0.07）	0.05	0.04（0.03，0.06）	0.05
云南	0.05（0.03，0.07）	0.06	0.05（0.04，0.08）	0.06	0.06（0.04，0.08）	0.06
陕西	0.06（0.03，0.09）	0.06	0.06（0.03，0.08）	0.06	0.05（0.04，0.08）	0.06
甘肃	0.05（0.02，0.09）	0.06	0.05（0.02，0.08）	0.06	0.05（0.02，0.08）	0.05
青海	0.08（0.04，0.13）	0.09	0.06（0.04，0.11）	0.08	0.04（0.04，0.06）	0.05
宁夏	0.06（0.05，0.08）	0.06	0.05（0.04，0.08）	0.06	0.05（0.02，0.07）	0.05
新疆	0.05（0.04，0.08）	0.07	0.06（0.04，0.10）	0.08	0.07（0.05，0.09）	0.08
全国	**0.06（0.04，0.10）**	**0.07**	**0.06（0.03，0.09）**	**0.07**	**0.05（0.04，0.08）**	**0.06**

附表57　2021—2023年各省（自治区、直辖市）三级综合医院住院患者跌倒伤害占比

单位：%

区域	2021年（N=1306）		2022年（N=1306）		2023年（N=1306）	
	$M(P_{25}, P_{75})$	$\bar{x}$	$M(P_{25}, P_{75})$	$\bar{x}$	$M(P_{25}, P_{75})$	$\bar{x}$
北京	55.49（51.11，63.41）	59.12	61.68（40.79，72.00）	58.95	53.03（41.67，70.59）	53.83
天津	73.21（50.00，95.00）	66.76	71.43（42.86，100.00）	64.23	75.00（62.50，85.71）	73.74
河北	57.14（43.48，65.91）	56.24	59.26（48.39，66.67）	58.80	62.92（42.86，68.75）	59.88
山西	60.00（50.00，69.05）	58.93	66.67（53.13，70.00）	61.33	60.00（47.06，70.37）	57.58
内蒙古	48.21（35.52，61.90）	51.01	46.51（32.69，59.94）	44.58	45.14（38.75，57.41）	47.20
辽宁	56.95（33.60，81.67）	55.72	59.46（34.21，75.00）	54.53	52.94（35.29，72.41）	52.01
吉林	100.00（100.00，100.00）	100.00	50.00（50.00，50.00）	50.00	50.00（50.00，50.00）	50.00
黑龙江	47.73（29.17，65.49）	48.41	57.74（31.43，85.71）	55.03	50.00（0.00，70.00）	46.17
上海	64.61（59.85，85.36）	71.32	67.86（54.55，80.95）	61.90	70.83（53.33，83.33）	70.29
江苏	60.77（51.28，72.73）	62.66	57.42（47.37，66.67）	57.65	57.14（50.00，68.75）	59.20
浙江	56.68（46.34，67.57）	56.86	58.33（52.00，71.05）	60.12	60.26（52.38，74.42）	61.92
安徽	62.50（54.05，69.15）	62.05	67.74（60.56，75.00）	67.04	69.70（60.00，76.19）	69.23
福建	70.59（55.56，81.58）	70.05	71.88（60.47，83.33）	72.65	75.56（66.67，84.21）	72.93
江西	64.82（53.29，76.45）	66.43	64.61（56.65，76.76）	67.11	67.46（54.40，75.00）	66.75
山东	62.50（51.28，71.88）	61.50	62.50（50.00，76.92）	63.43	63.96（52.94，76.92）	64.65
河南	61.54（50.00，84.62）	64.65	66.67（57.14，80.00）	67.08	63.64（55.00，75.41）	64.89
湖北	67.39（54.29，81.82）	65.30	72.33（56.08，87.41）	70.16	67.65（57.14，80.00）	66.70
湖南	61.54（46.67，78.72）	60.55	66.67（55.84，75.47）	65.63	60.00（50.00，70.97）	59.86
广东	66.67（56.56，78.57）	67.54	70.98（56.45，81.21）	68.63	65.30（55.26，75.43）	65.18
广西	71.43（59.09，81.82）	71.30	64.64（54.20，77.50）	65.90	67.02（60.42，76.19）	67.47
海南	68.75（60.19，74.04）	65.94	62.50（59.63，70.00）	65.53	60.77（56.03，69.05）	63.72
重庆	61.72（53.97，71.43）	63.50	64.29（52.63，72.73）	62.01	65.22（57.89，76.12）	64.01
四川	73.91（57.58，83.33）	70.57	73.33（62.86，85.71）	72.27	71.43（60.72，81.82）	71.13
贵州	68.42（54.84，83.33）	69.13	74.46（61.54，84.21）	71.78	74.77（66.67，82.35）	69.92
云南	69.23（61.22，78.57）	69.36	71.41（60.22，78.95）	71.63	65.51（60.00，75.00）	65.42
陕西	57.60（48.68，71.36）	59.87	61.02（50.00，67.86）	60.07	57.14（52.17，65.00）	58.58
甘肃	63.72（50.00，75.00）	63.25	61.54（46.67，77.14）	61.06	55.56（36.36，76.00）	59.54
青海	59.42（45.00，69.05）	60.28	47.50（44.00，66.67）	58.76	47.62（42.31，66.67）	52.21
宁夏	63.16（52.94，81.25）	65.56	45.45（42.86，63.38）	53.68	65.00（50.98，75.00）	60.07
新疆	53.89（41.09，66.67）	51.48	56.90（44.01，73.21）	57.62	55.90（47.25，63.33）	56.13
全国	**63.33（51.19，76.92）**	**63.55**	**64.85（52.28，77.14）**	**64.11**	**63.64（52.00，76.19）**	**63.47**

附表 58　2021—2023 年各省（自治区、直辖市）三级综合医院住院患者 2 期及以上院内压力性损伤发生率

单位：%

区域	2021 年（N=1306）		2022 年（N=1306）		2023 年（N=1306）	
	$M（P_{25}，P_{75}）$	$\bar{x}$	$M（P_{25}，P_{75}）$	$\bar{x}$	$M（P_{25}，P_{75}）$	$\bar{x}$
北京	0.01（0.01，0.05）	0.03	0.01（0.01，0.02）	0.03	0.01（0.00，0.02）	0.03
天津	0.01（0.00，0.02）	0.02	0.00（0.00，0.01）	0.01	0.00（0.00，0.01）	0.01
河北	0.03（0.01，0.05）	0.04	0.02（0.01，0.04）	0.03	0.01（0.00，0.03）	0.02
山西	0.01（0.01，0.02）	0.02	0.01（0.00，0.01）	0.02	0.01（0.00，0.01）	0.02
内蒙古	0.01（0.00，0.02）	0.02	0.00（0.00，0.03）	0.01	0.01（0.00，0.02）	0.01
辽宁	0.00（0.00，0.02）	0.01	0.00（0.00，0.01）	0.01	0.00（0.00，0.01）	0.01
吉林	0.00（0.00，0.00）	0.00	0.00（0.00，0.00）	0.00	0.00（0.00，0.00）	0.00
黑龙江	0.00（0.00，0.00）	0.00	0.00（0.00，0.00）	0.00	0.00（0.00，0.01）	0.01
上海	0.00（0.00，0.01）	0.00	0.00（0.00，0.01）	0.01	0.00（0.00，0.01）	0.01
江苏	0.01（0.00，0.02）	0.01	0.01（0.00，0.02）	0.01	0.01（0.00，0.01）	0.01
浙江	0.03（0.01，0.05）	0.04	0.03（0.01，0.05）	0.04	0.02（0.01，0.05）	0.04
安徽	0.02（0.01，0.03）	0.03	0.01（0.01，0.02）	0.02	0.01（0.01，0.02）	0.02
福建	0.02（0.01，0.04）	0.02	0.01（0.01，0.03）	0.02	0.01（0.00，0.02）	0.02
江西	0.03（0.01，0.06）	0.04	0.02（0.01，0.04）	0.03	0.01（0.01，0.03）	0.03
山东	0.01（0.00，0.02）	0.01	0.00（0.00，0.01）	0.01	0.00（0.00，0.01）	0.01
河南	0.01（0.00，0.04）	0.03	0.01（0.00，0.03）	0.02	0.01（0.00，0.03）	0.02
湖北	0.01（0.00，0.02）	0.02	0.01（0.00，0.01）	0.01	0.01（0.00，0.01）	0.01
湖南	0.01（0.00，0.02）	0.02	0.01（0.00，0.03）	0.01	0.00（0.00，0.02）	0.01
广东	0.01（0.01，0.02）	0.02	0.01（0.00，0.02）	0.02	0.01（0.00，0.02）	0.02
广西	0.02（0.01，0.03）	0.02	0.02（0.00，0.03）	0.03	0.01（0.00，0.03）	0.02
海南	0.03（0.01，0.04）	0.03	0.02（0.01，0.03）	0.02	0.01（0.01，0.04）	0.02
重庆	0.02（0.00，0.04）	0.03	0.01（0.00，0.03）	0.03	0.01（0.01，0.03）	0.03
四川	0.02（0.01，0.06）	0.04	0.02（0.01，0.04）	0.03	0.01（0.01，0.03）	0.03
贵州	0.02（0.01，0.04）	0.05	0.01（0.01，0.05）	0.04	0.01（0.00，0.04）	0.04
云南	0.01（0.00，0.02）	0.02	0.01（0.00，0.02）	0.02	0.01（0.00，0.02）	0.01
陕西	0.00（0.00，0.02）	0.01	0.00（0.00，0.02）	0.01	0.00（0.00，0.01）	0.01
甘肃	0.01（0.01，0.03）	0.02	0.01（0.00，0.02）	0.02	0.01（0.01，0.04）	0.02
青海	0.02（0.00，0.04）	0.03	0.02（0.00，0.04）	0.03	0.00（0.00，0.02）	0.01
宁夏	0.01（0.00，0.02）	0.01	0.01（0.00，0.01）	0.01	0.01（0.00，0.01）	0.01
新疆	0.01（0.00，0.01）	0.01	0.01（0.00，0.01）	0.01	0.01（0.00，0.01）	0.01
全国	**0.01（0.00，0.03）**	**0.02**	**0.01（0.00，0.02）**	**0.02**	**0.01（0.00，0.02）**	**0.02**

附表59 2021—2023年各省（自治区、直辖市）三级综合医院住院患者气管导管非计划拔管率

单位：‰

区域	2021年（N=1306）		2022年（N=1306）		2023年（N=1306）	
	$M（P_{25}，P_{75}）$	$\bar{x}$	$M（P_{25}，P_{75}）$	$\bar{x}$	$M（P_{25}，P_{75}）$	$\bar{x}$
北京	0.02（0.00，0.21）	0.22	0.02（0.00，0.14）	0.09	0.00（0.00，0.10）	0.09
天津	0.00（0.00，0.00）	0.05	0.00（0.00，0.00）	0.05	0.00（0.00，0.06）	0.07
河北	0.22（0.05，0.37）	0.26	0.05（0.00，0.20）	0.11	0.08（0.00，0.27）	0.17
山西	0.17（0.00，0.39）	0.30	0.09（0.00，0.18）	0.15	0.16（0.00，0.37）	0.24
内蒙古	0.00（0.00，0.31）	0.20	0.11（0.00，0.40）	0.21	0.11（0.00，0.27）	0.23
辽宁	0.00（0.00，0.00）	0.16	0.00（0.00，0.07）	0.19	0.00（0.00，0.00）	0.12
吉林	0.00（0.00，0.00）	0.00	0.00（0.00，0.00）	0.00	0.00（0.00，0.00）	0.00
黑龙江	0.00（0.00，0.00）	0.10	0.00（0.00，0.00）	0.08	0.00（0.00，0.00）	0.04
上海	0.00（0.00，0.00）	0.06	0.00（0.00，0.00）	0.05	0.00（0.00，0.16）	0.20
江苏	0.12（0.00，0.30）	0.26	0.05（0.00，0.23）	0.16	0.06（0.00，0.16）	0.14
浙江	0.24（0.06，0.45）	0.36	0.17（0.00，0.27）	0.36	0.08（0.00，0.22）	0.16
安徽	0.36（0.04，0.50）	0.35	0.20（0.00，0.37）	0.23	0.17（0.00，0.37）	0.21
福建	0.16（0.00，0.41）	0.27	0.15（0.00，0.35）	0.21	0.17（0.09，0.37）	0.30
江西	0.23（0.00，0.67）	0.45	0.25（0.00，0.47）	0.36	0.16（0.00，0.42）	0.27
山东	0.10（0.00，0.24）	0.16	0.07（0.00，0.21）	0.14	0.05（0.00，0.19）	0.13
河南	0.12（0.00，0.40）	0.32	0.06（0.00，0.31）	0.26	0.05（0.00，0.34）	0.22
湖北	0.03（0.00，0.38）	0.28	0.00（0.00，0.25）	0.21	0.00（0.00，0.29）	0.23
湖南	0.17（0.00，0.41）	0.29	0.22（0.07，0.49）	0.32	0.21（0.05，0.44）	0.32
广东	0.18（0.05，0.31）	0.27	0.14（0.04，0.29）	0.18	0.13（0.06，0.24）	0.20
广西	0.11（0.00，0.28）	0.20	0.10（0.00，0.19）	0.16	0.12（0.00，0.20）	0.14
海南	0.14（0.01，0.58）	0.41	0.12（0.00，0.23）	0.14	0.17（0.00，0.24）	0.15
重庆	0.09（0.00，0.34）	0.27	0.10（0.00，0.24）	0.19	0.12（0.00，0.23）	0.17
四川	0.10（0.00，0.39）	0.36	0.04（0.00，0.37）	0.30	0.08（0.00，0.30）	0.23
贵州	0.00（0.00，0.33）	0.20	0.05（0.00，0.30）	0.17	0.09（0.00，0.42）	0.26
云南	0.12（0.00，0.31）	0.25	0.05（0.00，0.39）	0.21	0.07（0.00，0.36）	0.23
陕西	0.16（0.00，0.62）	0.50	0.17（0.00，0.69）	0.37	0.25（0.00，0.33）	0.34
甘肃	0.22（0.00，1.47）	0.83	0.00（0.00，0.29）	0.18	0.00（0.00，0.15）	0.14
青海	0.49（0.00，1.64）	1.21	0.00（0.00，0.36）	0.39	0.20（0.00，0.66）	0.48
宁夏	0.24（0.00，0.58）	0.35	0.00（0.00，0.00）	0.02	0.00（0.00，0.25）	0.17
新疆	0.12（0.00，0.30）	0.22	0.19（0.05，0.45）	0.40	0.16（0.02，0.53）	0.30
全国	**0.11（0.00，0.36）**	**0.29**	**0.07（0.00，0.26）**	**0.21**	**0.07（0.00，0.25）**	**0.19**

单位：‰

附表60　2021—2023年各省（自治区、直辖市）三级综合医院住院患者胃肠导管非计划拔管率

单位：‰

区域	2021 年（N=1306）		2022 年（N=1306）		2023 年（N=1306）	
	$M（P_{25}，P_{75}）$	$\bar{x}$	$M（P_{25}，P_{75}）$	$\bar{x}$	$M（P_{25}，P_{75}）$	$\bar{x}$
北京	0.22（0.09，0.40）	1.08	0.16（0.10，0.39）	0.32	0.20（0.09，0.46）	0.30
天津	0.18（0.00，0.31）	0.19	0.03（0.00，0.12）	0.09	0.06（0.00，0.15）	0.13
河北	0.34（0.21，0.76）	0.67	0.33（0.10，0.60）	0.57	0.30（0.10，0.69）	0.45
山西	0.53（0.37，0.92）	0.66	0.34（0.23，0.73）	0.48	0.38（0.18，0.98）	0.54
内蒙古	0.51（0.13，1.33）	0.82	0.26（0.11，0.88）	0.69	0.38（0.22，0.96）	0.71
辽宁	0.40（0.06，1.42）	1.12	0.25（0.00，1.18）	0.75	0.33（0.01，1.26）	1.00
吉林	0.00（0.00，0.00）	0.00	0.00（0.00，0.00）	0.00	0.00（0.00，0.00）	0.00
黑龙江	0.38（0.00，1.08）	0.65	0.18（0.00，0.76）	0.54	0.29（0.00，1.14）	0.74
上海	0.02（0.00，0.21）	0.14	0.00（0.00，0.13）	0.12	0.05（0.01，0.17）	0.12
江苏	0.49（0.21，0.79）	0.59	0.34（0.18，0.64）	0.46	0.30（0.15，0.50）	0.38
浙江	0.53（0.24，1.43）	1.17	0.51（0.15，1.09）	0.84	0.46（0.18，0.92）	0.96
安徽	0.69（0.33，1.35）	0.99	0.66（0.34，0.92）	0.73	0.47（0.29，0.78）	0.60
福建	0.41（0.16，0.89）	0.81	0.29（0.16，0.46）	0.61	0.34（0.11，0.60）	0.48
江西	0.50（0.24，1.36）	1.02	0.43（0.19，0.88）	0.75	0.36（0.24，0.98）	0.75
山东	0.51（0.21，0.82）	0.63	0.38（0.14，0.60）	0.56	0.29（0.11，0.58）	0.50
河南	0.56（0.22，1.26）	0.87	0.56（0.17，0.93）	0.70	0.54（0.17，0.93）	0.67
湖北	0.43（0.14，0.92）	0.79	0.26（0.10，0.71）	0.64	0.35（0.10，0.61）	0.61
湖南	0.58（0.14，1.11）	1.04	0.38（0.13，0.76）	1.09	0.39（0.25，0.72）	1.10
广东	0.23（0.09，0.57）	0.37	0.22（0.06，0.45）	0.30	0.17（0.08，0.30）	0.25
广西	0.15（0.05，0.48）	0.56	0.16（0.05，0.35）	0.48	0.13（0.04，0.26）	0.28
海南	0.30（0.06，0.75）	0.46	0.19（0.07，0.48）	0.28	0.15（0.06，0.39）	0.22
重庆	0.41（0.21，0.81）	0.92	0.25（0.12，0.46）	0.63	0.19（0.09，0.55）	0.55
四川	0.50（0.17，1.08）	1.05	0.32（0.09，0.78）	0.74	0.34（0.11，0.65）	0.65
贵州	0.24（0.01，0.53）	0.47	0.08（0.00，0.24）	0.15	0.13（0.00，0.46）	0.26
云南	0.22（0.05，0.55）	0.45	0.20（0.09，0.74）	0.42	0.29（0.12，0.50）	0.40
陕西	0.40（0.12，0.81）	0.66	0.25（0.08，0.68）	0.76	0.34（0.10，0.89）	0.63
甘肃	1.00（0.26，1.69）	1.40	0.75（0.15，1.89）	1.18	0.75（0.11，1.71）	1.19
青海	0.90（0.64，1.52）	1.16	0.96（0.73，1.09）	0.96	0.66（0.43，0.68）	0.70
宁夏	0.38（0.28，0.89）	0.61	0.36（0.22，0.66）	0.43	0.50（0.00，0.59）	0.41
新疆	0.49（0.22，0.98）	0.97	0.46（0.19，1.10）	0.93	0.37（0.18，1.15）	0.97
全国	**0.41（0.15，0.92）**	**0.80**	**0.30（0.10，0.70）**	**0.61**	**0.31（0.11，0.66）**	**0.59**

附表 61　2021—2023 年各省（自治区、直辖市）三级综合医院住院患者导尿管非计划拔管率

单位：‰

区域	2021 年（N=1306）		2022 年（N=1306）		2023 年（N=1306）	
	$M（P_{25}，P_{75}）$	$\bar{x}$	$M（P_{25}，P_{75}）$	$\bar{x}$	$M（P_{25}，P_{75}）$	$\bar{x}$
北京	0.06（0.02，0.14）	0.20	0.05（0.00，0.07）	0.06	0.04（0.02，0.10）	0.08
天津	0.00（0.00，0.08）	0.06	0.00（0.00，0.02）	0.02	0.00（0.00，0.05）	0.03
河北	0.09（0.07，0.20）	0.16	0.11（0.04，0.16）	0.12	0.09（0.02，0.19）	0.12
山西	0.13（0.01，0.23）	0.13	0.06（0.00，0.13）	0.08	0.06（0.03，0.13）	0.09
内蒙古	0.18（0.09，0.34）	0.22	0.13（0.06，0.37）	0.23	0.14（0.05，0.28）	0.17
辽宁	0.06（0.00，0.24）	0.20	0.06（0.00，0.22）	0.23	0.07（0.00，0.30）	0.23
吉林	0.00（0.00，0.00）	0.00	0.00（0.00，0.00）	0.00	0.00（0.00，0.00）	0.00
黑龙江	0.00（0.00，0.06）	0.11	0.05（0.00，0.17）	0.10	0.05（0.00，0.17）	0.13
上海	0.00（0.00，0.04）	0.02	0.00（0.00，0.01）	0.02	0.00（0.00，0.01）	0.01
江苏	0.10（0.05，0.20）	0.17	0.08（0.03，0.16）	0.12	0.07（0.03，0.11）	0.09
浙江	0.12（0.04，0.27）	0.20	0.09（0.04，0.22）	0.15	0.08（0.02，0.17）	0.14
安徽	0.19（0.10，0.30）	0.24	0.16（0.07，0.26）	0.19	0.12（0.06，0.22）	0.15
福建	0.08（0.05，0.22）	0.18	0.07（0.03，0.17）	0.14	0.08（0.03，0.16）	0.13
江西	0.15（0.05，0.42）	0.26	0.17（0.05，0.31）	0.23	0.15（0.09，0.32）	0.22
山东	0.11（0.04，0.21）	0.15	0.08（0.04，0.18）	0.12	0.10（0.04，0.14）	0.12
河南	0.17（0.07，0.28）	0.22	0.10（0.05，0.21）	0.16	0.10（0.03，0.21）	0.14
湖北	0.11（0.03，0.22）	0.16	0.11（0.04，0.22）	0.19	0.10（0.04，0.22）	0.18
湖南	0.19（0.07，0.33）	0.31	0.18（0.07，0.31）	0.28	0.12（0.04，0.22）	0.21
广东	0.10（0.04，0.16）	0.12	0.07（0.03，0.13）	0.09	0.06（0.03，0.09）	0.07
广西	0.10（0.04，0.21）	0.13	0.08（0.02，0.16）	0.13	0.05（0.02，0.14）	0.13
海南	0.20（0.09，0.37）	0.28	0.11（0.06，0.21）	0.15	0.08（0.01，0.18）	0.12
重庆	0.16（0.06，0.27）	0.26	0.12（0.05，0.27）	0.21	0.11（0.04，0.20）	0.18
四川	0.13（0.05，0.34）	0.26	0.12（0.04，0.27）	0.22	0.11（0.04，0.24）	0.20
贵州	0.07（0.00，0.20）	0.14	0.07（0.00，0.19）	0.12	0.07（0.02，0.18）	0.15
云南	0.11（0.04，0.27）	0.16	0.09（0.05，0.18）	0.14	0.09（0.04，0.18）	0.12
陕西	0.11（0.00，0.25）	0.16	0.10（0.00，0.18）	0.17	0.10（0.00，0.21）	0.13
甘肃	0.16（0.00，0.38）	0.23	0.12（0.00，0.42）	0.20	0.19（0.09，0.46）	0.30
青海	0.40（0.31，0.55）	0.60	0.31（0.05，0.57）	0.33	0.16（0.00，0.27）	0.13
宁夏	0.12（0.05，0.28）	0.19	0.08（0.06，0.13）	0.12	0.06（0.00，0.10）	0.06
新疆	0.12（0.04，0.25）	0.17	0.09（0.04，0.14）	0.18	0.10（0.05，0.20）	0.15
全国	0.11（0.03，0.24）	0.19	0.09（0.03，0.20）	0.16	0.08（0.03，0.18）	0.14

附表 62   2021—2023 年各省（自治区、直辖市）三级综合医院住院患者 CVC 非计划拔管率

单位：‰

区域	2021 年（N=1306）		2022 年（N=1306）		2023 年（N=1306）	
	$M(P_{25}, P_{75})$	$\bar{x}$	$M(P_{25}, P_{75})$	$\bar{x}$	$M(P_{25}, P_{75})$	$\bar{x}$
北京	0.13（0.04，0.20）	0.15	0.04（0.00，0.17）	0.15	0.06（0.00，0.11）	0.10
天津	0.06（0.00，0.19）	0.12	0.00（0.00，0.07）	0.05	0.00（0.00，0.00）	0.03
河北	0.16（0.07，0.44）	0.35	0.11（0.00，0.38）	0.20	0.13（0.03，0.34）	0.21
山西	0.24（0.13，0.45）	0.37	0.14（0.00，0.20）	0.23	0.05（0.00，0.21）	0.14
内蒙古	0.03（0.00，0.34）	0.20	0.06（0.00，0.40）	0.21	0.13（0.00，0.48）	0.38
辽宁	0.00（0.00，0.20）	0.18	0.00（0.00，0.05）	0.70	0.00（0.00，0.21）	0.23
吉林	0.00（0.00，0.00）	0.00	0.00（0.00，0.00）	0.00	0.00（0.00，0.00）	0.00
黑龙江	0.00（0.00，0.00）	0.21	0.00（0.00，0.00）	0.08	0.00（0.00，0.00）	0.08
上海	0.00（0.00，0.03）	0.03	0.00（0.00，0.08）	0.06	0.01（0.00，0.06）	0.05
江苏	0.14（0.00，0.30）	0.21	0.16（0.03，0.28）	0.21	0.06（0.00，0.13）	0.11
浙江	0.37（0.14，0.89）	0.59	0.27（0.08，0.59）	0.47	0.23（0.08，0.50）	0.41
安徽	0.27（0.07，0.53）	0.34	0.20（0.04，0.50）	0.27	0.18（0.03，0.42）	0.25
福建	0.19（0.06，0.42）	0.29	0.09（0.00，0.26）	0.17	0.10（0.00，0.22）	0.14
江西	0.21（0.00，0.46）	0.35	0.18（0.00，0.30）	0.25	0.17（0.09，0.40）	0.25
山东	0.02（0.00，0.15）	0.13	0.05（0.00，0.19）	0.16	0.05（0.00，0.18）	0.15
河南	0.19（0.01，0.31）	0.26	0.17（0.00，0.31）	0.22	0.18（0.05，0.37）	0.25
湖北	0.14（0.00，0.41）	0.29	0.06（0.00，0.26）	0.19	0.06（0.00，0.33）	0.26
湖南	0.23（0.08，0.47）	0.54	0.21（0.06，0.41）	0.35	0.10（0.00，0.23）	0.38
广东	0.14（0.04，0.26）	0.20	0.09（0.03，0.20）	0.15	0.08（0.03，0.15）	0.12
广西	0.10（0.03，0.24）	0.18	0.08（0.00，0.27）	0.17	0.08（0.04，0.17）	0.13
海南	0.08（0.00，0.24）	0.15	0.03（0.00，0.13）	0.21	0.06（0.00，0.38）	0.16
重庆	0.17（0.04，0.26）	0.26	0.15（0.00，0.27）	0.22	0.12（0.04，0.30）	0.25
四川	0.10（0.00，0.35）	0.24	0.11（0.00，0.40）	0.26	0.11（0.00，0.33）	0.30
贵州	0.15（0.00，0.48）	0.23	0.12（0.00，0.33）	0.19	0.09（0.00，0.35）	0.18
云南	0.12（0.04，0.24）	0.19	0.09（0.05，0.17）	0.18	0.14（0.06，0.26）	0.22
陕西	0.13（0.00，0.47）	0.30	0.17（0.00，0.35）	0.27	0.18（0.04，0.44）	0.31
甘肃	0.02（0.00，0.29）	0.23	0.04（0.00，0.33）	0.50	0.09（0.00，0.47）	0.29
青海	0.54（0.29，0.91）	0.56	0.28（0.00，0.39）	0.28	0.26（0.00，0.41）	0.27
宁夏	0.00（0.00，0.00）	0.08	0.00（0.00，0.17）	0.09	0.00（0.00，0.03）	0.02
新疆	0.24（0.03，0.65）	0.36	0.17（0.00，0.49）	0.36	0.14（0.03，0.47）	0.32
全国	0.13（0.00，0.33）	0.26	0.10（0.00，0.28）	0.25	0.09（0.00，0.26）	0.22

附表63　2021—2023年各省（自治区、直辖市）三级综合医院住院患者PICC非计划拔管率

单位：‰

区域	2021年（N=1306）		2022年（N=1306）		2023年（N=1306）	
	$M(P_{25}, P_{75})$	$\bar{x}$	$M(P_{25}, P_{75})$	$\bar{x}$	$M(P_{25}, P_{75})$	$\bar{x}$
北京	0.08（0.00，0.12）	0.13	0.08（0.00，0.15）	0.13	0.09（0.00，0.14）	0.13
天津	0.00（0.00，0.00）	0.19	0.00（0.00，0.00）	0.02	0.00（0.00，0.00）	0.02
河北	0.07（0.00，0.21）	0.13	0.08（0.00，0.21）	0.14	0.04（0.00，0.17）	0.09
山西	0.11（0.03，0.31）	0.22	0.00（0.00，0.09）	0.06	0.03（0.00，0.14）	0.12
内蒙古	0.08（0.00，0.22）	0.23	0.00（0.00，0.20）	0.09	0.00（0.00，0.17）	0.16
辽宁	0.00（0.00，0.11）	0.13	0.00（0.00，0.05）	0.10	0.00（0.00，0.03）	0.14
吉林	0.00（0.00，0.00）	0.00	0.00（0.00，0.00）	0.00	0.00（0.00，0.00）	0.00
黑龙江	0.00（0.00，0.00）	0.53	0.00（0.00，0.00）	0.01	0.00（0.00，0.00）	0.02
上海	0.00（0.00，0.00）	0.01	0.00（0.00，0.00）	0.02	0.00（0.00，0.00）	0.01
江苏	0.06（0.00，0.13）	0.08	0.00（0.00，0.13）	0.08	0.00（0.00，0.07）	0.06
浙江	0.12（0.04，0.31）	0.25	0.13（0.02，0.27）	0.19	0.15（0.04，0.34）	0.36
安徽	0.06（0.00，0.21）	0.12	0.06（0.00，0.20）	0.11	0.05（0.00，0.19）	0.13
福建	0.07（0.00，0.21）	0.15	0.05（0.00，0.17）	0.12	0.06（0.00，0.17）	0.14
江西	0.01（0.00，0.23）	0.17	0.00（0.00，0.03）	0.06	0.00（0.00，0.07）	0.10
山东	0.07（0.00，0.15）	0.13	0.04（0.00，0.13）	0.11	0.03（0.00，0.10）	0.09
河南	0.00（0.00，0.13）	0.08	0.00（0.00，0.15）	0.12	0.04（0.00，0.12）	0.28
湖北	0.00（0.00，0.13）	0.10	0.00（0.00，0.09）	0.10	0.00（0.00，0.06）	0.07
湖南	0.04（0.00，0.18）	0.10	0.09（0.00，0.17）	0.12	0.04（0.00，0.11）	0.09
广东	0.07（0.00，0.20）	0.18	0.04（0.00，0.12）	0.09	0.07（0.00，0.15）	0.11
广西	0.00（0.00，0.14）	0.14	0.00（0.00，0.07）	0.18	0.00（0.00，0.09）	0.06
海南	0.01（0.00，0.12）	0.09	0.00（0.00，0.29）	0.13	0.00（0.00，0.09）	0.11
重庆	0.04（0.00，0.20）	0.27	0.00（0.00，0.13）	0.12	0.08（0.00，0.19）	0.15
四川	0.00（0.00，0.04）	0.09	0.00（0.00，0.03）	0.06	0.00（0.00，0.00）	0.10
贵州	0.00（0.00，0.12）	0.09	0.00（0.00，0.15）	0.11	0.00（0.00，0.07）	0.22
云南	0.05（0.00，0.19）	0.14	0.00（0.00，0.17）	0.11	0.00（0.00，0.08）	0.06
陕西	0.00（0.00，0.07）	0.08	0.00（0.00，0.15）	0.20	0.04（0.00，0.29）	0.19
甘肃	0.00（0.00，0.00）	0.09	0.00（0.00，0.04）	0.10	0.00（0.00，0.00）	0.07
青海	0.00（0.00，0.36）	0.11	0.00（0.00，0.05）	0.04	0.00（0.00，0.05）	0.04
宁夏	0.00（0.00，0.15）	0.23	0.00（0.00，0.10）	0.29	0.00（0.00，0.00）	0.03
新疆	0.00（0.00，0.19）	0.20	0.00（0.00，0.12）	0.12	0.00（0.00，0.11）	0.12
全国	**0.00（0.00，0.14）**	**0.14**	**0.00（0.00，0.13）**	**0.11**	**0.00（0.00，0.11）**	**0.12**

附表 64　2021—2023 年各省（自治区、直辖市）三级综合医院住院患者 CAUTI 发生率

单位：‰

区域	2021 年（N=1306）		2022 年（N=1306）		2023 年（N=1306）	
	$M(P_{25}, P_{75})$	$\bar{x}$	$M(P_{25}, P_{75})$	$\bar{x}$	$M(P_{25}, P_{75})$	$\bar{x}$
北京	0.16（0.00，0.79）	0.48	0.15（0.00，0.31）	0.27	0.19（0.02，0.73）	0.39
天津	0.06（0.00，0.44）	0.24	0.07（0.00，0.26）	0.22	0.10（0.00，0.44）	0.28
河北	0.49（0.14，1.09）	0.69	0.27（0.12，0.96）	0.55	0.39（0.16，0.76）	0.51
山西	0.49（0.25，0.96）	0.64	0.24（0.13，0.82）	0.64	0.36（0.14，0.91）	0.60
内蒙古	0.19（0.00，0.57）	0.59	0.15（0.00，0.78）	0.53	0.21（0.07，0.56）	0.57
辽宁	0.00（0.00，0.14）	0.21	0.00（0.00，0.04）	0.54	0.00（0.00，0.05）	0.76
吉林	0.00（0.00，0.00）	0.00	0.00（0.00，0.00）	0.00	0.00（0.00，0.00）	0.00
黑龙江	0.00（0.00，0.01）	0.05	0.00（0.00，0.00）	0.04	0.00（0.00，0.05）	0.10
上海	0.20（0.00，0.37）	0.24	0.10（0.00，0.37）	0.19	0.17（0.05，0.29）	0.30
江苏	0.37（0.11，0.87）	0.59	0.32（0.08，0.69）	0.46	0.41（0.18，0.62）	0.46
浙江	0.64（0.24，1.32）	0.91	0.51（0.22，1.09）	0.77	0.62（0.33，0.98）	0.75
安徽	0.26（0.08，0.51）	0.38	0.25（0.08，0.55）	0.34	0.28（0.13，0.64）	0.41
福建	1.07（0.75，1.80）	1.30	0.83（0.50，1.55）	1.06	0.91（0.45，1.34）	1.04
江西	0.23（0.00，0.41）	0.34	0.30（0.06，0.66）	0.46	0.45（0.17，0.90）	0.56
山东	0.66（0.17，1.10）	0.82	0.60（0.20，1.28）	0.81	0.65（0.19，1.19）	0.75
河南	0.23（0.02，0.85）	0.56	0.30（0.04，0.76）	0.49	0.38（0.09，0.83）	0.57
湖北	0.37（0.05，0.78）	0.56	0.31（0.13，0.81）	0.49	0.27（0.11，0.62）	0.45
湖南	0.28（0.10，1.15）	0.65	0.31（0.06，0.80）	0.66	0.45（0.09，1.15）	0.71
广东	0.60（0.36，1.41）	0.96	0.69（0.26，1.16）	0.85	0.79（0.31，1.26）	0.87
广西	0.59（0.22，1.01）	0.65	0.64（0.31，1.01）	0.70	0.80（0.43，1.13）	0.83
海南	0.65（0.26，0.92）	0.67	0.54（0.21，1.25）	0.71	0.67（0.31，0.96）	0.67
重庆	0.79（0.25，1.24）	0.89	0.53（0.13，1.14）	0.74	0.79（0.13，1.49）	0.87
四川	0.29（0.06，0.65）	0.44	0.32（0.09，0.65）	0.45	0.42（0.12，0.80）	0.55
贵州	0.26（0.00，0.90）	0.52	0.22（0.02，0.68）	0.44	0.24（0.14，0.69）	0.52
云南	0.30（0.12，1.07）	0.63	0.54（0.16，1.57）	0.83	0.55（0.20，1.50）	0.85
陕西	0.24（0.00，0.50）	0.46	0.25（0.06，0.53）	0.49	0.27（0.05，0.57）	0.46
甘肃	0.06（0.00，0.38）	0.28	0.00（0.00，0.32）	0.16	0.00（0.00，0.17）	0.15
青海	0.22（0.15，0.31）	0.30	0.15（0.00，0.35）	0.23	0.21（0.00，0.28）	0.25
宁夏	0.17（0.12，0.19）	0.34	0.10（0.08，0.99）	0.56	0.20（0.15，0.36）	0.25
新疆	0.46（0.24，1.35）	0.79	0.68（0.29，1.63）	1.00	0.96（0.37，1.40）	0.92
全国	**0.32（0.07，0.87）**	**0.59**	**0.31（0.06，0.81）**	**0.56**	**0.38（0.09，0.86）**	**0.60**

单位：‰

附表65 2021—2023年各省（自治区、直辖市）三级综合医院住院患者CVC相关血流感染发生率

单位：‰

区域	2021年（N=1306）		2022年（N=1306）		2023年（N=1306）	
	$M(P_{25}, P_{75})$	$\bar{x}$	$M(P_{25}, P_{75})$	$\bar{x}$	$M(P_{25}, P_{75})$	$\bar{x}$
北京	0.28（0.00，0.58）	0.40	0.19（0.00，0.45）	0.51	0.17（0.00，0.62）	0.36
天津	0.00（0.00，0.07）	0.08	0.06（0.00，0.14）	0.15	0.00（0.00，0.13）	0.11
河北	0.22（0.04，0.36）	0.42	0.14（0.00，0.34）	0.28	0.14（0.05，0.38）	0.22
山西	0.32（0.13，0.62）	0.48	0.16（0.00，0.49）	0.25	0.12（0.00，0.42）	0.34
内蒙古	0.00（0.00，0.20）	0.22	0.03（0.00，0.44）	0.28	0.00（0.00，0.36）	0.28
辽宁	0.00（0.00，0.06）	0.21	0.00（0.00，0.14）	0.17	0.00（0.00，0.07）	0.19
吉林	0.00（0.00，0.00）	0.00	0.00（0.00，0.00）	0.00	0.00（0.00，0.00）	0.00
黑龙江	0.00（0.00，0.00）	0.08	0.00（0.00，0.00）	0.12	0.00（0.00，0.05）	0.05
上海	0.08（0.03，0.17）	0.13	0.13（0.00，0.19）	0.12	0.07（0.00，0.18）	0.11
江苏	0.22（0.00，0.39）	0.29	0.14（0.00，0.28）	0.20	0.14（0.00，0.26）	0.19
浙江	0.22（0.11，0.42）	0.31	0.19（0.09，0.34）	0.29	0.16（0.06，0.28）	0.22
安徽	0.37（0.14，0.60）	0.45	0.27（0.07，0.47）	0.43	0.27（0.04，0.51）	0.33
福建	0.25（0.09，0.42）	0.33	0.23（0.12，0.60）	0.37	0.19（0.07，0.39）	0.29
江西	0.13（0.00，0.30）	0.18	0.19（0.00，0.33）	0.27	0.17（0.00，0.43）	0.25
山东	0.25（0.08，0.64）	0.48	0.32（0.00，0.49）	0.41	0.24（0.09，0.47）	0.34
河南	0.18（0.00，0.31）	0.23	0.17（0.00，0.35）	0.21	0.12（0.00，0.30）	0.18
湖北	0.05（0.00，0.21）	0.19	0.07（0.00，0.23）	0.15	0.06（0.00，0.21）	0.14
湖南	0.11（0.00，0.42）	0.31	0.15（0.00，0.46）	0.30	0.11（0.00，0.30）	0.24
广东	0.24（0.14，0.41）	0.33	0.17（0.12，0.40）	0.27	0.18（0.09，0.33）	0.25
广西	0.20（0.06，0.33）	0.22	0.16（0.08，0.32）	0.21	0.20（0.09，0.31）	0.24
海南	0.20（0.00，0.38）	0.25	0.11（0.00，0.34）	0.22	0.16（0.01，0.36）	0.20
重庆	0.35（0.09，0.68）	0.41	0.25（0.06，0.52）	0.31	0.30（0.05，0.67）	0.38
四川	0.05（0.00，0.29）	0.21	0.06（0.00，0.28）	0.21	0.09（0.00，0.23）	0.17
贵州	0.10（0.00，0.42）	0.25	0.08（0.00，0.36）	0.21	0.20（0.00，0.30）	0.20
云南	0.14（0.00，0.25）	0.22	0.13（0.03，0.33）	0.23	0.21（0.06，0.33）	0.23
陕西	0.14（0.00，0.43）	0.24	0.14（0.00，0.35）	0.24	0.16（0.00，0.30）	0.21
甘肃	0.00（0.00，0.29）	0.16	0.00（0.00，0.26）	0.27	0.00（0.00，0.13）	0.22
青海	0.00（0.00，0.00）	0.09	0.00（0.00，0.51）	0.24	0.00（0.00，0.12）	0.23
宁夏	0.02（0.00，0.48）	0.36	0.00（0.00，0.64）	0.25	0.06（0.00，0.25）	0.11
新疆	0.64（0.02，1.13）	1.21	0.41（0.05，0.67）	0.95	0.65（0.27，0.93）	0.70
全国	**0.15（0.00，0.37）**	**0.29**	**0.14（0.00，0.36）**	**0.26**	**0.13（0.00，0.31）**	**0.23**

附表66　2021—2023年各省（自治区、直辖市）三级综合医院住院患者PICC相关血流感染发生率

单位：‰

区域	2021年（N=1306）		2022年（N=1306）		2023年（N=1306）	
	M（P₂₅，P₇₅）	$\bar{x}$	M（P₂₅，P₇₅）	$\bar{x}$	M（P₂₅，P₇₅）	$\bar{x}$
北京	0.00（0.00，0.17）	0.14	0.02（0.00，0.13）	0.14	0.01（0.00，0.12）	0.25
天津	0.00（0.00，0.00）	0.01	0.00（0.00，0.00）	0.02	0.00（0.00，0.00）	0.12
河北	0.00（0.00，0.08）	0.07	0.00（0.00，0.02）	0.06	0.00（0.00，0.03）	0.04
山西	0.00（0.00，0.06）	0.04	0.00（0.00，0.06）	0.04	0.00（0.00，0.13）	0.07
内蒙古	0.00（0.00，0.00）	0.01	0.00（0.00，0.00）	0.03	0.00（0.00，0.05）	0.05
辽宁	0.00（0.00，0.00）	0.02	0.00（0.00，0.00）	0.01	0.00（0.00，0.00）	0.00
吉林	0.00（0.00，0.00）	0.00	0.00（0.00，0.00）	0.00	0.00（0.00，0.00）	0.00
黑龙江	0.00（0.00，0.00）	0.00	0.00（0.00，0.00）	0.00	0.00（0.00，0.00）	0.00
上海	0.00（0.00，0.00）	0.02	0.00（0.00，0.00）	0.01	0.00（0.00，0.00）	0.03
江苏	0.00（0.00，0.06）	0.06	0.00（0.00，0.04）	0.04	0.00（0.00，0.05）	0.05
浙江	0.03（0.00，0.12）	0.08	0.05（0.00，0.10）	0.07	0.04（0.00，0.12）	0.10
安徽	0.00（0.00，0.00）	0.04	0.00（0.00，0.12）	0.06	0.00（0.00，0.07）	0.07
福建	0.00（0.00，0.09）	0.06	0.00（0.00，0.07）	0.06	0.00（0.00，0.06）	0.05
江西	0.00（0.00，0.00）	0.22	0.00（0.00，0.00）	0.04	0.00（0.00，0.00）	0.06
山东	0.00（0.00，0.07）	0.07	0.00（0.00，0.09）	0.08	0.00（0.00，0.04）	0.05
河南	0.00（0.00，0.00）	0.08	0.00（0.00，0.05）	0.03	0.00（0.00，0.04）	0.07
湖北	0.00（0.00，0.00）	0.03	0.00（0.00，0.00）	0.02	0.00（0.00，0.00）	0.02
湖南	0.00（0.00，0.07）	0.05	0.00（0.00，0.09）	0.06	0.00（0.00，0.07）	0.05
广东	0.03（0.00，0.12）	0.18	0.02（0.00，0.18）	0.11	0.05（0.00，0.19）	0.12
广西	0.00（0.00，0.07）	0.09	0.00（0.00，0.02）	0.03	0.00（0.00，0.11）	0.08
海南	0.00（0.00，0.04）	0.07	0.02（0.00，0.35）	0.29	0.00（0.00，0.00）	0.02
重庆	0.00（0.00，0.20）	0.13	0.00（0.00，0.11）	0.07	0.00（0.00，0.12）	0.08
四川	0.00（0.00，0.00）	0.03	0.00（0.00，0.00）	0.05	0.00（0.00，0.00）	0.04
贵州	0.00（0.00，0.00）	0.04	0.00（0.00，0.00）	0.03	0.00（0.00，0.00）	0.00
云南	0.00（0.00，0.00）	0.03	0.00（0.00，0.05）	0.04	0.00（0.00，0.00）	0.01
陕西	0.00（0.00，0.00）	0.09	0.00（0.00，0.00）	0.42	0.00（0.00，0.00）	0.05
甘肃	0.00（0.00，0.00）	0.00	0.00（0.00，0.00）	0.00	0.00（0.00，0.00）	0.02
青海	0.00（0.00，0.00）	0.00	0.00（0.00，0.00）	0.00	0.00（0.00，0.00）	0.00
宁夏	0.00（0.00，0.00）	0.00	0.00（0.00，0.00）	0.00	0.00（0.00，0.00）	0.01
新疆	0.00（0.00，0.08）	0.31	0.00（0.00，0.24）	0.14	0.04（0.00，0.16）	0.13
全国	**0.00（0.00，0.03）**	**0.07**	**0.00（0.00，0.04）**	**0.06**	**0.00（0.00，0.03）**	**0.06**

附表67　2021—2023年各省（自治区、直辖市）三级综合医院住院患者VAP发生率

单位：‰

区域	2021年（N=1306）		2022年（N=1306）		2023年（N=1306）	
	M（P_{25}，P_{75}）	$\bar{x}$	M（P_{25}，P_{75}）	$\bar{x}$	M（P_{25}，P_{75}）	$\bar{x}$
北京	1.21（0.18，3.16）	2.43	1.00（0.00，2.43）	2.31	1.46（0.00，3.62）	3.61
天津	0.00（0.00，1.34）	1.01	0.00（0.00，0.81）	0.49	0.21（0.00，0.71）	0.59
河北	1.41（0.35，4.94）	2.60	0.91（0.38，1.94）	1.66	0.77（0.27，1.93）	1.46
山西	4.60（0.96，7.61）	5.49	2.15（0.24，3.93）	3.34	2.02（0.50，5.26）	3.18
内蒙古	2.48（0.00，6.16）	4.10	1.50（0.00，3.29）	2.55	1.98（0.73，3.19）	2.51
辽宁	0.00（0.00，2.22）	1.55	0.00（0.00，1.24）	1.49	0.00（0.00，1.10）	1.25
吉林	0.00（0.00，0.00）	0.00	0.00（0.00，0.00）	0.00	0.00（0.00，0.00）	0.00
黑龙江	0.00（0.00，0.00）	0.88	0.00（0.00，0.00）	0.45	0.00（0.00，0.72）	0.78
上海	2.09（0.00，3.75）	2.87	1.63（0.00，3.37）	2.00	1.35（0.34，1.99）	1.80
江苏	2.66（1.41，4.04）	3.08	1.78（0.78，3.15）	2.40	1.77（0.98，2.82）	2.21
浙江	2.65（1.30，3.94）	2.79	1.87（0.95，3.32）	2.28	1.59（0.63，2.99）	2.05
安徽	3.43（2.11，8.60）	5.29	3.52（1.54，4.95）	3.63	2.26（1.00，3.91）	2.79
福建	3.18（1.44，6.99）	4.32	1.73（0.41，3.23）	2.46	1.06（0.40，3.11）	2.40
江西	2.87（0.85，4.52）	3.25	1.95（0.84，3.68）	2.58	2.28（1.53，3.93）	2.59
山东	3.24（1.78，5.48）	3.85	2.91（1.22，4.84）	3.44	2.36（0.87，4.84）	2.85
河南	1.51（0.00，3.88）	2.65	1.32（0.00，2.89）	2.07	1.69（0.41，3.21）	2.06
湖北	1.80（0.37，4.71）	4.07	1.50（0.26，2.59）	2.63	1.58（0.51，3.82）	2.31
湖南	2.37（0.61，6.23）	3.96	2.26（0.57，5.23）	3.26	1.75（0.87，3.85）	2.97
广东	3.23（1.33，4.73）	3.84	2.10（1.00，3.41）	2.60	2.06（0.89，3.38）	2.48
广西	1.49（0.38，2.36）	1.79	1.38（0.31，2.19）	1.46	0.92（0.33，1.85）	1.25
海南	3.23（0.91，4.69）	3.12	1.96（0.23，4.50）	2.64	1.70（0.46，3.21）	1.94
重庆	3.49（1.36，4.43）	3.61	2.40（0.39，4.26）	2.65	3.02（0.55，4.23）	2.96
四川	2.24（0.73，4.68）	3.27	1.55（0.48，3.75）	2.50	1.55（0.30，3.31）	2.18
贵州	2.44（0.53，4.06）	2.47	1.21（0.19，2.99）	2.11	1.25（0.53，2.39）	2.26
云南	4.21（2.05，9.44）	5.75	5.31（2.72，8.48）	5.66	4.03（2.55，6.84）	4.86
陕西	1.29（0.00，3.47）	2.29	0.90（0.00，2.08）	1.69	1.17（0.35，2.37）	1.79
甘肃	6.53（0.00，10.44）	6.69	1.19（0.00，6.59）	4.69	0.47（0.00，7.66）	5.36
青海	6.09（4.95，7.09）	5.23	1.59（0.00，4.30）	2.93	1.04（0.00，2.86）	1.96
宁夏	3.24（1.37，7.74）	4.77	2.60（0.79，4.09）	2.94	2.44（0.63，3.24）	2.23
新疆	3.47（1.90，6.35）	5.37	2.15（1.30，5.37）	4.73	3.39（1.82，5.79）	4.17
全国	**2.29（0.55，4.71）**	**3.34**	**1.57（0.34，3.49）**	**2.52**	**1.55（0.40，3.30）**	**2.33**